中国科学院教材建设专家委员会规划教材

全国高等医药院校规划教材

供临床、预防、中医、护理、口腔、基础等专业用

全科医学导论

主　　审　　霍洪军　杨巨钧

主　　编　　刘铮然　王素华

副 主 编　　冯　蕾　郝小金　刘可征　何金鑫

编写人员　（以姓氏笔画为序）

王　丽　包头医学院公共卫生学院　　　王素华　包头医学院公共卫生学院

白　钢　包头医学院公共卫生学院　　　朱　巍　包头市中心医院

乔　瑞　包头医学院公共卫生学院　　　刘文颖　包头医学院公共卫生学院

刘可征　包头医学院第一附属医院　　　刘铮然　包头医学院继续教育学院

齐教娜　包头医学院公共卫生学院　　　杨晓敏　包头医学院第二附属医院

何金鑫　包头医学院公共卫生学院　　　陈秋红　包头医学院第二附属医院

周彦儒　包头市中心医院　　　　　　　贾小青　包头市中心医院

徐立松　包头市中心医院　　　　　　　高红萍　包头医学院公共卫生学院

审阅人员　（以姓氏笔画为序）

于跃利　包头医学院第一附属医院　　　王志香　内蒙古包钢医院

王秀春　内蒙古包钢医院　　　　　　　王春梅　包头市昆区疾病预防与控制中心

石继海　包头医学院第二附属医院　　　冯景丽　包头医学院第三附属医院

李　华　包头市九原区医院　　　　　　李彦庆　内蒙古自治区卫生计生委

张宏宇　包头医学院第一附属医院　　　和姬苓　包头医学院第一附属医院

孟宪梅　包头医学院第二附属医院　　　赵美清　内蒙古包钢医院

侯培珍　包头医学院第一附属医院　　　袁慧忠　内蒙古自治区卫生计生委

董乐乐　包头医学院第一附属医院　　　魏　枫　包头医学院第一附属医院

魏翠英　包头医学院第一附属医院

科学出版社

北　京

内 容 简 介

本教材以国家卫生与计划生育委员会颁布的基层医疗卫生机构专业技术人员岗位培训大纲为依据,在注重理论知识深度、广度的同时,兼顾与全科医学教育与基层医疗卫生工作实践的有机结合。本书共分两篇,第一篇为全科医学的核心理念和基本方法,第二篇为全科医疗常见问题及处理,全书共14章,紧密配合内蒙古自治区高等医学院校在校医学生的全科医学教育,努力保证教材的针对性、指导性、实用性和规范性。

本书内容丰富精炼、可读性强,可供高等医学院校各专业层次学生及住院医师规范化培训与基层卫生服务专业技术人员使用。

图书在版编目(HT)数据

全科医学导论 / 刘铮然,王素华主编. —北京:科学出版社,2016.8

中国科学院教材建设专家委员会规划教材·全国高等医药院校规划教材

ISBN 978-7-03-049306-4

Ⅰ. ①全… Ⅱ. ①刘… ②王… Ⅲ. ①临床医学 Ⅳ. ①R4

中国版本图书馆 CIP 数据核字(2016)第 150092 号

责任编辑:李国红 周 圆 / 责任校对:郭瑞芝

责任印制:徐晓晨 / 封面设计:陈 敬

科 学 出 版 社 出版

北京东黄城根北街 16 号

邮政编码:100717

http://www.sciencep.com

北京京华虎彩印刷有限公司 印刷

科学出版社发行 各地新华书店经销

*

2016 年 8 月第 一 版 开本:787×1092 1/16

2017 年 1 月第二次印刷 印张:12 1/4

字数:350 000

定价:35.00 元

(如有印装质量问题,我社负责调换)

前　言

全科医学自 20 世纪 80 年代后期引入我国，经过近三十年的研究与实践，具有中国特色的全科医生培养体系初步建立起来，特别是近十年来，更得到了迅速发展。2009 年 3 月，《中共中央国务院关于深化医药卫生体制改革的意见》出台，2011 年 7 月《国务院关于建立全科医生制度的指导意见》颁布，2015 年 9 月，《国务院办公厅关于推进分级诊疗制度建设的指导意见》提出，这一系列重要文件的公布与实施，为我国全科医学学科发展和全科医学人才队伍建设指明了方向，同时也进一步确立了全科医生在卫生保健系统中的重要位置与功能。当前，高等医学院校高度重视在校医学生的全科医学教育，各省（区、市）卫生计生委全面推进住院医师规范化培训工作。为适应医药体制改革的新形势，促进医学教育更好地服务于医药卫生事业发展，在内蒙古自治区卫生计生委的领导下，组织全区范围内长期工作在全科医学教育与教学一线的教师、国家级全科医学培训骨干师资、医院与社区卫生服务专家编写该书。本书共分两篇，第一篇为全科医学的核心理念和基本方法，具体内容包括：全科医学的基本理论与原则，全科医生的工作方式（包括以人为中心的健康照顾、以家庭为单位的健康照顾、以社区为基础的健康照顾、以预防为导向的健康照顾），全科医生的临床思维方法以及全科医疗实践过程中的人际关系与医患沟通技巧，健康档案的建立与管理，全科医疗中的慢性病与健康管理服务；第二篇为全科医疗常见问题及处理，具体内容包括：社区急症的全科医学处理，心、脑血管疾病的全科医学处理，恶性肿瘤的全科医学处理，呼吸系统疾病的全科医学处理，精神卫生问题的全科医学处理。

本书注重知识的实用性、系统性，通过认真、全面学习和借鉴国内外知名专家学者的理论研究成果、工作实践经验，结合高等医学院校医学生全科医学教育教学实践，并充分考虑内蒙古自治区基层医疗卫生工作开展的实际情况与基层卫生服务专业技术人员的基本素质编写而成。该书适用医学院校在校医学生使用，还可作为住院医师规范化培训与基层卫生服务专业技术人员学习的参考教材。

由于编写时间较为仓促，不足之处在所难免，恳请广大读者多提宝贵意见和建议，以使教材得到进一步完善。最后对在本书编写过程中付出辛勤汗水的编审人员表示衷心的感谢！

编　者
2016 年 6 月

目 录

第一篇 全科医学的核心理念和基本方法

第二篇　全科医疗常见问题及处理

第一篇 全科医学的核心理念和基本方法

第一章 绪 论

全科医学（general practice），又称家庭医学（family medicine），是 20 世纪 60 年代末在欧美兴起的一门综合性的临床医学学科。全科医学是在西方国家通科医学的基础上，吸纳了现代生物医学、心理学、社会学等学科的最新成果，经过 50 多年的不断发展，逐渐形成了自己独特的学科体系。全科医生是身兼医生、教育者、咨询者、健康监护人、卫生服务协调者、居民健康"守门人"等数种角色的综合程度较高的医学人才，主要在基层承担预防保健、常见病多发病的诊疗及转诊、患者康复和慢性病管理、健康管理（health management）等一体化服务。

全科医学符合时代发展的需要，开展全科医疗有利于提高基层医务人员的基本素质、改善医德医风、提高医疗服务水平和质量；有利于合理地使用卫生资源、降低医疗费用、充分满足社区居民的卫生服务需求；有利于实现人人健康的战略目标，因而受到各国政府和医学界的高度重视并得以不断发展。

第一节 全科医学产生基础

一、全科医学产生的基础

第二次世界大战后，借助于近代医学科学的成就，各个临床医学专科迅猛发展，专科医生数量剧增，全科医学出现衰退景象，全科医生数量骤减。医疗服务被割裂为各个专科服务的片段，缺乏能提供连续性、综合性的医疗服务的医生。虽然医学高度发展，但仍然有许多疾病无法治愈，很多病痛无法医治。人们发现现代医学仍有其方法与应用上的局限性，使得全科医学个体化的基础医疗照顾重新得到重视和发展。获得重生的全科医学融入了现代医学科学、医学心理学、

社会医学和行为医学等新的学科，它的崛起与人口老龄化、疾病谱和死因谱的变化、医学模式的转变、医疗费用的高涨与卫生资源的不合理分配、医疗机构功能分化等密切相关。

（一）人口老龄化

人口老龄化是指总人口中因年轻人口数量减少、年长人口数量增加而导致的老年人口比例相应增长的动态。它包括两个含义：一是指老年人口相对增多，在总人口中所占比例不断上升的过程；二是指社会人口结构呈现老年状态，进入老龄化社会。国际上的通常看法是，当一个国家或地区 60 岁以上老年人口占人口总数的 10%，或 65 岁以上老年人口占人口总数的 7%，即意味着这个国家或地区的人口处于老龄化社会。

第二次世界大战以后随着社会经济条件的改善、公共卫生事业的迅速发展，促进了人类寿命的增长和人口数量的增加，人口老龄化问题逐渐成为当今全球性的一个社会问题。根据 2010 年第六次全国人口普查数据显示：我国 60 岁及以上人口为 177 648 705 人，占 13.26%，其中 65 岁及以上人口为 118 831 709 人，占 8.87%。同 2000 年第五次全国人口普查相比，0~14 岁人口的比重下降 6.29 个百分点，15~59 岁人口的比重上升 3.36 个百分点，60 岁及以上人口的比重上升 2.93 个百分点，65 岁及以上人口的比重上升 1.91 个百分点。我国已经进入了老龄化社会，人口年龄结构的变化，说明随着我国经济社会的快速发展，人民生活水平和医疗卫生保健事业的巨大改善、生育率持续保持较低水平、老龄化进程逐步加快。曾任世界银行首席经济学家的林毅夫博士主编的《21 世纪中国人口与经济发展》中提到，到 2050 年，我国 60 岁及以上老年人口将达到 4 亿多，占那时中国总人口的 1/3，占全世界老年人口的 1/4（图 1-1）。

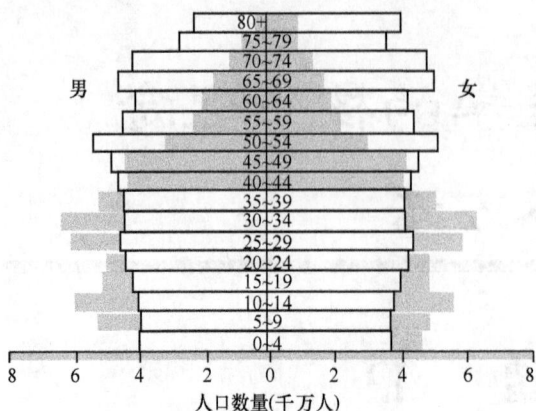

图 1-1 中国人口的年龄性别结构

2000 年（灰色）和 2050 年（白色）

老年人口的快速增加给社会造成了巨大的压力：一方面，社会劳动人口比例下降，老年人口扶养比增大。根据国家统计局数据显示：2000～2014 年，我国少年儿童人口抚养系数一直呈下降趋势，即由 2000 年的 32.6%下降到 2014 年的 22.5%左右。与此同时，我国老年人口抚养比呈上升趋势，由 2000 年的 9.9%上升到 2014 年 13.6%，即平均每一个劳动年龄的人需负担 13.6 个老年人。另一方面，老年人本身对衣食住行、医疗保健以至自身发展等方面的特殊需要又要求全社会给予特别的关注。老年人处于生活周期的后期阶段，面临着家庭人口减少、经济依赖性增高、疾病逐渐增多尤其是慢性病等问题，心理方面常常会出现失落感、孤独感及恐惧感，同时因病就诊率、住院率高，住院时间长，费用高，需要家人的特殊护理和照顾。在家庭成员无法满足老年人的这种需求时，社区医务人员提供的家庭保健、社区照顾成为老年人最重要的医疗保健支持。人口老龄化也使社会对卫生服务的需求与医疗费用迅猛增长，社会对以家庭为单位的综合性保健的需求已十分突出，这是促使全科医学产生与发展的重要因素。

另外，随着人们生活水平的普遍提高，卫生服务需求也发生了很大的变化。人们已经改变了原来的生病才就医的思维观念，而是主动进行健康投资，积极预防疾病、延缓衰老、提高生命质量。人们观念上的转变，使其对卫生服务提出了更高的要求，人们的卫生需求不再仅仅是疾病的治疗，而是扩大到沿生命周期的全方位的医疗保健，健康的概念也从生理范围扩大到心身健康和社会领域。因此，人们迫切需要社区医生或全科医生能够在社区对其进行长期的健康管理，提供全方位的服务。

（二）疾病谱和死因谱的变化

疾病谱是指由固定的谱阶组成的疾病过程。其中的一层含义是某一地区危害人群健康的诸多疾病中，可按其危害程度的顺序排列成疾病谱带。如某地死亡率居第一位的疾病是癌症，居第二位的是心血管疾病，居第三位的是恶性传染病，不同的地区，疾病的谱带组合情况不尽相同。疾病的这种排列如同光谱谱带一样，能反映某地危害人群疾病的组合情况，可指导有关部门针对性地部署防治。

20 世纪初，威胁人类健康的主要疾病是急性和慢性传染病、营养不良性疾病、寄生虫病等。随着生物医学的发展、公共卫生的普及和营养状态的改善，疾病谱和死因谱中传染病及营养不良性疾病的占位逐渐下降。20 世纪 50 年代以后，人类的"疾病谱"和"死亡谱"，发生了历史性的转折。预防接种使"不可一世"的天花被最终消灭，小儿麻痹症的消亡在地球上已经进入"倒计时"阶段；以青霉素为代表的抗生素，成为细菌性疾病的劲敌；营养缺乏造成的疾病，如缺乏维生素 A 造成的夜盲症、缺乏维生素 D 造成的软骨症、缺乏维生素 B_1 的脚气病及坏血病等，因为病因被查清，而不再危害人类。然而，慢性退行性疾病、与生活方式及行为有关的疾病等逐渐成为影响人类健康的主要疾病。与 20 世纪 80 年代的死亡谱对照，心脑血管疾病、意外死亡和恶性肿瘤已成为世界各国共同的前几位死因。在我国，根据 2013 年中国卫生统计年鉴的数据显示：城市居民疾病死亡率的前三位是心脏病、恶性肿瘤和脑血管疾病；农村居民疾病死亡率的前三位是脑血管疾病、心脏病、恶性肿瘤（表 1-1，表 1-2）。

表 1-1 2012 年城市居民主要死亡率及构成

疾病名称	合计			男			女		
	死亡率(1/100万)	构成(%)	位次	死亡率(1/100万)	构成(%)	位次	死亡率(1/100万)	构成(%)	位次
传染病（不含呼吸道结核）	4.17	0.68	11	5.66	0.81	11	2.65	0.55	11
呼吸道结核	1.90	0.31	14	2.96	0.42	13	0.82	0.16	18

续表

疾病名称	合计			男			女		
	死亡率（1/100万）	构成（%）	位次	死亡率（1/100万）	构成（%）	位次	死亡率（1/100万）	构成（%）	位次
寄生虫病	0.14	0.02	19	0.14	0.02	19	0.14	0.03	20
恶性肿瘤	164.51	26.81	1	208.11	29.64	1	120.12	22.95	2
血液、造血器官及免疫疾病	1.31	0.20	18	1.34	0.16	17	1.27	0.24	17
内分泌、营养和代谢疾病	17.32	2.82	7	15.96	2.27	8	18.69	3.57	7
神经障碍	2.00	0.33	13	2.04	0.29	16	1.97	0.38	12
神经系统疾病	6.86	1.12	9	7.28	1.04	9	6.43	1.23	9
心脏病	131.64	21.45	2	136.38	19.42	2	126.80	24.22	1
脑血管疾病	120.33	19.61	3	130.68	18.61	3	109.80	20.97	3
呼吸系统疾病	75.59	12.32	4	87.55	12.47	4	63.41	12.11	4
消化系统疾病	15.25	2.48	8	18.78	2.67	7	11.65	2.23	8
肌肉骨骼肌和结缔组织疾病	1.41	0.23	17	1.03	0.15	18	1.79	0.34	13
泌尿生殖系统疾病	6.30	1.03	10	7.01	1.00	10	5.58	1.07	10
妊娠、分娩产褥期并发症	0.09	0.01	20				0.16	0.03	19
围生期疾病	1.86	0.30	15	2.23	0.32	14	1.48	0.28	16
先天畸形、变形和染色体异常	1.81	0.26	16	2.07	0.29	15	1.55	0.30	15
诊断不明	2.57	0.42	12	3.45	0.49	12	1.68	0.32	14
其他疾病	23.82	3.88	6	23.85	3.40	6	23.78	4.54	5
损伤和中毒外部原因	34.79	5.67	5	45.66	6.50	5	23.72	4.53	6

表 1-2 2012 年农村居民主要疾病死亡率及死因构成

疾病名称	合计			男			女		
	死亡率（1/100万）	构成（%）	位次	死亡率（1/100万）	构成（%）	位次	死亡率（1/100万）	构成（%）	位次
传染病（不含呼吸道结核）	5.69	0.86	11	7.78	1.01	9	3.53	0.64	11
呼吸道结核	2.08	0.32	16	3.12	0.41	14	1.01	0.18	17
寄生虫病	0.05	0.01	20	0.05	0.01	19	0.05	0.01	20
恶性肿瘤	151.47	22.96	1	198.65	25.91	1	102.78	18.71	3
血液、造血器官及免疫疾病	0.99	0.15	18	1.03	0.13	18	0.96	0.17	18
内分泌、营养和代谢疾病	10.66	1.62	8	9.92	1.29	8	11.42	2.08	8
神经障碍	3.10	0.47	12	3.14	0.41	13	3.05	0.55	12
神经系统疾病	6.26	0.95	10	6.60	0.86	11	5.90	1.07	9
心脏病	119.50	18.11	3	123.51	16.11	3	115.36	21.00	2
脑血管疾病	135.95	20.61	2	150.62	19.65	2	120.80	21.99	1
呼吸系统疾病	103.90	15.75	4	114.53	14.94	4	92.93	16.91	4
消化系统疾病	16.79	2.54	7	21.95	2.86	7	11.46	2.09	7
肌肉骨骼肌和结缔组织疾病	1.40	0.21	17	1.19	0.16	17	1.61	0.29	16
泌尿生殖系统疾病	6.62	1.00	9	7.72	1.01	10	5.48	1.00	10
妊娠、分娩产褥期并发症	0.15	0.02	19				0.30	0.06	19
围生期疾病	2.72	0.41	13	3.29	0.43	12	2.14	0.39	13
先天畸形、变形和染色体异常	2.11	0.32	14	2.35	0.31	15	1.86	0.34	14
诊断不明	2.09	0.32	15	2.33	0.30	16	1.83	0.33	15
其他疾病	29.34	4.45	6	29.91	3.90	6	28.75	5.23	6
损伤和中毒外部原因	58.86	8.92	5	78.92	10.29	5	38.17	6.95	5

资料来源：2013 年中国卫生统计年鉴。

疾病谱和死因谱的变化对现代医学产生了新的冲击。单纯以生物医学模式为病人进行病因诊断和干预很难满足病人的需求，这就要求医疗服务适应变化的需求，包括：服务内容要求生物、心理、社会、环境全方位；服务时间要求长期而连续；服务地点要求以家庭和社区为主；服务类型要求综合性的照顾重于医疗干预；服务方式要求医患双方共同参与，强调病人本身主动和自觉的控制，而不仅仅是被动地服从医嘱。上述要求导致了社会对全科医生价值的再思考，重新呼唤发展全科医学。

（三）医学模式的转变

所谓医学"模式"（model），又称为"医学观"，是指医学整体上的思维方式，即以何种方式解释和处理医学问题。医学模式的形成和演变是一个历史过程，从古代的神灵主义医学模式、自然哲学医学模式，近代的机械论医学模式，现代的生物医学模式，发展到最新的生物-心理-社会医学模式。

生物医学模式是 16 世纪欧洲文艺复兴时期发展起来的医学观，它把人作为生物体进行解剖分析，致力于寻找每一种疾病特定的病因和生理病理变化，并研究相应的生物学治疗方法。在生物医学模式的指导下，人类基本上解决了几千年来严重威胁健康的传染病，疾病谱发生了根本的变化，平均期望寿命得到了极大的提高。然而随着医学的进步和社会的发展，对人类健康的最大挑战变为慢性非传染性疾病，这种旧模式的片面性和局限性日益明显，其缺陷在于：它无法解释某些疾病的心理社会病因，以及疾病造成的种种心身不适，无法解释生物学与行为科学的相关性，更无法解决慢性病病人的心理疾病和生活质量降低等问题。19 世纪末以来，随着预防医学、行为科学、心身医学、医学哲学等学科的发展，系统论的思维逐渐被接受，终于产生了生物-心理-社会医学模式。

1977 年由美国罗彻斯特大学精神病和内科学教授恩格尔（Engel）首先提出的生物-心理-社会医学模式，是一种多因多果、立体网络式的系统论思维方式。它认为人的生命是一个开放系统，通过与周围环境的相互作用，以及系统内部的调控能力决定健康状况。因此，生物医学仍是这一模式的基本内容之一，但其还原方法却被整合到系统论的框架中，与整体方法协调使用。无论是医学的科学特征、医生的诊疗模式或医疗保

健事业的组织形式，都将根据新的模式进行调整，使之适应医学模式转变的需要。

（四）医疗费用的高涨与卫生资源的不合理分配

近年来，人们的健康意识不断增强，医疗消费占生活消费的比例日趋增大，同时人口老龄化加重，老年性疾病相对增多，医疗费用逐年增长，并且由于医学科技的日新月异，高科技医疗设备和材料、各种新药应用也必然增加医疗费用的支出，医疗费用的增加逐渐成为了社会的负担。医学高技术的快速发展使医疗投入急剧增长，但对改善人类总体健康状况却收效甚微，即成本与效益相距甚远。有资料表明，85%以上的卫生资源消耗在 15%的危重病病人治疗上，而仅有 15%的资源用于大多数人的基层医疗和公共卫生服务。这种资源的不合理消耗，不仅使政府不堪重负，也使公众十分不满，人们迫切要求改变现行医疗服务模式。另外，现有卫生资源多集中在城市，其中优质资源又多集中在大中型医院，城乡和区域之间的差距不断加大。同时，公共卫生和城乡基层医疗机构资源不足，服务能力较低，服务质量不高，难以满足人民群众日益增长的对基本医疗卫生服务的需求。

因此，改变现行医疗服务模式，合理利用有限的医疗卫生资源，使大众得到及时、方便、价格合理的卫生服务，全科医学就在这样的背景下应运而生了。

（五）医疗机构功能分化

以社区为基础的正三角形（又称金字塔形）医疗保健体系是目前世界公认的理想保健体系。其宽大的底部是可以被群众广泛利用、立足于社区、提供基本医疗保健和公共卫生服务的门诊机构（全科医疗诊所与社区健康中心）；中部是二级医院、慢性病院、护理院和其他能处理需要住院的常见问题的机构；顶部是利用高技术处理疑难危重问题的少数三级医院。医师人力有一半以上在基层从事社区卫生服务（community health service CHS），体现了在卫生资源分配上对社区的倾斜；所有民众的首诊医疗保健都在基层解决，体现了卫生资源利用对社区的重视（图 1-2）。

这种正三角形体系意味着不同级别医疗保健机构功能的分化：在基层能用价格合理的基本技术解决 90%左右的健康问题，仅有少数病人需要转诊到大医院进行专科医疗，之后再转回基层

接受后续服务。其优点为：不同级别的医疗保健机构可以各司其职，大医院将精力集中于疑难危重问题和高技术的研究，并作为基层医疗的学术与继续医学教育的后盾；基层机构则全力投入社区人群的基本医疗保健工作。病人的一般问题和慢性病可以就近获得方便、便宜而具有人情味的服务，若需要专科服务时可以通过全科医生转诊，减少就医的不便与盲目性；在医疗保健系统与医疗保险系统则可以获得自己的"守门人"——全科/家庭医生，通过其预防导向的服务和一对一负责式的首诊医疗（即每个人都拥有自己的家庭医生），减少疾病的发生、恶化和高技术的滥用，从而避免浪费，提高医疗卫生资源利用上的成本效益。

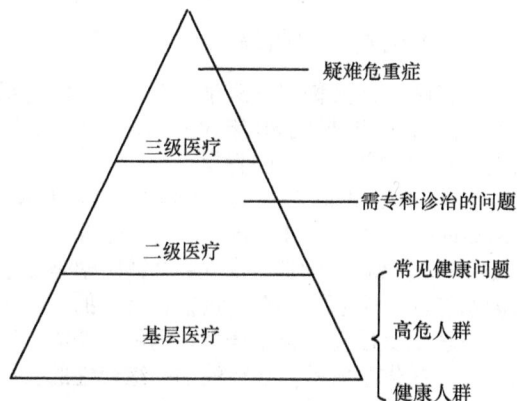

图1-2 理想的医疗保健体系-正三角形

二、全科医生在卫生改革中的地位和使命

社区作为医学教育训练和科学研究的重要场所，体现了近年来世界范围内卫生改革的方向。作为社区卫生服务的学术核心和业务骨干，全科医生在承担基层诊疗工作的同时，还被赋予了更重要的历史使命。

（一）承担三级预防服务任务与使命

生物医学模式的健康观认为，健康就是没有疾病。它在健康与疾病之间划了一条明显的界限，可以称之为"无病即健康"。由于其易于操作，所以被医生广泛接受。生物医学模式的缺陷是过于狭窄，不包括许多病理基础不明的疾病（来自病人自我感觉的不适）或功能问题；同时过于武断和静止，没有疾病时也可能处于疾病前期，特别是许多慢性病，完全遵照这一观念将有可能失去疾病早期的有效控制机会。

世界卫生组织（WHO）1947年提出了生物-心理-社会医学模式的健康观，即"健康是身体上、精神上和社会上的完好状态，而不仅仅是没有疾病或虚弱"。这种定义适应了现代社会的多元思维要求，认为良好的健康状况要由全社会共同创造，并强调个体的自我保健责任。同时，它认为健康是一种"状态"，即把健康和疾病看做是并存于一个连续统一体中的动态过程，认为人的健康状态往往波动于健康与疾病之间，承认在健康和疾病之间存在着一个广阔的中间区域（通常人们称之为"亚健康状态"），此区域的任何一段上都是健康与疾病并存，故可称之为"亦此亦彼"。此时若能够及时发现并控制作用于人体的健康危险因素和致病因素，进行健康促进和疾病预防，即可促使健康向疾病发展的进程逆转。而体现综合性保健观念的预防战略及其按照慢性疾病自然史的不同发展阶段设计的三级预防措施，则为这种新型健康观提供了有力的工作手段。

慢性病的三级预防措施可以概括如下：一级预防（primary prevention），亦称为病因预防，是在疾病尚未发生时针对致病因素（或危险因素）采取措施，其是预防疾病和消灭疾病的根本措施。WHO提出的人类健康四大基石"合理膳食、适量运动、戒烟限酒、心理平衡"是一级预防的基本原则。二级预防（secondary prevention），亦称"三早"预防，即早发现、早诊断、早治疗，是防止或减缓疾病发展而采取的措施。三级预防（tertiary prevention），亦称临床预防。三级预防可以防止伤残和促进功能恢复，提高生存质量，延长寿命，降低病死率，主要是对症治疗和康复治疗措施。显然，这种根据疾病周期进行的综合性预防措施涉及预防、医疗、康复、心理、行为、社会等许多领域，需要多学科人员共同承担。由于其出发点是慢性病的防治，需要以临床医生为骨干进行长期综合性照顾与协调。全科医生作为个人和家庭的责任保健医生，以在社区提供综合性、持续性、协调性服务见长，理应为社区、家庭和个人承担一、二、三级预防任务，成为预防措施的实际协调人。

（二）承担发展"照顾医学"的任务与使命

对抗疾病和延长生命、促进和维护健康及解除疼痛和疾苦是医学的传统目的。随着现代医学的飞速发展，使人们对对抗疾病和延长生命格外青睐，似乎只要投入足够的金钱和对科学的热忱，医学将能够治愈所有疾病，死亡则被视为医学的失败。当社会越来越难以继续为对抗疾病付出高昂代价时，当将大量宝贵资源（甚至是 90%以上的资源）用于"最后的安慰"时，对医学其他方面的目的，如促进和维持健康、解除病痛却投入甚少，并处理乏术时，一些专家开始反省，并提出了新的医学目的：①预防疾病损伤，促进和维持健康；②解除疾病引起的痛苦；③治疗、照顾患病与无法治愈者；④避免早死，追求安详死亡。

新的医学目的不是以"治愈医学"为目标，而是在医院以外的广大社区发展"照顾医学"，以西医学和替代医学（中医学）为手段，实现为慢性病病人解除痛苦并改善生命质量的目的；同时强化预防疾病与促进健康的有效方法的研究。因此，围绕着"生命周期"，以生命准备、生命保护、生命质量为中心发展照顾医学的重任，就历史地落在了全科医生肩上。

（三）建立全科医生制度，推进卫生改革

根据医学史记载，从希波克拉底时代起，医生就与病人保持密切的接触，包括各种物理检查和身体语言，医生以此对病人提供关怀照料。通过这种密切接触将医生的爱心传递给病人，使之获得诊治与慰藉，而医生本身就成为治病的良药。因此，密切接触的做法是医生人性化服务的体现。

纵观医学史，医生连续性照顾的做法是医生人性化服务的体现。然而，随着现代高技术医学的发展，各种诊疗设备代替了医生的体格检查甚至诊断思维，病人被视为疾病的载体，医生仅对其所患疾病感兴趣，而不知其作为"人"的期望与情感需求，医患关系越来越走向冷淡与对立。高技术医学作为"双刃剑"，在挽救了大量危重病人的同时，也带来了许多不良反应，造成卫生资源的高投入、低产出，服务的低覆盖和服务对象的低满意度。以上情况严重影响到医学和医疗卫生事业的可持续发展，甚至涉及社会公正和政局稳定等问题。

各国政府和医学界都认识到需通过卫生改革改变一味发展高技术的弊端，纠正卫生资源配置的偏差，强调对基层医疗保健的投入，以适宜技术和高情感的手段，实现卫生服务的经济有效、高覆盖和高满意度。WHO 与世界家庭医生学会联合提出，在卫生保健系统实现优质、经济有效及公正服务的过程中，全科医生（家庭医生）应该起到核心作用。为了承担这一重任，家庭医生必须能高度胜任对病人的照顾，同时必须能将个人和社区的卫生保健融为一体。

在中国，建立全科医师制度是促进医疗卫生服务模式转变的重要举措。建立分级诊疗模式、实行全科医生签约服务、将医疗卫生服务责任落实到医生个人，是我国医疗卫生的发展服务方向，也是许多国家的通行做法和成功经验。建立适合我国国情的全科医生制度，有利于优化卫生资源配置，形成基层医疗卫生机构与大医院合理分工的诊疗模式，有利于为群众提供连续协调、方便可及的医疗卫生服务，缓解群众"看病难、看病贵"的现状。

第二节　全科医学、全科医生和全科医疗

一、全 科 医 学

（一）全科医学的概念

全科医学，又称家庭医学，诞生于 20 世纪 60 年代，并于 20 世纪 80 年代后期传入中国。不同国家对其定义有不同的界定。

澳大利亚皇家全科医师学院（The Royal Australian College of General Practitioners，RACGP）对全科医学的定义是：全科医学是卫生保健系统的一个组成部分，它整合目前的生物医学、心理学及社会学科于一体，为所有个人、家庭及社区提供基本的、连续性的、综合性的及协调性的医疗保健服务。

美国家庭医师学会（American Academy of Family Physicians，AAFP）和美国家庭医学专科委员会（American Board of Family Medicine，ABFM）将家庭医学定义为：为个人和家庭提供连续性和综合性卫生保健的医学专科。它是一个整合生物医学、临床医学及行为科学于一体的宽广专业，其范围涵盖了所有年龄、不同性别、各个器官系统及各类疾病实体。

我国学者普遍认同的全科医学的定义是"全科医学是一门面向社区与家庭，整合临床医学、预防医学、康复医学及人文社会科学等相关内容于一体的综合性医学专业学科，是一个临床医学二级学科；其范围涉及不同年龄、性别、各个器官系统及各类健康问题和疾病；其主旨是强调以人为中心、以家庭为单位、以整体健康的维护与促进为方向的长期负责式照顾，并将个体与群体健康照顾融为一体"。

全科医学具有独特的医学观和方法论，以及系统的学科理论，其技术方法更适合于基层医疗卫生服务。全科医学以生物-心理-社会医学模式

为理论基础，秉承整体观和系统论的医学思维，建立了一系列独特的基本原则，以此来指导全科医生利用社区内外有限的卫生资源，为社区中的个体及其家庭提供连续性、综合性、协调性、个体化和个性化的医疗保健服务，并最大限度地满足社区居民追求健康生活的需求。

（二）全科医学学科特点

全科医学学科有其独特的知识、技能、态度/价值观，其服务内容十分广泛，在深度上与其他临床专科的知识和技能相比较浅，但其服务的病人和病种又与其他临床专科有一定的交叉。全科医学学科特点主要包括以下几点。

1. 一门综合性的临床医学学科 全科医学是一门独立的临床医学二级学科，但又具有跨学科、跨领域的综合性特点，不仅涉及内、外、妇、儿等临床医学学科，而且也涉及社会学、行为科学、预防医学、医学伦理学、心理学等学科。但是全科医学并不是以上学科片段知识和技术的集合，而是基于整体的医学观和系统性理论，以健康为中心，发展创造新的知识与技能，长期连续地向病人提供综合性全面服务。

2. 定位于基层卫生保健领域 全科医学的主要服务领域为基层卫生保健，以家庭、社区为背景，处理常见问题为主，并且大都是处于疾病未分化阶段的健康问题。全科医学强调要对病人及其家庭、社区负责，对疾病预防、服务质量、病人满意度、卫生资源的有效利用和医学伦理学等问题全面负责，因此全科医学是一门适用于基层医疗、社区卫生服务和初级卫生保健领域的医学专科。

3. 一个广度上的医学专科 全科医学与其他临床医学专科有着显著的区别，其他临床专科都是在一定的领域或范围内不断朝纵深方向发展，是一种深度上的医学专科；而全科医学则是在一定深度上朝横向发展，是一个独特的、范围宽广的临床医学专科，成为多学科连接的纽带（图 1-3）。一定深度是指处理社区常见健康问题而不是指疑难的专科化问题所需要的知识和技能，横向发展的结果是能解决问题的范围越来越广泛，服务内容越来越丰富、全面，病人的需要才能得到充分的满足。

4. 具有整体论的临床思维方法 全科医学与传统经验医学不同，它是用系统论和整体论的方法来理解和解决人群和个体的健康问题，把病人及其健康看成一个整体，注重病人及其健康问题的背景和关系，采取整体性的"生物-心理-社会"医学模式为病人、家庭和社区提供全面的、综合性的服务。同时应用现代医学的研究成果来解释发生在病人身上的局部问题和整体变化，并以科学证据为基础，运用流行病学和循证医学方法评价与处理临床问题，并在医疗服务过程中注重建立良好的医患关系。

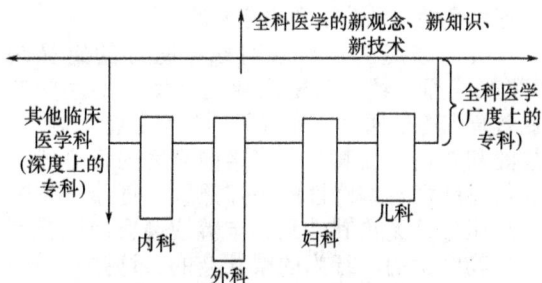

图 1-3 全科医学与其他专科医学的关系

5. 高度重视服务艺术 全科医学在强调医学科学的同时，还十分关注服务艺术。"高情感"的全科医学表现为：以维护个体长远的总体健康为己任，注重人胜于疾病，注重伦理胜于病理，注重满足病人的要求胜于疾病的诊疗。全科医学在强调技术水平的同时，十分注重将其与服务艺术有机地结合成为一个整体，使医学成为真正服务于人的科学。

6. 有地域和民族特点 全科医疗服务最充分地体现了西医学模式和医学目标转变的要求，采取了以人为中心的全面照顾模式。它重视发展与病人间长期稳定的合作伙伴关系，强调要对病人及其家庭、社区的健康长期负责；对疾病预防、治疗及康复，医疗服务满意度，卫生资源的有效利用和医疗伦理学等问题的全面关注。由于文化背景、社会经济发展水平、医疗保健体系和医疗保障制度的不同，全科医学存在明显的地域和民族特点，因此在诊疗病人时也应充分考虑民族、文化、经济发展水平等因素对疾病诊疗的影响。

二、全 科 医 生

（一）全科医生的定义

全科医生（general practitioner），又称家庭医师（family physician）或家庭医生（doctor），是全科医疗服务的提供者，是全科医学理论的践行者。英国皇家全科医学院（Royal College of General Practitioners，RCGP）对全科医生的定义是"在病人家里、诊所或医院里向个人和家庭提供人性化、基础性、连续性医疗服务的医生。他承担对自己的病人所陈述的任何问题做出初步决定的责任，在适当的时候请专科医生会诊。为了共同的目的，他通常与其他全科医生以团队形式一起工作，并得到医疗辅助人员、适宜的行政人员和必要设备的支持。其诊断由生物、心理、社会几个方面组成，并为了促进病人健康而对其进行教育性、预防性和治疗性的干预"。

美国家庭医师协会对家庭医师的定义是"家庭医师是经过家庭医疗范围宽广的医学专业教育训练的医师。家庭医师具有独特的态度、技能和知识，使其具有资格向家庭的每个成员提供持续性与综合性的医疗照顾、健康维持和预防服务，无论其性别、年龄或健康问题类型是生物医学的、行为的或社会的。这些专科医师由于其背景与家庭的相互作用，最具资格服务于每一个病人，并作为所有健康相关事务的组织者，包括适当地利用顾问医师、卫生服务及社区资源"。

概括地说，全科医生是对个人、家庭和社区提供优质、方便、经济有效的、一体化的基础的医疗保健服务，进行生命、健康与疾病的全过程、全方位负责式管理的医生。其服务内容涵盖了不同性别、年龄的对象及其生理、心理、社会各层面的健康问题；全科医生应能在所有与健康相关的事务上，为每个服务对象当好健康代理人。

全科医生需要对社区和家庭中各类服务对象的基本卫生服务需求有全面而透彻的研究与把握，注意其个性、家庭、生活方式和社会环境，从宽广的背景上考察健康和疾病及其相互关系，在社区条件下作出适当的评价和干预。为此，全科医生必须对服务对象的卫生服务需求和各门相关学科的发展保持高度的敏感性与开放性，从而能全方位汲取营养，在理论与实践的结合中不断完善自身。

（二）全科医生的角色

相对不同的层面，全科医生承担着不同的角色。

1. 就个人与家庭层面来说，全科医生承担的角色

（1）医生：负责常见健康问题的诊治和全方位、全过程的管理，包括疾病的早期发现、干预、康复与终末期服务。

（2）健康监护人：负责健康的全面维护，促进健康生活方式的形成；定期进行适宜的健康检查，早期发现并干预危险因素；作为病人与家庭的医疗代理人开展对外交往，维护当事人的利益。

（3）咨询者：提供健康与疾病的咨询服务，聆听与体会病人的感受，通过有技巧的沟通与病人建立信任关系，对各种有关问题提供详细的资料与解释，指导服务对象进行有成效的自我保健。

（4）教育者：利用各种机会和形式，对服务对象（包括健康人、高危人群和病人）随时进行深入细致的健康教育，保证教育的全面性、科学性和针对性，并进行教育效果评价。

（5）卫生服务协调者：当病人需要时，负责为其提供协调性服务，包括动用家庭、社区、社会资源和各级各类医疗保健资源，与专科医生形成有效的双向转诊关系。

2. 就医疗保健与保险体系层面来说，全科医生承担的角色

（1）守门人：作为首诊医生和医疗保险体系的"门户"，为病人提供所需的基本医疗保健，将大多数病人的问题解决在社区，为少数需要专科医疗者联系有选择的会诊／转诊；向保险系统登记注册，取得"守门人"的资格，并严格依据有关规章制度和公正原则、成本／效果原则从事医疗保健活动，与保险系统共同实施基本医疗保险。

（2）团队管理与教育者：作为社区卫生团队的核心人物，在日常医疗保健工作中管理人、财、物，协调好医护、医患关系，以及与社区、社会各方面的关系；组织团队成员的业务发展、审计和继续教育活动，保证服务质量和学术水平。

3. 就社会层面来说，全科医生承担的角色

（1）社区与家庭的成员：作为社区和家庭中重要的一员，参与其中的各项活动，与社区和家庭建立亲密无间的人际关系，推动健康的社区环境与家庭环境的建立和维护。

（2）社区健康的组织与监测者：动员、组织社区各方面积极因素，协调建立与管理社区健康网络，利用各种场合做好健康促进、疾病预防和全面健康管理工作，建立与管理社区健康信息网络，运用各类形式的健康档案资料协助做好疾病监测和卫生统计工作。

（三）全科医生的素质

全科医疗体现了全科医学的宗旨，全科医疗质量的高低取决于全科医生的素质，包括思想素质和业务素质。对于病人来说，医生既要容易接近、沟通，可以信赖、依靠；又要能提供满意的服务及高超的医技。要使全科医生在工作中按照全科医学的基本原则，为居民提供综合且连续的全科医疗服务，必须具备强烈的人文情感、娴熟的业务技能、出色的管理能力、执著的科学精神、高尚的职业道德等。

1. 强烈的人文情感 全科医疗是以人为本的照顾，全科医生必须具有对人类和社会生活的热爱与持久兴趣，具有服务于社区人群并与人相互交流、理解的强烈愿望。对病人的高度同情心和责任感永远不变，就像母亲对孩子的爱心一样，是无条件的、全方位的、不求回报的，这种品格是当好全科医生的基本前提。

2. 娴熟的业务技能 全科医生应具有把服务对象作为一个整体人看待和服务的知识，既善于处理暂时性健康问题，又能对慢性病病人、高危人群与健康人提供持续性保健。因此，全科/家庭医学，涉及社区常见疾病的各临床学科（包括中医学），乃至遗传学、心理学、行为科学、流行病学、统计学、预防医学、伦理学、社会学、经济学等学科中的相关知识技能，对于胜任全科医疗工作都是不可缺少的。

3. 出色的管理能力 全科医生工作处处涉及病人、家庭与社区健康管理，以及社区卫生服务团队管理等，因此他必须具有一个强者的自信心、自控力和决断力，敢于并善于独立承担责任、控制局面。在集体环境中具有协调意识，合作精神和足够的灵活性、包容性，从而成为团队的核心，与各方面保持和谐的人际关系，又能随时平衡个人生活与工作的关系，以保障自己的身心健康与服务质量。

4. 执著的科学精神 为了保持与改善基层医疗质量，科学态度和自我发展能力是全科医生的关键素质之一。全科医生必须严谨、敏锐、孜孜不倦地对待业务工作，抓紧任何继续医学教育的机会；能运用循证医学方法，批判性地评价新知识和信息，并将其结合于日常服务实践中；善于通过自学、质量保证活动、学习评价自身技能与行为等，不断获得自我发展。

5. 高尚的职业道德 全科医生应具备高尚的职业道德，很强的敬业精神、奉献精神，以及全心全意为人民服务的态度，要品行端正、坦率真诚、尊重他人，要有积极向上的世界观和人生观，有良好的自我调控能力，能耐心、细致、持久地做好每项工作。

（四）全科医生应具备的能力

1. 处理常见健康和疾病问题的能力 能熟练应用全科医学的原则和方法处理社区中常见的健康问题；鉴别病人的患病状况，能及时对急症病人进行必要的处理，准确把握转诊时机；能在社区医疗实践中整合其他专科的知识和技能，整合健康教育、心理咨询、心理治疗等技术，适当运用中西医结合的治疗方法，在日常工作中提供以基本医疗为主，预防、诊疗、保健、康复及健康管理一体化的服务。

2. 评价个人心理、行为问题的能力 能熟练评价和处理各种行为问题，包括生活事件与应激反应，性格问题，性问题，饮食与营养问题，吸烟、酗酒、药物成瘾问题，儿童、妇女、老年人的特殊问题等。熟悉心身疾病产生的机制，掌握心理诊断、心理治疗和心理咨询的基本技能。

3. 家庭评估、家庭访视的能力 能熟练评价家庭的结构、功能、家庭生活周期和家庭资源状况；善于鉴别有问题的家庭及其患病成员，能准确评价家庭功能障碍与个别患病成员之间的互动关系，充分利用家庭资源，为病人提供以家庭为单位的服务；为个人及家庭提供预防性咨询服务；帮助家庭解决存在的问题。

4. 服务社区的能力 具有较强的社会工作能力，能顺利协调和利用社区内外的医疗和非医疗资源，组织必要的社区调查，运用卫生统计和流行病学的方法全面评价社区健康状况，制订和实施社区卫生计划；能对流行病、传染病、职业病、地方病和慢性病进行有效的监测和控制；能胜任初级卫生保健的组织与实施工作，并为社区中的不同人群提供综合性的预防保健服务。

5. 处理医疗相关问题的能力 能妥善处理在医疗过程中可能会遇到的社会与伦理学问题，如为病人保守秘密、尊重病人的隐私权、科学理解死亡的定义、熟悉临床药物试验的有关规定、正确对待安乐死等问题；熟悉有关的法规，在维护病人及其家庭最佳利益的前提下，尽量避免医疗纠纷的发生。

6. 自我完善与发展的能力 有较强的医疗管理能力，善于把握卫生事业改革与发展的规律与方向，利用各种机会学习新的知识和技能，不断取得进步；能熟练查阅文献资料，在专家的指导下开展科研和教学工作，并善于应对各种各样的困境和挑战。

（五）全科医生与其他专科医生的区别

全科医生与其他专科医生的区别，见表1-3。

表1-3 全科医生与其他专科医生的区别

项目	全科医生	其他专科医生
1. 所接受的训练	接受立足于社区的全科医学专门训练	接受立足于医院病房的教学训练
2. 服务模式	以生物-心理-社会医学模式为基础注重于人，伦理生命的质量和病人的需要	以生物医学模式为基础
3. 照顾重点	注重于人，伦理生命的质量和病人的需要	注重于疾病、病理、诊断和治疗
4. 服务对象	社区中病人、健康人、高危人群	只服务于就诊的病人
5. 服务内容	提供预防、保健、治疗、康复、健康教育及计划生育指导等综合性服务，对医疗的全过程负责	注重疾病的治疗，只对医疗的某些方面负责
6. 服务单位	病人及其家庭、社区兼顾	病人个体服务
7. 服务的主动性	主动为社区全体居民服务	在医院里被动地坐等病人
8. 服务的连续性	连续性整体化服务	片段性服务，不连续
9. 所处理问题的特点	以处理早期未分化的疾病为主	以处理高度分化疾病为主
10. 诊疗模式与手段	一人为中心的合作型诊疗服务模式，以物理学检查为主，以满足病人的需要为目标，以维护病人的最佳利益为准则	以疾病为中心的权威型诊疗服务模式，依赖高级的仪器检查设备，以诊断和治疗疾病为目标
11. 医患关系	长久且连续	暂时且间断

资料来源：梁万年，郭爱民.全科医学基础.北京：人民卫生出版社，2009。

表中所列的其他专科医生是指经过住院医师培训合格的、在综合性或专科医院各临床专科工作的医生，他们是深度的专科医生，如儿科医生。

三、全科医疗

（一）全科医疗的定义

全科医疗（general practice，GP）在北美的一些国家和地区被称为家庭医疗（family practice），也是现阶段世界各国公认的基层医疗的最佳服务模式。美国家庭医师学会对家庭医疗的定义是：家庭医疗是一个对个人和家庭提供持续性和综合性卫生保健的医学专业，它是一个整合了生物医学、临床医学和行为学的宽广专业。家庭医疗的范围涵盖了所有年龄、性别、每一种器官系统及各类疾病的实体。

从以上定义可以看出，全科医疗是将全科医学的基本理论应用于病人、家庭和社区居民健康照顾的，主要由全科医生提供的，以解决社区常见健康问题为主的一种基层医疗服务，它是整合其他许多学科领域的知识和技能于一体的临床专业服务。全科医疗提供的是基础性的医疗卫生服务，也是优质的医疗服务。全科医疗为服务对象提供躯体和精神上的医疗照顾，是一种可及的、安全的、有较好费用效益的；是基于最佳科学证据的，充分考虑到服务对象需求的、尊重病人家庭、个人价值观及其信仰的医疗服务。

（二）全科医疗的特点

（1）全科医疗有其独特的知识、技能和理念。在知识和技能方面，全科医疗与其他专科共享人类医学发展的成果，但全科医疗的理念有别于其他临床专科。全科医疗更强调以人为中心，将病人置于其家庭背景和社区环境之中，强调运用家庭力量、人际关系、咨询及心理治疗等方面的知识技能处理其医疗问题。

（2）全科医疗有其独特的问诊过程。通过有效的沟通使医生和病人逐渐建立起积极的医患关系，强调医患关系的建立与维护，进而倡导授权给病人，帮助病人作出医疗决策。

（3）全科医疗强调综合性、个体化的照顾。强调疾病预防和健康维持；强调疾病早期发现并处理；强调在社区场所对病人提供服务，以保证全科医疗对其服务对象是方便的、可及的；强调协调利用全科、专科等医疗卫生资源，以及社区内外的其他资源。

（4）全科医疗最大的特点是强调对服务对象的"长期负责式照顾"。这种持续性医疗服务的关注中心是"整体的人"，而非仅仅是其所患的病，并对其长期健康负有管理责任。只要全科医生与服务对象建立了某种契约关系，就应随时关注他们的身心健康，对其主观和客观的、短期与长期的各种卫生需求作出及时评价和反映。由于医生对医学知识的把握胜于病人，因此全科医疗是一种由医生发起的以人为本、以健康为中心、以需要为基础、以需求为导向的主动的医疗服务。

（5）由于全科医疗内容丰富，因此全科医疗多以团队合作的方式开展工作，以生物-心理-社会模式为诊治理论基础。从身体，心理，社会，文化，家庭，个人的信仰、价值观，以及客观存在的各种因素等多个角度来处理问题，着重于对病人的照顾、疾病预防和健康促进。

（三）全科医疗与专科医疗的区别与联系

在一个布局合理的医疗卫生服务体系中，全科医疗和专科医疗各自负责健康与疾病的不同阶段，两者既有区别，又互相联系；两者既有分工，又有合作，承担着不同的医疗保健工作，共同维护全体居民的健康。

1. 全科医疗与专科医疗的区别

（1）服务宗旨和职责方面：从服务宗旨与职责上看，全科医疗和其他专科医疗负责健康与疾病发展的不同阶段。全科医疗负责人的健康时期、疾病早期未分化阶段的心身问题及经专科诊疗后无法治愈的各种病患的连续性照顾，其关注的中心是人而不是病，无论服务对象是否有生物医学上定义的疾病或病患，全科医疗都要为其提供令人满意的照顾，即它对自己的服务对象具有不可推卸的持续责任。因此，全科医疗提供的服务是防、治、保、康、教、计六位一体的综合性照顾。其责任既涉及医学科学，又延伸至与这种服务相关的多个专业领域（包括行为科学、社会学、人类学、伦理学、文学、艺术等），其最高价值既有科学性，更顾及服务对象的满意度，充分体现了医学的艺术性。这种医疗服务充分体现"照顾"的模式，所以可称其为照顾医学（care medicine）。

专科医疗主要负责疾病形成后一段时期的诊断与治疗，其目的是以科学为基础，对人体生命与疾病本质进行深入研究来认识与对抗疾病。采用的是以疾病为中心的诊疗模式，着重于识别特定疾病的特殊症状和体征，而且越来越多地依赖于死板的诊断标准和高度技术化的诊疗手段，一旦遇到现代医学无法解释与解决的问题时，专科医疗就不得不宣布放弃对病人的责任（即在某病人"无诊断可能性"或"无治疗价值"时即让其出院或终止治疗）。从这种意义上说，专科医生类似于"专科专家"，其工作体现"科学"的模式，其责任局限于医学科学认识与实践的范围，其最高价值是科学性，充分体现了医学的科学性方面。由于专科医疗更强调根除或治愈疾病，故亦可将其称为治愈医学（cure medicine）。

（2）服务内容和方式方面：从服务内容与方式上看，在理想的医疗保健体系中，专科医疗处于卫生服务系统正三角的顶部，其主要负责处理少数人生物医学上的重病或疑难问题。而解决这些问题需要动用昂贵的医疗资源，其服务方式往往采用专科的高新技术。在医疗服务过程中，专科医生为技术权威，病人是"被动接受者"，他们在高科技面前显得无能为力，只能是被动服从医生对其健康问题的"处置"。而全科医疗处于卫生服务系统正三角的基础部分，其主要负责处理常见健康问题和疾病早期未分化阶段，其利用最多的是社区、家庭的卫生资源和时间这一最好的诊断手段，其服务方式是团队合作，一体化全方位管理，以低廉的成本维护大多数居民的健康，并能使那些无法被专科医疗治愈的慢性病患及其导致的功能性问题得到良好的管理与照顾。全科医疗服务团队中，病人及其家庭成员也是医护人员得力的合作伙伴，他们是健康/疾病管理目标制订与实施的主体之一。

综上所述，可将全科医疗与其他专科医疗的区别归纳为表 1-4。

表 1-4 全科医疗与专科医疗的区别

特征	全科医疗	专科医疗
服务人口	较少而稳定[1：（2000～2500）]	大而流动性强
照顾范围	宽（兼顾生物、心理、社会单方面）	窄（局限于某系统/器官）
技术	基本技术，费用可以接受	高新技术
方法	综合	分科
医患关系	连续性	间断性
服务内容	防治保康教计一体化	医疗为主
态度/宗旨	以健康为中心，全面管理；以人为中心，病人主动参与	以疾病为中心，救死扶伤；以医生为中心，病人被动服务

2. 全科医疗与专科医疗的共同特点和联系 全科医疗是在其他专科医疗的基础上发展起来的，广泛采用其他专科医疗的理论和方法，两者具有许多共同特点和密切的联系。

（1）全科医疗与专科医疗的共同特点

1）服务和研究的对象都是人，都必须具有高尚的职业道德，职业规范也有很多不同于其他行业的特殊要求。

2）都是以科学的方法为基础，医生都必须经过系统的学习才能向群众提供优质的医疗保健服务。

3）都要求医生在医疗服务中，不仅要正确使用药物、器械，还要同情关怀和支持病人，尊重病人的人格和感情，增强医疗保健效果。

（2）全科医疗与专科医疗的联系：在理想的布局合理的卫生服务网络结构中，全科医疗与专科医疗是一种互补与互助的关系。

1）全科医疗与专科医疗各司其职：全科医疗服务可以根据人群的需要，利用家庭、社区和社会资源为全体居民提供基本医疗保健服务，解决社区中常见的健康问题，如慢性病的长期管理。而专科医疗集中于疑难急重症问题的诊治和高科技的研究，并作为基层医疗的学术与继续教育的后盾。

2）全科医疗与专科医疗互补互利：全科医疗和专科医疗在病人照顾及医学发展中充分发挥其特长。全科医生作为医疗保健系统与医疗保险系统的"守门人"，以经济有效和高情感的方式处理日常病人的一般健康问题和慢性病，必要时通过"会诊"、"双向转诊"及信息共享等，保证服务对象获得经济、方便、及时、周到、亲切、便宜、有效的服务。专科医生在特定的时间内根据预先的约定接待基层转诊的病人，将主要精力用于少数病人的确诊和住院治疗。同时，可以加强全科医生和专科医生在信息收集、病情监测、疾病系统管理和行为指导、新技术适宜利用、医学研究开展等各方面的积极合作，从而改善医疗服务质量、增加医疗服务满意度和效率。而且全科医生可以在专科医疗单位进修学习，更新知识；专科医生定期或不定期到基层医疗系统中提供服务、进行科研活动等，从而密切基层医疗与专科医疗之间的关系，最终达到为广大群众提供理想的医疗保健系统网络。

（四）全科医疗在卫生服务系统中的作用

卫生系统的层级（levels of the health system）是指卫生系统针对具体人群，按卫生机构服务功能的不同而划分的功能层次。基层或社区卫生机构，于所在地区提供基本服务；二级卫生服务机构，常由顾问医师或专科医师提供有选择性的专科服务；三级卫生服务机构，为有限的、需要复杂的诊疗技术和设备的人群提供服务，通常以医院服务为主。理想的医疗体系应该向每个人提供公平、可及、全面、持续的卫生服务。WHO确定基本卫生保健是提供基本医疗服务的最有效途径。

全科医疗是基本卫生服务系统中的主要医疗服务形式，并以其合理使用卫生资源、有效节约卫生经费，成为整个卫生保健系统的坚实基础。发展全科医疗是我国医疗卫生事业改革的关键，也是解决医疗卫生事业改革中遇到的重要问题的有效方法。全科医疗根据实际情况和背景开展多种服务，尤其重视常见慢性病的防治，通过干预人们的行为和生活方式，为公众提供预防保健指导。例如，老年人往往身患数种疾病，需要综合性医疗服务，而专科医疗分科过细，不同的专科医生开出一堆药使病人无所适从，增加医患双方的负担，而全科医疗能够较好地解决上述问题。

由此可见，以全科医疗为主的基本卫生服务系统具有的优点是：人们在一个机构就诊就可以解决大部分的健康问题，并且使有限的卫生资源得到了充分的利用，取得了更高的效率和更好的成本效益。全科医疗在我国卫生事业中具有不可替代的作用，只有坚持卫生事业改革，推进全科医疗实践，才能从根本上解决现行医疗卫生服务系统与公共卫生服务需求不相适应的矛盾，满足人民群众日益增长的卫生服务需求，推进卫生事业发展，进一步达到促进健康的目的。

第三节 全科医学的基本原则

一、基层医疗

基层医疗（primary care）是卫生服务体系的底部，要在社区层面能解决人群的大多数健康问题，是一个国家卫生服务体系高效运行的基础。它主要包含以下六方面的功能：疾病的首次医学诊断与治疗；心理诊断与治疗；对具有各种不同背景、处于不同疾病阶段的患者提供个体化的支持；交流有关诊断、治疗、预防和预后的信息；为慢性病病人提供连续性的管理；通过筛查、教育、咨询和预防性干预来预防疾病和功能丧失。

全科医疗是一种以门诊为主体的基层医疗形式，是居民在为其健康问题寻求卫生服务时最先接触、最常利用的医疗保健服务，也称为首诊服务（first-contact care）。当全科医生第一次与患者接触时，就承担起使患者方便而有效地进入医疗系统的责任（包括对少数患者的适时转诊）；同时，还要通过家访和社区调查，关心没有就医的患者及健康居民的需要与需求。所以，全科医疗能够以相对简便、便宜而有效的手段来解决社区居民90%左右的健康问题，并根据需要安排患者及时进入其他级别或类别的医疗保健服务。正因为如此，全科医疗得以成为世界上大多数国家医疗保健和医疗保险这两种体系的基础，它使人们在追求改善全民健康状况的同时，能够提高医疗保健资源利用的成本效益。

二、以人为中心的照顾

以人为中心的照顾（person-centered care），

又称为人格化照顾或全人照顾。全科医疗重视人胜于重视疾病，它将患者看作是有感情和个性的人，而不仅仅是疾病的载体；其照顾目标不仅仅是要寻找有病的器官，更重要的是维护服务对象的整体健康。为达到此目标，在全科医疗服务中，医生必须把服务对象视为重要的合作伙伴，从整体人的生活质量角度全面考虑其生理、心理、社会需求并加以解决；以个性化的服务调动患者的主动性，使之积极参与健康维护和疾病控制的过程，从而达到良好的服务效果。

因此，医患之间必须建立亲密的关系，全科医生应更能"移情"（empathy），即从患者的观点来看他们的问题。这种照顾忌讳千篇一律的公式化处理问题的方式，要求医生从各方面充分了解自己的患者，熟悉其生活、工作、社会背景和个性类型，以便提供适当的服务，如不同的、有针对性的预防和治疗建议。例如，同样是患高血压的患者，其对疾病的担忧程度就可能很不相同，对医疗服务的需求也会有所差异，如对患者应该耐心解释、释其疑团；应具体指导、改其偏执；对第三个人则应多次提醒、让其重视等。专科医生在临床上多采用常规的、非个体化的诊断和治疗标准进行工作，但对全科医生来说，除了提供常规的生物医学诊治措施之外，由于其负有长期照顾患者健康的责任，这种照顾只有做到个体化、人性化，才能为患者所接受，并显示出良好的效果。

三、综合性照顾

综合性照顾（comprehensive care）是指跨学科、跨领域，体现全科医疗服务的"全方位、多角度和立体化"的特点。主要表现为：①就服务对象而言，不分年龄、性别、健康状况和所患疾病的类型；②就服务内容而言，包括预防、医疗、保健、康复与健康教育，但需要注意的是这些服务内容的提供是基于全科医生的服务团队；③就服务层面而言，包括生理、心理和社会文化各个方面，不仅要重视患者的生理问题，还要了解其完整的背景，如家庭情况、工作情况、社会背景等，并全面综合考虑这些因素在疾病诊治和健康管理中的作用；④就服务范围而言，涉及个人、家庭和社区，应提供以个人为中心、家庭为单位、社区为基础的全方位照顾，同时注意这三个方面在疾病诊治中的相互关系和作用；⑤就服务手段而言，可利用一切对服务对象有利的方式与工具，包括西医学、中医学或替代医学，因此又被称为一体化服务。

四、连续性照顾

连续性照顾（continuity of care）是指全科医生及其团队与个人及其家庭建立起一种固定、长期、亲密的关系，为居民提供从出生到死亡的全过程服务，它是全科医学非常重要的原则，也是全科医学区别于其他二级临床医学专科的重要特征。其连续性可以理解为以下几个方面。

第一，沿着人的生命周期提供全方位的照顾。全科医生提供的服务从生命孕育之前即开始，贯穿了孕产期、新生儿期、婴幼儿期、少儿期、青春期、中年期、老年期、濒死期直至死亡的整个过程，根据人的不同生命周期各个阶段在生理、心理与社会方面的特点和健康危险因素与疾患特征，对个体服务对象提供针对性的医疗保健服务。例如，产前保健、婴幼儿生长发育、青少年保健、老年保健与慢性病管理、临终关怀乃至死亡后对家属的支持等。当患者去世后，全科医生还要顾及其家属居丧期的保健，乃至某些遗传危险因素的连续性关照问题。

第二，沿着疾病周期的各个阶段提供照顾。全科医疗对其服务对象负有一、二、三级预防的连续责任，全科医生按疾病发展的不同阶段或时期提供服务，如危险因素的监测、早期症状与症候的观察和判别、疾病诊断的确立、及时正确的治疗、防治与减少并发症、残疾与残障、实施必要的康复措施等。

第三，无论何时何地，全科医生始终与患者保持良好的医患关系，并对其负有提供连续性咨询和服务的责任，如患者转诊至专科医生、接受住院诊治或疾病痊愈之后等不同时期，全科医生对患者的连续性照顾责任都不应间断。在全科医疗服务中，其连续性一般体现在：医患关系的连续性、服务时间的连续性、服务地点的连续性、临床信息的连续性、患者管理的连续性及对患者照顾责任的连续性六个方面。而连续性服务则需要受以下条件的制约：①相对固定的服务关系，即全科医生与患者之间要有一个服务契约关系，以明确这种稳定的服务关系；②稳定的医患联络渠道，建立健全的预约、转诊、随访制度，良好的应急服务系统等；③动态化的健康档案，包括个人和家庭医疗保健记录、转诊与会诊记录、全科医生与其他医生或医疗机构联系的信息等。动态化的健康档案能起到承上启下的作用，保持服务的连续性同时也是连续性服务得以实现和保证的基础。随着科学技术的发展，电子化的健康档案越来越普及，随之带来的就是不同医疗照顾机构之间的信息共享问题，这也是连续性服务面 处理的沿生命周期的健康问题。
临的最重要的一个挑战。表 1-5 所列为全科医生

表 1-5 全科医生处理的沿生命周期的健康问题

生命周期	生理问题	心理家庭社会问题
结婚、妊娠前期	婚前咨询检查，性咨询，遗传疾病的家族史，遗传咨询	婚姻指导，计划生育
妊娠期	意外的妊娠、流产、高危妊娠、产前疾病及其照顾，妊娠高血压疾病，贫血，Rh 血型不合，糖尿病，产前出血，胎位不正，引产术，产后出血，产后护理，乳房疾病	分娩和未来双亲的准备，母乳喂养，人工喂养
新生儿期（0～28 天）	新生儿复苏，新生儿评估，产伤，新生儿疾病，新生儿黄疸，溶血性疾病，幽门狭窄，泪管闭塞，结膜炎，包皮环切术，早产儿，唐氏综合征	母婴关系，新生儿护理，母亲疾病对新生儿的影响
婴儿期（29 天至 1 岁）	呼吸道感染，先天性心脏病，婴儿猝死综合征及其后遗症，生长低下，肠套叠，婴儿湿疹，婴儿腹泻，耳聋	身体、心理和社会方面的正常发育，计划免疫，普查，为家长咨询营养、喂养问题，高危儿童，虐待问题
学龄前期（1～6 岁）	不明原因发热，病毒感染，疹病，过敏；胃肠发炎；鼻腔异物，扁桃体肥大，腺样体肥大，扁桃体炎，呼吸道感染，哮喘；贫血，白血病；睾丸未降，疝气，阴囊水肿，睾丸扭转，肾肿瘤；皮肤病；耳部感染，听力障碍，耳道异物；斜视，弱视，视力障碍，失明；语言障碍，惊厥，脑膜炎，脑性瘫痪；行走障碍，膝内翻及外翻事故，创伤，烧烫伤，中毒	发育评估，定期健康检查，健康教育和促进，预防保健；发生低下，智力低下，行为障碍，多动症，残疾儿童康复，帮助残疾儿童的社区服务；临终儿童，孤儿，独生子女，患孤独症儿童；家庭事故预防
学龄期（7～13 岁）	传染病、口腔疾病，肠道寄生虫病，阑尾炎，扁桃体炎，呼吸道疾病，呼吸道异物，心肌炎；白血病，出血性疾病；遗尿，泌尿系统感染，输尿管倒流，肾炎，肾病；皮肤病，癫痫，偏头痛，抽搐和痉挛；软骨炎，扭伤，拉伤，骨折，软组织损伤	生理、心理、社会上的正常发育、健康教育和促进，预防保健定期检查；营养和营养咨询；行为障碍，校内问题；恐学症，各种学习困难；少年犯罪，家庭内行为障碍，校内行为障碍，社区内帮助行为障碍／学习困难儿童的设施
青春期（14～18 岁）	肥胖症，青春期早熟，生理发育迟滞，体重不足，青少年糖尿病；甲肝，乙肝，囊虫病、鼻出血，闭经；痤疮和皮肤病，脊柱侧弯	正常发育，健康教育，预防保健定期检查；青春期卫生问题，行为障碍，人格障碍，吸毒，抑郁症，自杀企图，神经性厌食症；教育问题，考试压力；性问题，性教育；个人危机及干预；家庭和青少年；患绝症的青少年；青少年问题，如酗酒、吸烟、吸毒等不良行为的教育
青年期（19～34 岁）	过敏，药物反应；流感和病毒感染；寄生虫急性出血热；吸烟损伤；自身免疫性疾病；严重创伤，休克，复苏术；口腔疾病，溃疡病，胃炎，胃肠炎；食物中毒；功能性胃病溃疡性结肠炎；结肠炎及大肠功能性疾病；疝；感冒，鼻炎，鼻窦炎，鼻中隔偏曲，耳咽管堵塞，咽炎，扁桃体炎，传染性单核细胞增多症，喉炎，支气管炎，肺炎，胸膜炎哮喘，气道堵塞；高血压，风湿性心脏病，心肌缺血，雷诺病，贫血，霍奇金病，网状细胞增多症；尿路感染，肾盂肾炎，结石；肾绞痛，肾炎，肾病，肾损伤，男性生殖疾病，性传播疾病，妇科疾病，皮肤病，严重烧伤，整容与美容术，嵌甲，颅外伤，脑震荡，脑膜炎，运动损伤，拉伤，交通事故后多发性损伤，理疗，推拿	健康教育，定期检查，体育锻炼；愤怒、侵犯性、诱惑性、恐惧的患者；焦虑、紧张，压力及处理技巧；抑郁，疑病症，癔症，恐惧症，强迫症，心身疾病；急性酒精中毒，药物依赖及过量；人格障碍，心理治疗、精神病药物，不遵医患者，药物依赖与酗酒对家庭社区影响，家庭危机及其干预；失业影响；交通事故，劳动卫生，职业健康，事故预防，残疾康复，作业疗法，职业适应不良，家居健康问题，环境问题，法律问题，性问题和性失调，婚姻、家庭问题，单亲家庭，高危家庭，家庭疗法

生命周期	生理问题	心理家庭社会问题
中年期（35～64 岁）	中年期的衰老过程，营养疾病，维生素缺乏症，肥胖，糖尿病，甲状腺及甲状旁腺疾病，肾上腺疾病，其他内分泌系统疾病，电解质紊乱，脂代谢疾病，各种消化系统疾病，呼吸系统疾病，心肌缺血/心肌梗死，高血压，心力衰竭，心律不齐，心肌病，静脉疾患，血液系统疾病，泌尿生殖系统疾病，更年期综合征，男性不育，女性不孕，乳腺疾患，各系统肿瘤，慢性皮肤病，视力下降，视网膜脱落，其他眼疾，听力下降，耳聋，迷路及第Ⅷ对脑神经疾病，脑血管意外，颅内占位病变，癫痫，偏头痛，周围神经病，重症肌无力，肌营养不良，运动神经元病，骨关节病，颈椎病，椎间盘病变，慢性腰痛，坐骨神经痛，痛风，腱鞘炎及囊肿，滑膜炎，运动损伤，扭伤，骨折，畸形	健康教育和促进，预防保健康，定期检查，营养，旅行建议；焦虑，抑郁，自杀情感，其他精神病，疑病症，药物依赖（包括镇痛与抗精神病药），酗酒，缺乏应对能力问题，精神病，性问题，个人危机及危机的干预，家庭关系问题，"空巢"综合征，绝经期对家庭的影响，退休的准备，丧偶，社区内医源性疾病问题，对治疗不合作的问题
老年期（>65 岁）	衰老过程，老年化，营养咨询，内分泌系统疾病，临终和死亡，终末期照顾，顽固性疼痛，胃癌，萎缩性胃炎，溃疡，吸收不良，胰腺病，肠梗阻，慢性便秘，脱肛，肠癌，慢性呼吸功能不全，支气管扩张，肺栓塞，肺结核，麻醉及术后问题，动脉硬化症，高血压，肾衰竭，慢性心功能不全，肺心病，心律失常，心瓣膜病，体位性低血压，周围血管病，冻疮，贫血，前列腺肥大，尿潴留，尿失禁，睾丸癌，阴茎癌，乳腺癌，皮肤病，皮肤癌，睑内外翻，青光眼，白内障，泪管堵塞，目盲，耳聋，颅内占位病变，脑血管疾病，短暂性脑缺血发作，记忆力减退，震颤麻痹，三叉神经痛，面瘫，带状疱疹，骨关节病，骨质疏松，运动疾病，骨折	健康教育和促进，预防保健，定期健康检查，营养问题，急性脑综合征，精神紊乱，老年性精神病，老年性情感障碍，老年人的护理，由独生子女照顾的老年人，老年人与儿媳或女婿的关系问题，家庭及养老院孤独的问题，独立感的保留，无聊感和无用感的预防；帮助老人的社区服务，老年人谨慎用药的问题

引自《全科／家庭医疗的范围（The Scope of General/Family Practice），澳大利亚皇家全科医学会 1981 年（略有删减）。

五、协调性照顾

一般而言，患者通常可能存在多种健康问题，有时即使是单纯一种疾病，也可能需要其他医生或者其他资源，这时全科医生就要提供协调性服务。协调性照顾（coordinated care）的实现保证了全科医疗服务的连续性和综合性服务最终得以实现。协调性服务一方面可体现在全科医疗服务团队内部，另一方面更多地体现为团队外部，如将患者转诊到其他专科医生处或者需要社会工作者的介入等。但是协调性服务的实现需要下列条件：①建立有各级各类专科医疗的信息和转诊、会诊专家的名单，需要时可为患者提供全过程"无缝式"的转诊、会诊服务；②了解社区的健康资源，如社区管理人员、健康促进协会、健康俱乐部、患者小组、志愿者队伍、托幼托老机构、营养食堂、护工队伍等，必要时为居民联系有效的社区支持；③熟悉患者及其家庭，能充分调动和利用家庭资源，帮助维护和促进居民及其家庭健康。

六、可及性照顾

由于全科医疗立足于社区层面，因此地理上比较接近、方便，时间上比较及时，经济上比较实惠，加之医患关系的固定，往往在结果上有效，这是全科医疗可及性照顾（accessible care）特点的具体体现。另外，全科医疗除能够提供门诊服务外，还为行动不方便的老年人、伤残人或有特殊需要者提供上门访视、开设家庭病床、安排转诊或住院等服务，从而能够使绝大部分民众感受到全科医疗服务是身边可以利用的卫生服务。全科医生在诊疗中由于医患双方的亲近与熟悉，可以大大减少不必要的问讯与辅助检查，从而获得比一般专科医疗更好的成本效益。

七、个体-群体一体化的照顾

每个人的健康和疾病都与其社会背景、社区文化和家庭因素相关，因此 WHO 指出：健康是从个人、家庭和社区开始的。全科医疗不仅面向每个前来就诊的个体患者，也必须考虑其背后的群体对象，即重视家庭、社区与个人之间的互动关系。

（一）以家庭为单位的照顾

家庭是全科医疗的服务对象，也是全科医生工作的重要场所和可利用的有效资源，同时将家庭这一要素作为全科医学区别于其他专科医学的学科要素加以强调。以家庭为单位的照顾在实际工作中主要涉及两方面的内容：第一，个人与其家庭之间存在着相互作用，家庭的结构与功能会直接或间接影响家庭成员的健康，同时家庭成员健康或疾病状况会影响家庭其他成员的健康与整个家庭的功能，因此全科医生在采集患者病史时，特别要注意其家庭背景信息的采集；第二，家庭生活周期理论（family life cycle）是家庭医学观念最基本的构架，家庭生活周期的不同阶段存在不同的重要事件和压力，若处理不当而产生危机，则可能对家庭成员造成健康损害。因此，全科医生要善于了解并评价家庭结构、功能与周期，发现其中对家庭成员健康的潜在威胁，并通过适当的咨询干预使之及时化解，改善其家庭功能；还要善于动员家庭资源，协助对疾病的诊断与长期管理。

（二）以社区为基础的照顾

服务于社区是全科医疗的基本宗旨。全科医疗是立足于社区的卫生服务，其特征表现为：第一，社区的概念体现于地域和人群，即以一定的地域为基础，以该人群的卫生需要、需求为导向，全科医疗服务内容与形式都应适合当地人群的需要、需求，并充分利用社区资源，为社区民众提供服务。第二，社区为导向的基础医疗（community oriented primary care, COPC）将全科医疗中个体和群体健康照顾紧密结合、互相促进。全科医生在诊疗服务中，既要利用其对社区背景的熟悉去把握个别患者的相关问题，又要对从个体患者身上反映出来的群体问题有足够的敏感性，必要时通过追踪个别患者，了解其所属单位、团体或住宅区域可能发生的重大生活事件，评估其对个体患者的负面影响，并设法提出合理的社区卫生诊断。

八、以生物-心理-社会模式为诊治理论基础

全科医学所特有的整体论、系统论思维，突破了传统专科医学对待疾病狭窄的还原论，强调把患者看作社会和自然大系统中的一部分，用身体、心理、社会和文化等因素来观察、认识和处理健康问题，即以患者为中心的健康照顾。例如，当管理一位糖尿病患者时，医生不仅要处理高血糖这一病理问题，还要把患者看成一个有家庭、职业、社会责任，以及各种困惑情绪、持有特定健康信念的人；处理中不仅要给适当的降糖药物并让其控制饮食，还必须考虑食物结构的改变对患者及其家庭可能造成的冲击、治疗的价格能否被接受、是否知道有合并症或存在恐惧、是否了解遗传的危害等，特别要注意其健康信念是否有利于接受必需的生活方式改变和情绪控制，以及其家庭功能是否有利于该病的康复，是否需要就上述问题进行协调与干预，制订并实施干预计划是否需要动用家庭资源和其他社区卫生服务资源等。此外，由于基本医疗中所面临的精神问题和身心疾患日益增多，全科医生经常使用各种量表来检查和评价病人的心理社会问题，并全面了解其家庭和社会方面可能的支持力量，从整体上给予协调照顾。因此可以说，生物-心理-社会医学模式不仅是全科医学的理论基础，也已经成为全科医生诊治病人的一套必需、自然的程序（图1-4）。

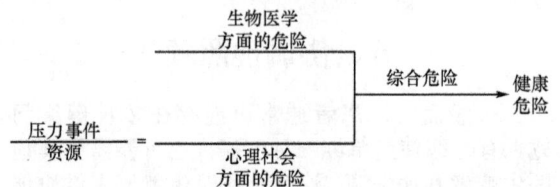

图 1-4　健康与疾病的生物-心理-社会模式

九、以预防为导向的照顾

全科医学产生的重要背景之一就是慢性非传染性疾病对民众健康的重要影响，而在慢性非传染性疾病的众多病因中，生活方式与行为又首当其冲，而不良生活方式与行为又是可以改变的，因此在全科医疗中强调在临床实践的过程中提供预防服务，即以预防为导向的照顾。全科医生要根据服务对象所处的生命周期阶段可能存在的危险因素和健康问题，主动提供一、二、三级预防，包括健康教育和咨询、免疫接种、疾病

筛查、化学预防等。

图 1-5 可以说明预防医学在全科医疗中的重要性。本图把从健康到疾病的过程描述为浮在海中的冰山，作为专科医疗的三级医疗和部分二级医疗往往只针对露出水面较高的部分，此时健康问题已高度分化，症状和体征比较典型，治疗较困难，预后也较差，而花费则很高；全科医生承担的基础医疗和部分二级医疗服务则更注重"水下作业"，即在无病时期、疾病的未分化期和临床早期做好预防工作，包括：①提供一级预防服务，如计划免疫和各种健康促进手段；②提供二级预防服务，疾病筛检，或个案发现早期诊断症状不典型者，并进行早期治疗；③提供三级预防服务，防治合并症或进行康复训练等，使患者早日回归社会或带病正常生活。

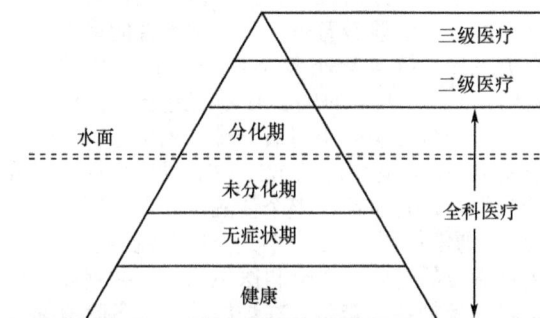

图 1-5 预防医学与全科医学的关系

预防性服务在全科医疗中占有相当大的比重，这不仅表现为许多就诊患者是专为免疫注射、健康咨询和健康检查而来，更表现为医生应诊时的做法。Mc Whinney 指出，家庭医师对由于不同原因来就诊的患者，应主动评价其各种健康危险因素并加以处置，将预防措施看作日常诊疗中应执行的程序，即所谓"预防性照顾"（anticipatory care）。它意味着家庭医师利用每次与患者接触的机会，不论其就医目的是什么，都应同时考虑这些人可能还有什么健康问题需要预防。例如，对感冒的老人可同时注意其是否患有高血压、对因患高血压而就诊的出租汽车司机可顺便询问其有无胃痛等。要进行这类服务，家庭医师必须熟悉本社区的主要健康问题、各种疾病高危人群的监测和干预，同时也需要依靠完整准确的健康档案。

随着人们生活水平的提高，人们开始主动要求维护健康、追求长寿和提高生活质量，因此预防保健服务已成为公众关心的热点。全科医生在开展以预防为导向服务的时候，应发挥自身的优势，做好疾病预防和保健工作，提高居民的健康水平。

十、团队合作的工作方式

由于全科医疗为患者及其家庭提供的是集预防、医疗、保健、康复和健康教育一体化的服务，因此全科医生需要与其他工作人员协调配合，形成卓有成效的团队工作模式（team work）。全科医疗团队以全科医生为纽带，以患者的健康问题或疾病为核心，整合社区内和（或）社区外的其他医疗保健工作者一起为服务对象提供立体网络式健康照顾，一般由社区护士、公卫护士、康复医师、营养医师、心理医师、口腔医师、中医师、理疗师、接诊员、社会工作者等与全科医生根据不同情况，组成不同的团队，协同工作，以便改善个体与群体健康状况和提高生命质量。比较多见的团队是门诊团队，一般由全科医生、护士和接待员组成，另有一些支持性团队成员，包括口腔医师、营养师、心理医师等。目前我国的全科医疗团队由全科医生、社区护士和公共卫生医师组成，主要服务对象是在社区长期管理的慢性病患者、老年人、出院患者等，服务内容包括家庭访视、家庭护理、患者教育等。

第四节 全科医学教育

一、国外全科医学教育

（一）国外全科医学教育概况

全科医学教育在国外起步较早，大多数国家都建立了国家级的全科医师规范化培训项目，并有严格的导师带教制度与考核制度，形成了较为完整的教育与培训体系。国外全科医学教育主要有三种形式，包括本科生教育、毕业后教育和继续教育。其教育培训计划在不同国家和地区并不完全一致，但框架基本相同。全科医学教育培训的总目标兼顾了医德、医术和医业三个方面，其特定教学目标由以下五个方面组成，包括：①与应诊相关的目标有关的各种知识技能态度；②与服务的具体情境相关的目标考虑个人的社区环境和卫生服务提供的习惯；服务体系的利用；符合成本效益原则等；③与服务的组织相关的目标连续性协调性医疗的组织、与其他医务人员的合作等；④与职业价值观和性质相关的目标态度、价值观、责任等；⑤与业务发展相关的目标形成终生学习的观念、自我评价和质量保证、适当的教学和研究、医学信息的批判性评价、把研究结果用于服务等。全科医学师资主要由医院相关科室的专科师资、社区全科医生和相关领域的专家组成，其核心是全科医生。培训项目的运作多由大学的全科／家庭医学系负责。

（二）国外全科医学教育体系

国外全科医学教育主要有三种形式，包括在校医学生的全科医学教育、毕业后全科医学教育和全科医学继续教育。这三种形式是一个连续的过程，其中以毕业后全科医学教育为核心。

1. 医学院校的全科医学教育

（1）本科阶段的全科医学教育：为促进全科医学的发展，大多数欧美医学院校在本科阶段就为医学生开设了全科医学相关课程，以便医学生较早接触全科医学。本科阶段的全科医学教育为入门教育，旨在使医学生了解全科医学的基本理论、核心知识与技能，培养医学生的全科医学职业兴趣，为医学生毕业后接受全科医学住院医生培训做好积淀，或为将来与全科医生进行合作或交流奠定基础。

各国医学院校所开展的本科生全科医学教育在内容、方式、时间等方面存在差异性。英国通过选修课和必修课两种形式开展本科阶段医学生的全科医学入门教育。选修课形式：新生一入学即可根据兴趣选修全科医学课程，通过每周或隔周跟随全科医学教师学习理论、诊疗病人，参加各种社会调查实践活动，以了解全科医疗的病人和全科医疗服务的特点。必修课形式：所有的医学生毕业前1年都需经过4～10周的全科医学课程学习，课程教育目标是以了解全科医学的基本概念和原则为主，适当强化学生的物理诊断和临床思维能力，提高学生的预防、保健意识和人际交流技巧。

澳大利亚在医学本科阶段融入全科医学知识教育和技能培训。所有医学院校都按照国家的要求开设6～8周的全科医学和社区医学课程，医学生毕业之前需参加时间不等的城市和乡村全科医学实习，使学生在校学习期间就掌握了一定的全科医学知识，熟悉全科医学的基本内容和全科医疗的主要特点，以初步了解全科医学和社区卫生工作。

（2）研究生阶段的全科医学教育：美国、加拿大、英国、新加坡等国家开展了全科医学研究生项目，主要目的在于培养全科医学师资和学科骨干。美国的全科医学研究生教育定位于住院医生和继续教育之间的一种特殊的专业化教育，旨在提高全科医生的教学专业能力，项目学员主要为希望从事全科医学教学的全科医生或研究者。培训内容包括科学研究项目设计与实施、教学基本知识和技能、老年医学等。加拿大的全科医学研究生项目主要对象为在职家庭医生，目的是培养家庭医学师资和学科骨干，培训内容包括教学知识和技能、科研能力培养、文献综述等。有的国家将全科医学研究生项目与学位教育相整合，参加项目培训的合格学员，若修够必需的学分，可申请获得全科医学硕士学位。

2. 国外全科医学毕业后教育 全科医学毕业后教育，在国外主要是指全科医学住院医师培训（residency training program on general practice），在有些国家还称之为全科医学执业培训。这项培训是医学生完成高等医学院校教育阶段的学习并毕业后，再继续选择和进入的新培训项目。全科医学住院医师培训是全科医学教育的核心，也是全科医学专科医师培养的关键环节。该培训主要由大学的全科医学系负责组织实施，训练场所包括能够训练临床诊疗技能的大型综合性医院和能够训练全科医疗思维和社区群体照顾社区全科医疗诊所。本阶段教育是全科医学教育的重点，整个训练计划持续3～6年不等，分为：①医院各科轮转，一般占总学时的2/3；②社区全科医疗诊所实习，一般在医院实习后安排，也可与医院轮转有所重叠，占总学时的1/3；③长期穿插性小组讨论或学习，它贯穿在整个住院医师训练项目的过程中，通常每周1～2个半天，地点多在社区诊所，主持学习的老师多以全科医生为主，并辅以其他学科的教师共同带教。在训练项目的各阶段都有相应的要求；学习结束，达到要求并通过专科学会考试者，可获得毕业证书与全科医师专科学会会员资格。表1-6所列为美、英和日三国的全科医学教育过程及全科医生培养年限。

表1-6 美、英和日三国的全科医学教育过程及全科医生培养年限

美国	英国	日本
大学教育（4年）	高中毕业后5～6年医学院校教育	高中毕业后6年医学院校教育，第6年参加国家医师执业资格考试
医学院校教育（4年）	1年注册前住院医师	初期临床研究阶段（2年）
家庭医学住院医师培训（3年）	全科医学专业培训（3年）	家庭医学后期临床研究阶段（3年）
通过美国家庭医疗专科	通过美国全科医学毕业后培训	通过日本家庭医师会认定
美国家庭医疗委员会考试，获得家庭医师资格证书	联合委员会考试，获得全科医生资格证书-注册执业	资格考试-注册执业

		续表
美国	英国	日本
继续医学教育，150 分/3 年	继续医学教育，非强制性	由日本家庭医师学会组织的强制性继续医学教育
每 6 年家庭医师资格再认证（再注册执业）		

3. 国外全科医学继续教育 世界上许多国家都把全科医学继续教育（continuing education in general practice）作为全科医生终身学习的主要方式，部分国家在进行全科医生资格再认定过程中，对其参加继续教育项目的科目和学分有明确的规定。美国家庭医疗委员会（American Board of Family Practice，ABFP）规定：对于已获得家庭医学专科医生资格的家庭医生，要求每 6 年必须参加美国家庭医师委员会的专业资格再认定考试，以保持家庭医生的学术水平和先进性，而取得继续医学教育学分则是参加再认定考试的必要条件。英国的全科医学继续教育是非强制性的，但绝大多数的全科医生都自愿参加继续医学教育活动，平均继续医学教育时间是每年 1 周。日本也有严格的家庭医生继续教育制度，必须参加家庭医学会举办的职业教育和技能考试以取得不同级别学会认定的专业医师资格。学会认定的专业医师资格反映了一名家庭医生在家庭医学领域的医疗学术水平。

二、我国全科医学教育

（一）我国全科医学教育概况

我国内地于20 世纪80 年代后期正式引入全科医学的概念。1989 年首都医科大学成立了第一个全科医学培训中心，并于 1992 年举办了第一期全国全科医生培训班。此后，在天津、浙江、上海等省市陆续开展了全科医学教育和全科医生培养的试点工作。经过 20 多年的探索和实践，我国已经初步建成具有中国特色的全科医学教育体系。

目前我国全科医学教育体系主要包括：医学本科生的全科医学教育、毕业后全科医学教育（全科医生规范化培训、全科医学专业研究生培养）、全科医生转岗培训、全科医生继续医学教育。

（二）我国全科医疗教育体系

1. 医学本科生的全科医学教育 自 2006 年教育部颁发《关于加强高等医学院校全科医学、社区护理学教育和学科建设的意见》后，国内许多高等医学院校积极响应，为医学本科生开设了全科医学相关课程及社区实习。根据 2009 年 3 月首都医科大学对我国大陆128 所高等医学院校开设全科医学课程情况的调查，有 59 所院校在医学本科生中开设了全科医学课程，其中 28 所院校为必修课。目前我国各校开设全科医学课程的学时不等，最短仅为 16 学时，最长可达 56 学时。学时数较多的院校一般开设全科医学概论理论教学和社区实习。

医学本科生的全科医学教育是全科医学人才培养的基础。医学本科生进行全科医学教育的目的主要有：①对医学本科生传授全科医学的基本知识、理论和技能，传播全科医学理念；②培养医学生的思维方式，提高观察问题的层次；③熟悉全科医学思想、内容及全科医生的工作任务和方式，培养学生对全科医疗的职业兴趣；④为毕业后选择接受全科医生规范化培训和从事全科医生工作奠定基础；⑤为其成为其他专科医生后与全科医生的沟通与协作打下基础。

2. 毕业后全科医学教育 毕业后全科医学教育是指医学生完成高等医学院校的本科教育后，接受的全科医师规范化培训或研究生教育，是我国全科医学教育体系的核心。

（1）全科医生规范化培训：全科医生规范化培训，又称为全科专科医师培训，也称为全科医学住院医生规范化培训，即先接受 5 年的临床医学（含中医学）本科教育，再接受 3 年的全科医生规范化培训，称"5+3"模式。全科医生规范化培训是毕业后全科医学教育的一种，是我国全科医学系的核心。全科医生规范化培训项目的具体内容如下：

1）培训对象：临床医学专业五年制本科毕业生。

2）培训目标：为基层培养具有高尚职业道德和良好专业素质，掌握专业知识和技能，能独立开展工作，以人为中心、以维护和促进健康为目标，向个人、家庭与社区居民提供综合性、协调性、连续性的基本医疗卫生服务的合格全科医生。

3）培训方式和内容：全科医生规范化培训年限为 3 年（实际培训时间不少于 33 个月），包括理论培训、临床技能培训和基层医疗卫生实践。因特殊情况不能按期完成培训任务者，允许申请延长培养年限。全科医生规范化培养以提高临床和公共卫生实践能力为主，以住院医生的身份在国家认定的全科医生规范化培养基地的各相关临床科室和基层实践基地进行轮转培训，具体培养安排见表1-7。

表1-7 全科医生规范化培训方式及时间分配表

培养方式	具体科室	时间分配（月）
临床科室轮转培训（合计27个月）	内科	12
	神经内科	2
	儿科	2
	外科	2
	妇产科	1
	急诊医学科	3.5
	皮肤科	0.5
	眼科	0.5
	耳鼻咽喉科	0.5
	传染科	0.5
	精神科	1
	康复医学科	0.5
	中医科	0.5
	选修科室	0.5
基层实践培训（合计6个月）	基层实践基地	6

注：各培养基地根据本标准要求制订轮转计划。

a. 临床科室轮转培训：临床科室轮转培训时间为27个月，全科住院医生参加临床培养基地中主要临床科室的诊疗工作，接受临床基本技能训练，同时学习相关专业理论知识。轮转期间，内科和神经内科.病种及其例数的要求主要在病房完成，不足部分在门诊补充，内科安排病房时间应当不少于8个月，管理床位数不少于5张；神经内科安排病房时间应当不少于1个月，管理床位数不少于3张；儿科轮转可安排在门诊或病房完成；其他科室轮转可安排在门诊完成；部分科室（如康复科、中医科）轮转可在基层实践基地完成；少见病种、地方病、传染病及季节性较强的病种，可采用病例分析、讲座等形式进行学习。临床科室轮转期间每周应当安排不少于半天的时间学习相关学科知识。对于轮转时间较长的内科等科室，可结合实际情况分段进行安排，以促进学员的消化和理解。

b. 基层实践培训：时间为6个月，主要在基层医疗卫生机构与专业公共卫生机构完成，全科住院医生接受全科医疗服务、预防保健与公共卫生服务、基层医疗卫生管理等技能训练。具体时间安排可根据实际情况集中或与临床科室轮转部分穿插进行。

c. 理论培训：时间为3个月，时间安排可集中或分散在3年的培养过程中完成。可采用集中面授、远程教学、临床医学系列讲座、专题讲座、临床案例讨论、读书报告会等多种形式进行。理论培训内容以临床实际需要为重点，主要包括：医学伦理与医患沟通；有关法律、法规；临床科研设计与方法；临床专业相关理论；全科医学、社区卫生服务和公共卫生。

4）培训考核：学员培训结束时，过程考核合格者需参加省级卫生行政部门统一组织的结业考核。完成全程培训，各项考试、考核合格者，由省级卫生行政部门颁发卫生部统一印制的相应合格证书。

（2）全科医学专业研究生教育：国内医学院校的全科医学研究生教育还处于起步探索阶段。2003年复旦大学、首都医科大学、重庆医科大学等具有一级临床医学专业博士学位授予权的高等院校，自主设置了全科医学专业二级学科博、硕士学位点，开展了全科医学专业研究生培养工作。2012年起，我国在临床医学专业学位类别下增设了全科医学方向，全面开展临床医学（全科医学方向）硕士专业学位研究生教育。我国全科医学专业研究生培养项目分为科学学位和专业学位两种类型，其培养时间一般均为3年。科学学位主要注重研究能力的培养；专业学位主要培养学员在社区环境下的临床工作能力，其内容和途径与全科医生规范化培训完全一致，学员需通过研究生主管部门要求的国家统一考试才能进入该培训项目。

3. 全科医生转岗培训 国内全科医生的培养和使用，目前还处于摸索阶段。由于社会经济发展水平、医疗卫生体制、医学教育体制不同，决定了我国的全科医生培养制度不能简单照搬其他国家的做法。2011年7月发布的《国务院关于建立全科医生制度的指导意见》在借鉴国际经验，立足国情的基础上，对我国的全科医生培养制度进行了总体设计，以期到2020年在我国基本形成统一规范的全科医生培养模式。同时，为解决当前基层急需全科医生与全科医生规范化培养周期较长之间的矛盾，通过开展基层在岗医生的转岗培训、强化定向培养全科医生的技能培训、提升基层在岗医生的学历层次、鼓励医院医生到基层服务等多种措施加快全科医生培养。

全科医生转岗培训是2010年12月启动的全科医生培养项目，替代以往的全科医生岗位培训（600学时的培训项目）和全科医生骨干培训（10个月的脱产培训项目）。以基层医疗卫生机构中正在从事医疗工作、尚未达到全科医生转岗培训合格要求的临床执业（助理）医师为培训对象，以全科医学理论为基础，以基层医疗卫生服务需求为导向，以提高全科医生的综合服务能力为目标，通过较为系统的全科医学相关理论和实践能力培训，培养学员热爱、忠诚基层医疗卫生服务事业的精神，建立连续性医疗保健意识，掌握全科医疗的工作方式，全面提高城乡基层医生的基本医疗和公共卫生服务能力，达到全科医生岗位的基本要求。一般培训时间不少于 12 个月，其中，理论培训不少于 1 个月（160 学时），临床培训不少于 10 个月，基层实践培训不少于 1 个月。全部培训内容在 1～2 年内完成。转岗培训以提升基本医疗和公共卫生服务能力为主，在国家认定的全科医生规范化培训基地进行，培训结束通过省级卫生行政部门组织的统一考试，获得全科医生转岗培训合格证书，可注册为全科医师或助理全科医师。

4. 全科医学继续医学教育 继续医学教育（CME）是指在结束医学院校基本教育和毕业后医学教育以后，以学习新理论、新知识、新技术、新方法为主的一种终生教育。其目的是通过全科医师在执业期间不断地接受新理论、新知识、新技术和新方法，以保持其专业水平的先进性和服务的高水平。目前，国内的执业全科医生绝大部分是由基层在职医生通过短期的 6 个月到 1 年的岗位培训转岗而来，他们的知识、技能和素质还不能完全达到全科医疗服务的要求。为促进全科医生在执业期间不断地接受新理论、新知识、新技术和新方法，以完善知识结构和提高服务水平，近年来国家有关部门已出台了一系列加强全科医学继续教育的相关政策。2008 年卫生部、教育部联合下发《关于加强继续医学教育工作的若干意见》指出："在大中城市全面启动全科医学继续教育，适时推出一批高水平的全科医学继续教育项目"。2010 年 3 月，卫生部、中央编办等六部委发布的《以全科医生为重点的基层医疗卫生队伍建设规划》指出："为经过转岗培训和规范化培训的全科医生提供具有全科医学特点、针对性和实用性强的继续医学教育项目"。2011 年 7 月颁布的《国务院关于建立全科医生制度的指导意见》要求："以现代医学技术发展中的新知识和新技能为主要内容，加强全科医生经常性和针对性、实用性强的继续医学教育。加强对全科医生继续医学教育的考核，将参加继续医学教育情况作为全科医生岗位聘用、技术职务晋升和执业资格再注册的重要因素。"

（王素华 乔 瑞）

第二章 以人为中心的健康照顾

以人为中心的照顾是全科医疗的基本特征之一，该特征与专科治疗的以疾病为中心的照顾模式有着本质的区别。本章将从讨论医学模式与诊疗关注中心的转移，以人为中心健康照顾的指导原则、主要任务和应诊过程，健康信念模型与病人管理等方面，介绍全科医生如何开展以人为中心的健康服务。

第一节 医学模式与诊疗关注中心的转移

医学模式（medical mode），又称医学观，是人们在医学科学的发展和医学实践活动过程中，考虑和研究医学问题时所遵循的总的原则和总的出发点，即是从总体上认识健康和疾病，以及相互转化的哲学观点。由于医学包括认识和实践两个方面，所以医学模式也就包括医学认知模式和医学行为模式。医学认知模式是指一定历史时期人们对医学自身的认识，即医学认识论；医学行为模式是指一定历史时期人们的医药实践活动的行为方式，即医学方法论。不同的医学模式反映了不同历史阶段医学发展的特征、水平、趋向和目标。

医学模式影响着某一时期整个医学工作的思维及行为方式，在人类历史上，已经历的医学模式有神灵主义医学模式、自然哲学医学模式、生物医学模式。由于人类社会的发展进步，人口老化、众多的健康影响因素交互影响、疾病谱和死因谱变化，特别是在新的健康观引导下人们日益关心自身的健康，对全面健康标准的要求不断提高，促使医学模式由侧重从生物学角度去观察处理医学问题的生物医学模式演变为多元的从生物、心理和社会学角度综合观察处理医学问题的现代医学模式，即生物-心理-社会医学模式。

随着生物医学模式向新的医学模式转变，医生所关注的中心也发生了转移，即由关注疾病转移到关注人的健康，卫生服务模式也由以疾病为中心的服务相应转变为以人为中心的照顾。

一、生物医学模式——以疾病为中心

（一）生物医学模式及其成就

人们运用生物与医学联系的观点认识生命、健康与疾病，认为健康是宿主（人）、环境与病因三者间的动态平衡，这种平衡被破坏便发生疾病。这种以维持生态平衡的医学观所形成的医学模式，即生物医学模式（biomedical mode）。

生物医学模式是从实验医学建立起来的医学模式。18世纪下叶到19世纪，自然科学取得了一系列重大发现，显微镜的发明，创立了细胞学说；进化论和能量守恒定律的发现，动摇了形而上学、机械唯物论的自然观；工业化、都市化导致的传染病问题推动了细菌学的发展；生理学、病理学、寄生虫学、药理学、免疫学等医学基础学科蓬勃发展，生物学的长足进步促使人们开始运用生物医学的观点认识生命、健康与疾病。

生物医学模式的基本特征是把人看作生物体，人体自身生病或受到别的生物的侵袭和伤害，表现出特异的病理生理和病理解剖的反应、变化，表现出特异的症状、体征及异常的化验结果，因此生物医学模式解释患者的各种临床表现是因为"他们的身体某个/些部位出现了问题"，医生的任务就是发现问题并进行治疗以"修复身体中出现问题的部分"。在生物医学模式病因观的指导下，临床医学首先在传染病的诊治方面，取得了显著效果；对一些器质性疾病，该模式指导下的临床医疗借助细胞病理学手段作出诊断，联合应用临床治疗技术和手段，提高了治愈率；在公共卫生方面，生物医学模式关于宿主、环境、病因三者间动态平衡的理论指导人们运用疫苗、抗生素、杀虫剂等措施，以及医学预防和社会预防的手段，取得了大幅度降低传染病、寄生虫病发病率、病死率的辉煌成就。在20世纪，生物医学模式革新了医学工作，引发了许多先进的治疗方法，并极大地延长了人类的预期寿命。

（二）生物医学模式的不足

生物医学模式诞生和发展的过程中，把人的

躯体和精神割裂开来，重视躯体问题的认识和处理，忽视心理社会因素对人的健康与疾病的影响，在医学的某些关键领域，已经表现出了该模式的不足，在当今医疗服务实践中有如下一些表现。

1. 成为导致过度医疗的因素之一 生物医学模式强调客观、量化，注重疾病诊断的客观证据，依赖仪器设备的检查结果；为避免在可能的医疗纠纷中承担责任，"大包围"式的化验、检查并不少见；同时，在经济利益的驱使下，医生默认甚至鼓励患者选用所谓最新治疗药物、最新治疗技术。仪器、设备和药物的过度使用必然导致重复检查、过度医疗，既加重了患者的经济负担，又造成了资源浪费，还可能加剧医疗资源配置和利用的不公平，却未必能促进对患者照顾的效果。

2. 不利于维护医疗卫生服务的公平 生物医学模式强调客观证据的观念，在科技飞速发展的协同下，逐渐引发了人们对高新技术设备的追捧，医院热衷于购置最新设备，患者也普遍信任最新的"高科技"；大城市、大医院发展迅速，而基层医生和医疗机构受到冷落，许多原本应该和可能就诊于基层的常见病患者，不断涌向繁忙、紧张的大医院，加剧了"看病难、看病贵"，也扩大了城乡差距。

3. 医生的思维局限和封闭 由于生物医学模式强调患者是偏离了正常生理情况的生物体，忽视了所具有的心理和社会人文背景，医生单纯强调症状、体征和实验室、高精仪器检查的结果，思维局限于生理疾病，忽略了与患者密切相关的人文背景，如人格特征、社会地位、经济状况、家庭和社会支持等因素，这种身心分离的单纯生物医学观点，严重限制和封闭了医生的思维，导致了促进健康的干预措施因不全面而收效甚微。

4. 以疾病为中心，忽视患者的需求 医生关注于自己熟悉的疾病的诊断治疗，不能充分理解患者的行为同疾病的关系，无暇关心患者的感受和心理需求，同时又不善于分析和处理伴随患者的心理社会因素，既冷落了患者，又不能完整地认识和处理患者的问题，患者的需要和需求都不能得到很好满足。

5. 医患关系淡漠，患者依从性低下 医生的关注重点转移到生物个体后，首先从空间距离上疏远了与患者的关系，医生单纯强调症状、体征，过分依赖实验室、高精仪器检查，使得之前信任的医患关系被冰冷的仪器割裂，患者仅仅成为被动接受检查和处理的客体，其患病体验被医生忽

视，就医需求得不到满足，满意程度降低，医患关系疏远，加上医生群体受市场化经济的冲击，趋利化倾向严重，医患关系淡漠，患者的依从性下降，导致健康照顾效果进一步降低。

上述弊端对医患双方都有影响，导致医患关系淡漠甚至关系紧张，并经常成为医患纠纷的导火索。因此，生物医学模式必然要被新的医学模式替代，以疾病为中心的服务模式必然要被以人为中心的服务模式替代。

二、生物-心理-社会医学模式——以人为中心

（一）以人为中心的生物-心理-社会医学模式的提出

生物-心理-社会医学模式是从以疾病为中心转到以患者为中心的理论基础。生物-心理-社会医学模式是随着预防医学、流行病学、心理学、医学哲学和医学社会学等研究领域的发展而产生的。1957年英国精神分析学家 Michel Balint 教授在仔细分析了医患关系的基础上首次提出了"以病人为中心"的概念，阐明了诊断与治疗疾病过程中应该了解病人的生活特点与社会环境，以及疾病产生的过程，应作出"整体诊断"。1977年，美国纽约州罗彻斯特大学精神病学和内科学教授恩格尔（Engel）首先提出了生物-心理-社会医学模式，该模式既把人看作自然人，又把人看作社会人；既把疾病的发生发展看作是一种生物学状态的变化，更看做是心理状态和社会适应性的变化。

自20世纪50年代以来，第一次卫生革命的胜利使得传染病和营养不良所造成的早期死亡减少，而慢性非传染性疾病越来越流行，心理问题、生活压力、不良生活方式导致的行为疾病成为人类健康的突出问题。人们越来越认识到仅以生物科学的方式来解释疾病、防治疾病已经远远不够。就人体自身来说，各器官系统虽然有各自的功能但互相协调一致地组成一个整体，如果某一部分出现问题，必将影响其他部分和整个系统的功能。躯体和精神也是一个整体，一方面由于人们各自的生理特点，对疾病的易感性不同，当外界刺激引发情绪改变，导致神经功能紊乱、内分泌失调时，就可能引起易患性疾病的发生，即心身疾病，如原发性高血压、消化性溃疡、月经紊乱、偏头痛等。另一方面，精神问题也常以躯

体化症状表现出来，如常诉头痛的病人可能是工作压力太大、月经不调的妇女有可能是夫妻关系紧张等。因此，必须把人作为包括自然环境和社会环境在内的生态系统的组成部分，从生物、心理和社会层面来综合考察人体的健康和疾病，并采取综合的措施防治疾病，增进人类健康。

（二）人的宏观世界和微观世界

人是在特定环境中从事物质生产活动和精神文化活动并能表现出自己独特个性的存在物。首先，人具有自然特性，由自然物质如蛋白质、脂肪、糖类、矿物质等分子组成的细胞、组织、器官和系统等构成，最终又被分解成这些物质回归自然，这些自然物质构成了人的微观世界，是生物医学可以采用自然科学的方法加以研究、量化和精确测定的；其次，人具有社会性，即作为社会存在的人具有特定的背景，包括个人背景、家庭背景、社区背景乃至社会背景等，每个人还有特定的社会关系，包括人与人，人与家庭、社区、社会、国家，人与生态环境等诸多关系，人的社会性受法律、道德、文化、宗教、经济等诸多因素的影响。人的特定背景和各种关系构成了人的宏观世界，是属于心理学、社会学、经济学、伦理学、法学和人类学等许多社会科学的研究范畴，是一个复杂的、多元的、难以量化的世界。人存在于自然和社会所组成的生态系统之中，处于微观世界和宏观世界的中心。由于人所处的宏观世界与其自身的微观世界是相互联系、相互作用的，任何世界中的变化都会对人的健康产生重大影响。生物-心理-社会医学模式认为，人的生命是一个开放的系统，通过与周围环境（即宏观世界）的相互作用，以及系统内部（微观世界）的调控能力解决健康状况。医学的目的是维护人类健康，提高生命质量，因此，医学关注除了要进入人的微观世界，观察系统、器官、组织、细胞、生物大分子等的功能和器质性变化，从生物医学角度定义健康与疾病，还要关注人文社会科学等领域所研究的宏观世界，了解家庭背景、朋友、同事、社区、地区、国家、全球等更高级背景层面，可以观察到自然环境、社会经济环境、人文环境等对个人健康和疾病发生发展的影响（图2-1）。

健康是人的整体性质的一种表现形式，是人体各部分健康状况的综合表现。部分之间的不协调或人与环境的不协调，可表现为某部分健康状况的异常，可进一步引起其他部分健康状况异常，甚至整体的健康异常，可表现为种种临床症状、体征，以及异常的化验检查结果，还可以表现为病人心理、行为、人际交往等方面的困惑或异常。

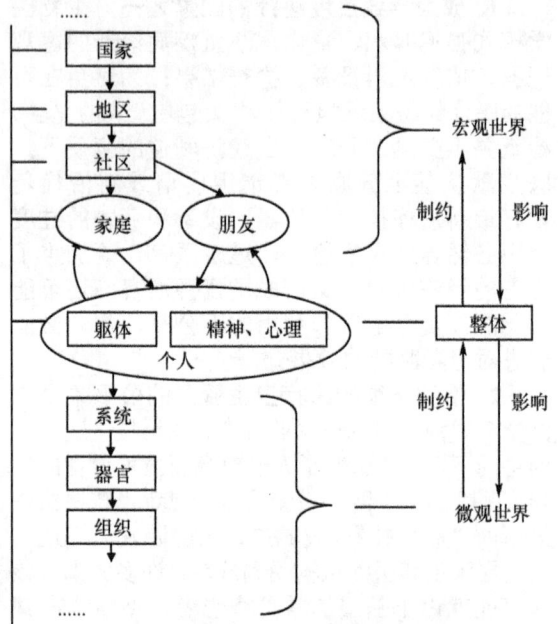

图 2-1 人的整体世界示意图

（三）以人为中心服务模式的定义

由于人们认识健康问题已不再局限于生物学领域，相应处理健康问题的行为模式也有别于专科化的诊疗模式。这就要求从传统医学模式的关注疾病转变到关注人，从以疾病为中心、以诊断治疗疾病为主要内容的医疗服务模式，转变到以人为中心、以治疗和照顾为主要内容、体现人文关怀的医疗模式。

参照《WONCA全科医学词典》和其他有关文件中的相关内容，以人为中心的照顾（patient-centred care）可定义为：生物-心理-社会医学模式指导下产生的新的卫生服务模式，参护人员在接诊时应将病人看作整体的人，充分尊重每一位患者，正确处理治疗疾病与管理患者的关系，诊疗中须同时了解患者的病情、就诊目的、期望、担心、情感状态、文化价值观及有关的就医背景等，作出整体评价和个体化的干预计划，并与患者协商、获得认可，尽力满足病人的卫生需求。

"以人为中心"的医疗服务模式强调，在重视疾病诊断的同时，还必须关注病人的发病与患病经历，进一步了解疾病对患者身心功能的影响；进一步了解患者的思想态度，如患者的内心感受，尤其是对疾病的担心与恐惧感（患病体验）；进一步了解患者对自身患有疾病的看法，对治疗方案、措施的态度、期望及其行为。在重视疾病治疗的同时，还应重视对患者的照顾。换言之，让患者充分知情，积极参与；加强医患交流，理解患者的患病体验，及时而合理地满足患者的期望与需求；维护患者的尊严，努力调动患者的主观能动性，帮助病人改变不良行为等，都是"以患者为中心"服务模式的重要内容。

第二节 以人为中心健康照顾的指导原则

加拿大著名的家庭医学教授 McWhinney 指出："以病人为中心的方法之基本点，是医生要进入病人的世界，并用病人的眼光看待其疾患；而以医生为中心的方法则是医生试图把病人的疾患拿到医生们自己的世界中来，并以他们自己认为的病因和病理参照框架去解释患者的疾患"。以人为中心的方法的基本原则，是强调对患者的理解、尊重，为患者提供整体照顾（holistic care）。医生将与病人建立更类似契约式或伙伴式的医患关系，尊重病人，并与之坦诚相待，将服务对象视为整体人给予更有人情味的照顾，并以健康代理人的身份为患者提供其他专科医师的相关咨询与双向转诊服务。

一、既关注患者也关注疾病

生物-心理-社会医学模式认为，患者是具有生理功能、心理活动和社会交往的身心统一体；精神和躯体不可分割，是生命活动中相互依赖、相互影响的两个方面，共同作用于机体健康。因此，全科医生不仅要了解患者的病理生理过程，还需要了解患者的心理过程；病人还具有自己独特的个性，有自己与众不同的家庭背景，以及完整的社会背景。这些个性、背景因素都将对患者的健康、疾病产生影响。不了解患者的独特个性和完整背景，就不能完整地认识患者，更不能全面了解和处理好患者的问题。全科医生既要了解患者所患疾病，更要了解病人本身。

1. 关注患者首先要了解和理解患者 包括了解患者的本质特征、完整背景，理解病人的疾病因果观、患病体验、需要和期望。

（1）患者的本质特征：患者有宝贵的生命；患者有尊严和权利；患者有感情和需要；患者有主观能动性；患者有个体生物学变异属性和卫生需求的个体化倾向。

（2）病人的完整背景：病人的生物遗传特征及心理个性特征是病人疾患的背景，病人的家庭结构、功能、资源状况及生活周期等特征是病人的家庭背景，病人家庭所处社区人口、资源、环境状况，以及所处地理区域是病人的时代背景。

（3）病人的疾病因果观：即病人对自身疾病的因果看法，是病人解释自身健康问题的理论依据，病人的疾病因果观受个人文化、个性、家庭、宗教和社会背景的影响，同时又影响病人的患病行为和康复效果。

（4）病人的患病体验：患病体验是病人经历某种疾患时的主观感受。如恐惧与焦虑、拒绝接受症状、疼痛和痛苦、对健康充满羡慕、性格改变、失去时间变化的感觉等。理解病人的患病体验，才能赢得病人的信任，建立良好的医患关系，有助于调动病人的主观能动性。理解病人的患病体验，需要医生用心倾听、用心感受。

（5）病人的需要和期望：病人的需要包括生理需要、安全需要、归属和爱的需要、自尊的需要、自我实现的需要等；病人的期望包括对医生医德高尚、认真负责的期望，对医生诊疗技术水平高超的期望，对医生态度和蔼的期望，以及对医生能满足病人需要的期望等。

2. 关注病人要全面理解病人的健康问题范畴 生物-心理-社会医学模式认为病人感知的健康问题具有各种表现形式，既有疾病，也有各种不适和影响健康的问题。不同的人会看到不同侧面，如专科医生侧重看到躯体疾病的一面、心理医生则看重精神疾患、社会学家看重社会适应不良。实际上，只有了解各种健康问题对病人造成的不适和痛苦，才能理解这些问题对病人及其家庭造成的影响；只有了解病人的行为及其对健康知识的认知程度，才能理解为什么不同的病人会对同一种疾病作出不同的反应。为此，有必要对疾病、疾患、患病这三个概念加以界定、区别。

疾病（disease）是一种生物学上失常或病理状态的医学判断，可以通过体检、化验或其他检查加以诊断。当人们感觉到生病以前，往往有一个不被人明显察觉的或长或短的病理过程，先是分子、细胞水平上的某些生理、生化和免疫学等方面的异常反应，然后是组织、器官水平上的局部损害，病理过程只有在影响整体功能时才表现为疾病，而某些轻微的病理过程却不表现为疾病。一般来说，重要器官的病理过程较短，如心脏的局部缺血可以在极短的时间内威胁病人的生命，而次要器官的病理过程较长。同一种疾病可以有不同的病理过程，而不同的疾病也可以有相似的病理过程。

疾患（illness），是一个人对身体健康状况的自我感觉、判断，以及有关的行为，包括对生理、心理、社会三方面的判断和反应，是一种感觉尺度。医生刚开始接触病人时，了解到的都是病人的所有感觉、体验和躯体或精神障碍所产生的种种现象，包括病人的症状、情绪、伤残和不适；病人的防御反应、对自身现状和对医生的态度；病人的功能障碍对其人际关系和工作的影响等。疾患的概念范围很宽，既包括疾病，也包括不能用疾病的概念来诊断的不适。

患病（sickness）是社会对疾病的承认，是一种角色判断，反映一个人在健康状况方面所处的社会地位，是一种行动尺度。社会（单位、领导、同事、亲人、朋友等）对一个人健康状况的承认和反映，必然对病人的自我感觉、判断和反应产生影响。不同的人对同一种患病有不同的感受和反应，对其社会生活、家庭生活也可以产生不同的影响，从而引发不同的生活问题。例如，下肢骨折对运动员和教师所带来的疼痛和不便是一样的，但对两者生活的影响却完全不一样。前者可能意味着运动生涯的结束，而后者可能仅仅是请几个月的病假。

因此，医生接触病人时，仅对疾病进行诊断是不够的，还必须了解他的疾患、患病对其生活问题产生的影响，才能真正解决病人的问题，满足病人的需要。

二、了解并调整病人的角色和行为

（一）病人角色

病人角色是指从常态的社会人群中分离出来，处于病患状态中，有求医行为和治疗行为的社会角色。当一个人患病之后，他在社会中的身份与角色就开始发生改变，会表现出与这一角色相符合的行为。病人角色包括以下四个方面。

1. 病人可以从其常态时的社会角色中解脱出来　病人可以因病免于承担其平日要承担的角色行为或社会义务。例如，工人、学生可以因病不出勤。通常，这种免除需要经过医生开具证明的法定手续，因为医生在判断疾病状态方面具

有权威性。医生的认定是一种保护性的社会功能，以防有人装病。

2. 病人对于自己限于疾病状态没有责任　个体患病状态通常被认为是自己不能控制的，故不能质问病人为什么要生病。

3. 病人具有力图使自己痊愈的愿望　社会期望其成员健康，能够承担相应的社会角色和责任。病人从社会角色中解脱出来只是暂时的和有条件的，因此病人有从病态中恢复健康的义务。

4. 病人应寻求技术上可靠的帮助　病人通常应该找医生诊治，并在恢复健康过程中应与医生合作。

病人角色有如下几个特点：①角色自我感觉有生理或心理上的异常，但可确定有或无医学上有意义的疾病存在；②有求医行为，并被医护人员接受诊治；③病人角色一般是相对短时间的角色，但亦可因慢性病，而长期充当病人角色；④患病是无法预料和控制的，因此，病人角色的形成既有主观的求医行为，也有客观的随机因素。

（二）患病行为

1. 患病行为（illness behavior）　患病行为指病人感知、评价已出现的症状并接受或拒绝其影响的行为。正常的患病行为包括对症状作出恰当的反应，安心休养，遵从医嘱，配合治疗，接受他人关怀，珍惜恢复健康的机会，乐观开朗，保持与外界的联系。

影响病人患病行为的主要因素包括：①疾患性质、程度，以及病人患病体验种类和程度；②患病对病人的意义，如病人的个性特征及背景、疾病因果观、占主导地位的需求水平和生活目的；③患病对病人生活的影响，如加重经济困难、正常活动受限、生活规律破坏、威胁机体完整、威胁个人生命、威胁某种关系、打乱某项重要计划、威胁人生目标等。

一般而言，危重病人受影响的程度也更为严重，常常产生复杂而深刻的情感体验，并可能表现为失去信心、拒绝医疗、情绪激烈、态度粗暴、厌世轻生等严重的异常患病行为。为此，医生应给予充分理解并加以妥善处理。

2. 病人的求医行为（behavior of seeking medical help）　病人的求医行为是病人指人们发觉症状后寻求医疗帮助的行为。从病人求医的主观愿望来看，可分为主动求医行为、被动求医行为和强制求医行为。

（1）主动求医行为：智力和行为能力正常的

病人常因躯体或心理因素主动求医，或因现实生活中受到某些精神刺激，产生心理反应，导致求医行为。

（2）被动求医行为：同样因为躯体不适或心理反应原因，若病人行为能力欠缺或不能感知自身健康状况，则表现为被动求医。如婴幼儿、年老体弱、智障等病人，他们常需要亲人陪同就医，并在医患交流、配合等方面较为困难，常需要陪同者帮助。此外，因一些社会因素（如招生、招工、申领执照、办理保险等）要求而进行体检时，就医者在主观愿望上有一定程度的被动性，由于其就医目的不同，需求内容和对医生的期望也有所差异，接诊医生应该给予区别、理解，才能提供求医者满意的服务。

（3）强制求医行为：一些严重的精神病和重大传染病病人通常被强制就医。因就医者的具体情况不同，疾病对病人的影响也不同，其与医生的交流、配合，以及对医嘱的理解和执行情况有一定特殊性。

3. 病人的遵医行为（compliance behavior）患者的遵医行为指的是病人依从医护人员对诊疗或健康活动建议的行为。实践表明，病人常常是不遵医嘱的，如仅有不到 1/3 的高血压病人是真正依从医师指示的。最常见的不遵医嘱行为包括：不按时用药、用药不足、用药过度、擅自停药、错误用药、不按要求复诊、不坚持非药物的行为疗法等。故强化病人的遵医行为在全科医疗服务中是一个十分关键的指标和管理环节，是保证疗效的决定性措施。

（1）影响病人遵医行为的常见因素

1）病人知识不足：病人对医生的干预措施不理解、误解常导致用药中断、用药不足或用药过量。

2）病人健康信念问题：病人健康信念不正确会造成遵守医嘱的动力不足。

3）药物处方的特性：服药次数多易忘记；药物毒副作用大，病人难以承受；复杂、不便或需要改变病人生活方式的处方亦很难被病人接受。

4）经济状况和人际支持：病人的经济承受能力的强弱直接影响到治疗方案的选择；在慢性病或重病的治疗管理中，家庭和亲友在情绪上、信息上、人力物力上、生活方式或家庭环境改善上的支持也是非常重要的。

5）医患关系和医疗照顾方式：良好的医患关系和平等互动的管理机制，能有效地加强病人的参与意识和遵医行为。

（2）改善遵医行为的策略

1）医务人员方面：医务人员应努力提高自身素质，取信于病人，与病人建立良好的医患关系，关心并督促病人遵从医嘱。

医务人员应从各个方面提高自身的业务素质和医德水平，增加病人对医护人员的信任和满意程度，尊重病人，关心病人，和病人共商治疗方案和用药计划。改善医患关系，在治疗措施上由病人被动依从改为医患共同参与、相互合作。

医生处方要注意主次分明，尽量使用疗效显著、副作用小、容易服用的药物，避免病人服错药或者省略服药等不遵医行为的发生。

2）病人方面：给予病人耐心的解释和教育，采取必要的方法和手段加深其对医嘱的理解和记忆，提高他们执行医嘱的能力。为此，开具医嘱应做到以下几点：第一，明确告知医嘱的主要内容，以及不遵医嘱可能带来的危险后果，重要内容必须强调 2~3 遍；第二，医嘱内容要尽量简单明了，通俗易懂，少用专业术语；第三，尽量使医嘱内容具体化，把药物名称、作用、服药次数详细地告诉病人；第四，重要的较复杂的内容写在纸上，并让病人复述，以保证其正确理解。

3）医疗行政方面：检查该项工作实施情况和教育工作，注意保护病人权益。向医护人员介绍医疗行为科学知识和为其提供人际交流训练，使医患间沟通顺畅。适当组织特定病人团体、病人小组活动（如恶性肿瘤病人沙龙、糖尿病病人俱乐部等），加强医患间的整体交流和病人的自我教育，通过病人间互相交流、互相支持可有效促进遵医行为的改善。

三、提供个体化的整体服务

以人为中心的照顾必须体现个体化整体服务的原则。全科医生为病人提供的个体化服务包括以下七个方面。

（1）强调对病人的服务，而不只是对疾病的诊断治疗，体现的是全人照顾（whole person care）。

（2）针对病人个体特征及背景、健康问题的性质、主要和次要需求等具体情况，区别服务的先后主次，为病人循证选择最佳诊疗方案。

（3）针对病人的个体化倾向，对病人施以不同的治疗措施，可能"同病异治"，也可能"异病同治"。

（4）针对病人的主观能动性特征，注意发现和调动病人的潜能，激发病人与疾病作斗争的勇气，树立康复信心，让病人形成良好的患病行为，遵从医嘱。

（5）针对病人健康问题的原因及其转归的特征，对病人及其家庭成员进行有关问题的健康教育。

（6）注意正确区分和处理病人的暂时利益与长远利益、局部利益与根本利益、个体利益与公众利益。例如，首选较为高级的抗生素能迅速解决病人的感染问题，但对今后选用抗生素增加了困难；不规范使用抗生素既可能给病人带来不良反应，又可能使病原体普遍耐药，最终会损害广大病人的根本利益。

（7）医生并不一定能够治愈疾病，但能给病人提供心理上、精神上的慰藉和照料。最好的医生是能把有健康问题的人转变为能解决自身问题的人，这是全科医生为病人提供个体化服务最重要的目标。

病人需要整体性服务，全科医生要根据病人的需要，除了提供自己的服务外，还要帮助病人协调利用好预防、保健、康复和各种专科服务。

四、尊重病人的权利

1. 病人权利 病人权利是指接受医疗服务时享有的权利，包括生命健康权、人格尊严权、人身自由权、索赔权、要求惩戒权等。在医患关系中具体体现为以下几个方面。

（1）获得基本医疗保健的权利：要求不论病人种族、男女、老幼、政治与经济地位、智力状况如何，均能平等地获得治疗权。但获得治疗权不是无限的。

（2）人格受到尊重的权利：包括与人身有密切联系的名誉、姓名、肖像、隐私权等不容侵犯的权利。

（3）知情同意权：病人有权从医生那里获得有关自己的诊断治疗和预后的信息，有权不受任何人干扰考虑有关自己的治疗计划，但不得干预医生的独立处置权。病人还有拒绝治疗的权利。

（4）获得社会支助的权利。

（5）对医疗机构批评建议的权利。

（6）对医疗事故所造成损害获得赔偿的权利：包括请求鉴定、请求调解、提起法律诉讼等。

与病人的上述权利相对应，医生及其医疗机构应履行相应的法律义务，保障病人权利；病人在享有权利的同时，也应履行相应的法律义务，

包括如实陈述病情的义务、遵守医嘱的义务、支付医疗及其他服务费用的义务、尊重医务人员的劳动及人格尊严的义务、遵守医疗机构规章制度的义务、不将疾病传染给他人的义务、接受强制性治疗的义务（如急危病、药物滥用、传染病、精神病等病人）、爱护公共财物的义务等。

2. 尊重和保障病人的权利 尊重病人的权利，是医生及其医疗机构的法定义务，医生应当熟知并切实遵守相关法规。主要法律规章如《中华人民共和国执业医师法》、《中华人民共和国母婴保健法》、《中华人民共和国药品管理法》、《中华人民共和国传染病防治法》、《医疗机构管理条例实施细则》、《医疗事故处理条例》、《医疗器械监督管理条例》、《突发公共卫生事件应急条例》等。保障病人的权利，不但要求医生及其医疗机构遵守医疗法规，还要求医生具有崇高的医德风尚和高超的交流技巧。

五、发展稳定的病人参与式医患关系

调动病人积极主动地参与是防治疾病的重点工作原则，尤其是预防工作和慢性病管理成败的关键所在。家庭对个人健康和疾病的发生、发展有很大的影响。为此，全科医生应努力帮助病人及其家庭成员共同营造良好的健康家庭环境，充分有效地利用其家庭资源，激励他们积极、主动地参与到预防和对抗疾病的行列中来。

建立长期、连续、稳定的合作伙伴式的医患关系是全科医学的核心问题，是开展预防工作和慢性病管理的基础，是发挥全科医疗服务优势的先决条件。为此，必须设法通过不同的机制建立、巩固、发展这样的医患关系。在保持平等的伙伴关系中，全科医生要与病人实现信息共享，及时互通有关诊治疾病和预防疾病的信息，并加强对病人的有关健康知识和行为干预的教育。

六、以病人需求为导向，注重病人安全，强调服务的健康结局

以健康为中心的服务注重病人安全，不但讲求服务的过程质量，更强调通过服务达到病人的整体健康结局。要求每时每事的服务必须与这一总体目标紧密联系起来，力求公平、及时、经济、有效地利用各种资源维护居民健康，减少临床危险事件的发生，预防早死，提高生命质量。

第三节 以人为中心健康照顾的主要任务和应诊过程

一、以人为中心健康照顾的主要任务

生物-心理-社会医学模式贯穿在全科医生照顾病人的整个进程中。Stott 和 Davis（1979 年）把全科医生应诊中的主要任务归纳为四个方面：一是确认并处理现患问题；二是对慢性问题进行管理；三是根据时机提供预防性照顾；四是改善病人的就医和遵医行为。

1. 确认并处理现患问题 所有临床医生都把这一环节作为应诊的中心任务。与一般临床医生的服务不同，全科医生不仅要做生物医学问题的诊断，还要进一步了解病人为什么来看病，即深入了解病人健康问题的性质及其对病人的影响，了解病人自己对问题的看法、顾虑，以及对医生的期望。在处理现患问题时，也不仅是针对生物医学范畴的问题，还包括心理精神层面，以及社会交往适应等方面的问题；不仅是利用生物医学范畴的药物、手术等手段，还包括预防、保健、康复等内容，以及教育、咨询、指导等手段；不仅是运用自己的力量和资源，还包括协调和利用一切可用资源为病人服务；不仅是解决来就诊病人的问题，还包括了解、评估和解决病人家庭可能存在的问题。

2. 对慢性问题进行管理 全科医生除在应诊时处理病人的现患问题外，必须警惕暂时性问题对长期性问题的影响。如病人以感冒就诊，全科医生需要考虑他是否患有高血压、糖尿病等慢性疾病，如果有慢性问题，应该对慢性问题进行连续性的长期管理。

慢性病是社区常见问题，是一种长期存在的疾病状态，表现为渐进性的器官损害及功能减退。对病人而言，慢性病是长期性甚至永久性的问题，慢性疾病影响病人的健康功能，干扰病人的日常生活，还可能有损于病人的形象、地位和他人观感，进而影响其社会生活，使病人及其家属处于长期的困境之中。因此，慢性病病人需要获得持续、有效、规范的医疗保护及社会支援。全科医生对病人的健康负有长期和全面的责任，在慢性病的管理中，医患关系应是相互参与的模式。全科医生对慢性病人的管理和照顾分为三个阶段。

（1）慢性疾病的早期阶段照顾（保健）：早期阶段照顾是指对病人表现出的疾病早期症状或高危因素进行干预。在此阶段需要完成的任务有以下几种。

1）尽快对疾病进行诊断。

2）为病人的病情及处理意见列出详细的宣传教育计划。

3）如果需将病人家庭列为照顾内容，就应对病人的家庭制订有关病人病情的宣传教育计划。

4）在长期的情况下，对病人生活方式中出现的微小改变进行必要的评价。

5）确定照顾小组，包括家庭医生、护士、可能被包括的专科医生和其他职业人群，如健康教育者、精神卫生咨询者等。

6）协商专科照顾的目标及预期结果，帮助病人完成书面的照顾计划。

（2）管理中的慢性病保健：一旦制订出适宜的以病人为中心的全面照顾计划后，对病人实施照顾的主要内容就是对照顾计划的管理与实施。管理慢性病照顾计划实施的核心任务如下。

1）按已确定的治疗计划管理病人对计划的依从性，并将其记录入健康档案。

2）讨论依从性不好的病人情况，必要时改变照顾计划，使其能很好地满足病人的需求。

3）照顾小组成员应进行交流，当环境或病人的目标发生改变时，协商制订新的照顾计划。

4）监控疾病对病人及其家庭生活方式、职业及教育需求的影响。

（3）对晚期慢性病人的照顾

1）阐明并发症和功能障碍是慢性疾病的发展结果，教育病人和家庭接受现实。

2）评价病人每日的照顾需求，并安排一些支持性服务，如家庭照顾、营养支持等。

3）选择合适的照顾模式：根据病情发展情况和程度，与病人讨论选择照顾模式，包括治疗的照顾模式、减缓的照顾模式或者救济的照顾模式。

为了衡量慢性病病人的健康或功能状态，使医疗照顾更为完善、有效，1987～1988 年世界家庭医师学会（WONCA）分类委员会与科研委员会合作，在美国 Dartmouth 医学院研制 COOP 量表的基础上形成了 COOP/WONCA 功能状态量表，该量表从七个维度对病人过去 2 周（其中疼痛为过去 4 周内）的功能进行评价（表 2-1）。

表 2-1 COOP/WONCA 功能状态量表

体能	在过去 2 周内，下列何种运动您可以做到 2 分钟以上？
	□非常剧烈，如快跑 □剧烈，如慢跑□中度，如快步行走 □轻度，如中速走 □非常轻度，如慢走或不能行走
感受	在过去 2 周内，您有没有受到情绪困扰，如焦虑急躁、情绪低落？
	□完全没有 □轻微 □中度 □相当严重 □非常严重
日常活动	在过去 2 周内，您的身体或情绪健康有没有导致您日常的室内室外活动或工作出现困难？
	□全无困难 □轻微 □有些困难 □很困难 □根本不能做
社交活动	在过去 2 周内，您的身体或情绪健康有没有限制您和亲人、朋友、邻居或团体间的交往活动？
	□全无限制 □有一点限制 □稍有限制 □有很大限制 □有非常大限制
健康变化	和 2 周前相比，你现在的健康状况是：
	□好得多 □好一点 □大致一样 □稍差一点 □差很多
整体健康	过去 2 周内，您的整体健康状况是：
	□非常好 □很好 □还好 □不太好 □很差
疼痛	在过去 4 周内，你常感到身体上有多大程度的疼痛？
	□完全不痛 □很轻微疼痛 □轻度疼痛 □中度疼痛 □剧烈严重

3. 根据时机提供预防性照顾 人生任何阶段都有其特定的健康问题。全科医生提供以预防为导向的服务可以更好地保障病人健康，因此需要利用各种机会开展工作。

一般情况下，病人就诊时对自己的健康状况最为关心，而且常有羡慕健康、后悔、自责等心理，因此，此时是开展病人教育、提供临床预防服务的最好时机。全科医生应当充分利用好这一时机，在病人每一次就诊时，针对病人的具体情况对病人及其家属给予适当的解说与科学指导；在治疗过程中受挫时要给予支持；在取得进步和成绩时则进行鼓励，这种预防性照顾包括计划免疫、健康促进、发病前期乃至发病期的诊断与治疗。一般来说，这种服务常常会受到病人及其家属的欢迎并乐意接受。

4. 改善病人的就医和遵医行为 改善病人的就医和遵医行为指医生有针对性地对病人进行教育，包括如何适当利用医疗保健服务和提高对医嘱的依从性。

（1）改善病人的就医行为：在利用医疗服务的问题上，病人往往有不适当或病态的行为，表现为就医过多或过少。就医过多反映病人的依赖心理和过于敏感、紧张的情绪，对保持个人身心健康无益；就医过少反映个人健康信念和价值观方面的一些不正确观点，容易延误疾病诊治。因此，临床医生的重要任务之一就是教育病人：什么情况下应该就医、什么情况下不该就医、什么情况下应该利用哪一层次及类型的医生和医疗机构，使其能正确理解自身的保健能力和需求，从而主动配合医生，使医疗服务达到最佳效果。

（2）改善病人的遵医行为：遵医行为是指病人遵照医生的指点及处方规范治疗的行为，以人为中心的全科医疗要求全科医生在每一次接待病人的过程中，都要把改善病人的遵医行为作为应诊必须的内容之一，常常决定着疾病的疗效和转归。

原则上，所有临床医生的应诊都包括上述四方面内容，但在医院的专科模式及病人过多的情况下，很难实现这一理想过程。相比之下，在社区工作的全科医生更有机会达到上述要求，因为他们熟悉就诊者的情况，加上每日接诊的病人相对较少，可用于每个病人的时间较为充裕。全科医生应珍惜对每一个病人的接诊机会，切实落实上述四项任务，从而体现出以人为本和以健康为中心的照顾这一全科医疗的鲜明特色，使生物-心理-社会医学模式在基层医疗服务中得到真正的贯彻执行。

二、以人为中心健康照顾的应诊过程

1983 年 Berlin 和 Fowkes 共同提出 LEARN 模式，目的在于避免不同文化背景及社会地位下，医生与病人对于疾病及其症状的解释模式存在差异而无法建立良好的医患沟通，进而影响疾病的诊断、治疗效果及依从性，或引发医疗纠纷等。此模式更加尊重病人本身对疾病的认知与理解，重视病人的表达与对疾病处置的看法，应用于全科医疗的接诊过程中，更能体现以人为中心的健康照顾理念。

所谓 LEARN 模式，就是整个接诊过程需经过五个步骤：①全科医生要先站在病人的角度倾听，收集病人所有的健康问题及其对健康问题的认知或理解；②详细收集所有可供疾病诊治的资料后，医生需向病人及其家属解释对上述健康问题的诊断或看法；③在说明病情后，要容许病人有机会参与讨论，沟通彼此对病情的看法，使医患双方对健康问题的看法趋向一致;④医生按所达成的共识提出对病人最佳或最合适的健康教育、检查及治疗建议;⑤如病人对检查及治疗建议存在疑惑,需要与病人进一步协商,最后确定医患双方皆可接受的方案(表 2-2)。

表 2-2 以人为中心的接诊五步骤(LEARN 模式)

英文字头	英文字义	中文字义	定义与内容
L	listen	倾听	倾听不仅仅是传统意义上所指的专心听、用心听、不插话及与病人要有目光接触等,最重要的是以开放式的问句形式询问病史,让病人有机会表达疾病发生的始末,从而收集到病人未说清楚或一时忘记的症状,并发现症状背后的问题所在
			要"会问问题",有好的问题引导,病人才能提供医生所需的病情资料,表述自身对所患疾病的症状、原因、过程及预后的看法;医生也才能收集到有助于正确诊断与治疗的完整信息
			若病人有相关就诊经历时,还要询问冰医的经验、就医的动机和过程,以及曾经接受过的检查、治疗方法与疗效,作为本次诊断及治疗的参考
			就广义角度来说,体格检查的发现、病人的初步检查结果与病人既往的病史记录等信息资料都是诊断病情所需要的,均可归为倾听的范围
E	explain	解释	收集到完整的病史资料后,医生应遵循生物-心理-社会医学模式,采用病人可以接受的平易、通俗用语,解释说明疾病可能的诊断及病因
A	acknowledge	容许	医生解释病情后,应询问病人有无疑问,以了解彼此对病情的看法是否存在差异
			当医患双方的看法有不同时,须进行必要的处理或解释说明,消除彼此间的认知差距;如病人有误解时,应进一步寻找例证,说服其接受医生的看法;若病人的看法无伤大雅,就应尽量尊重病人的想法处理问题
R	recommend	建议	在了解彼此对疾病的认知后,医生应兼顾病人的主观看法及疾病医疗的合理性,提出具体的检查及治疗计划并详细告知病人;让病人参与治疗计划是疾病处理中非常重要的一环,可增加病人对治疗计划的依从性

续表

英文字头	英文字义	中文字义	定义与内容
N	negotiate	协商	最后需询问病人对医生建议的检查及治疗计划有无疑问,以便医患双方进一步协商,让病人充分理解并接受疾病的诊疗过程

以病人为中心的服务模式的主要流程是医生为病人提供服务时的一种思维框架(图 2-2),它明显优于以疾病为中心的诊疗模式。其主要内容如下。

1. 了解病人的背景、期望和需要 了解病人的背景期望和需要信息是全科医生提供以人为中心健康照顾的前提和基础,全科医生首先可以通过用心倾听获取这些信息。问诊方法可分为开放式和封闭式的问诊方式,如可采取 BATHE 问诊方法:

B(background):背景,了解病人可能的心理或社会因素;

A(affect):情感,了解病人的情绪状态;

T(trouble):烦恼,了解问题对病人的影响程度;

H(handling):处理,了解病人的自我管理能力;

E(empathy):移情,对病人的不幸表示理解和同情,从而使他感受到医生对他的支持。

通过这样的问诊方式,全科医生能很快了解这位病人的来访背景、期望和需要,并及时给予安慰、支持,然后通过分析已积累的健康档案,以及必要的调查和测验等方法来了解病人的信息。

2. 初步分析问题,建立诊断假设 为理清问题的线索和性质,需要对问题进行最初的分类。步骤有二:一是健康问题的判断,二是急症的判断。如果不是健康问题,仅需利用非医疗资源;如果是健康问题,则需利用医疗资源,并进一步判断是否是急症。如果是急症,须做适当的紧急处理,必要时及时转诊;如果不是急症,则需弄清问题的性质是生物源性还是心理社会源性的。如果是生物源性的,须先解决了生物学或躯体方面的问题以后,才能解决伴随的心理、行为或社会方面的问题;如果是心理社会源性的,则应针对相应的社会心理因素进行处理。有时求医者不一定是真正的病人,真正的病人可能是家庭的其他成员、整个家庭、社区、工作单位、宗教组织等。

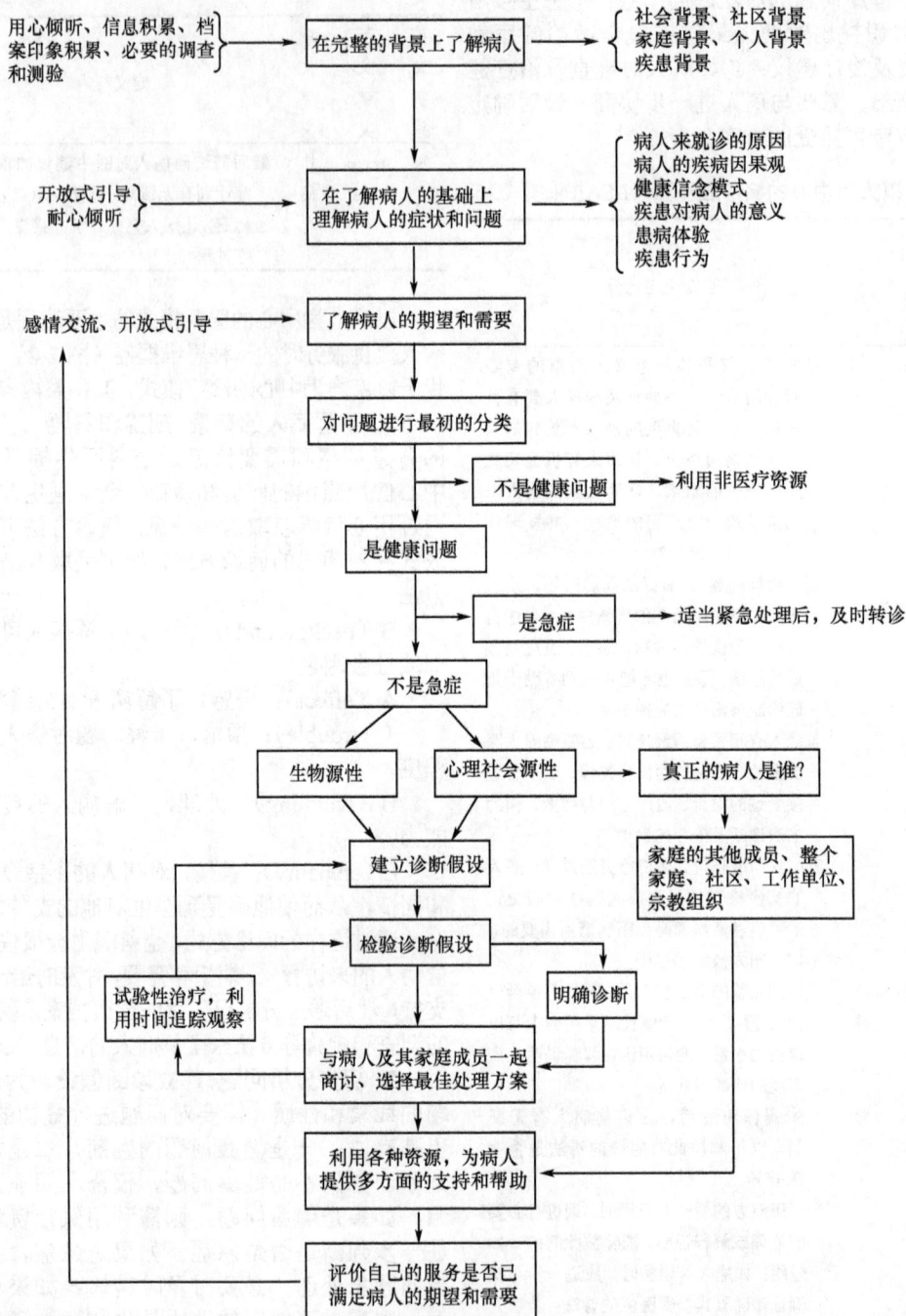

图 2-2 以病人为中心的诊疗框架

3. 明确诊断 初步诊断是按一定顺序排列的几种诊断假设。其排列标准如下。

（1）假设成立的可能性大小，可能性最大的排在前面。

（2）严重性或可治性，即某一诊断假设如果成立，其严重性或可治性如何，将最严重的但又可治的，或不进行及时治疗将产生严重后果的，或是传染性疾病的诊断排在前面；若某病较轻、属自限性或无治疗手段的疾病，则排在后面。

（3）在形成的初步假设的基础上，医生应采取以下几种方法进一步检验假设：①进一步询问病史，有针对性地了解有助于鉴别诊断的信息；②再做详细的体格检查，以期发现一些隐匿的体征；③等待更有价值的临床表现出现；④试验性治疗和追踪观察；⑤注意阴性资料的诊断价值；⑥必要时，建议病人去上一级医疗单位做一种或几种特殊检查；⑦寻求可能的、多方面的会诊。

4. 与病人及其家庭成员一起共同制订和选择最佳处理方案 这一策略在伦理学上保证医生能尊重病人及其家庭的意愿和价值，保证病人及其家庭能全面、完整地执行处理方案，从而产生最佳效果和效益。最佳处理方案必须是：①医生认为是目前效果最好、代价最小、最适合病人的；②病人及其家庭能接受处理方案所涉及的程序、条件和结果；③医生、病人及其家庭都有信心和能力执行；④已充分考虑病人及其家庭的意愿、价值观、拥有的资源和主观能动性；⑤维护了病人的最佳利益。

5. 利用各种资源，满足病人多方面的需要 以病人为中心的服务范围已经超越了诊治疾患的界限，要求医生的服务要注重满足病人多方面的合理需求。这样的需求，必须充分利用各种可用的资源，包括病人家庭内部资源、病人家庭外部的亲情资源、社区内的医学资源与非医学资源，以及更为丰富的社会资源，建立起广泛的合作网络，才可能使病人得以顺利康复。

6. 评价医疗服务质量，了解病人的期望和需要是否已得到满足 即使医生认为已为病人提供了很好的服务，但有时病人仍然不满，主要原因来自两个方面：医生方面，包括医生的知识、技能和态度是否达到要求，是否与病人建立了良好的医患关系，是否能切实尊重和维护病人的权利，医疗机构的环境设施是否舒适、适用；病人方面，包括病人对自身疾患的认知、评价，个人背景，患病经验，特殊的需要和期望，以及对医疗服务系统的了解等。

第四节 健康信念模型与病人管理

不同的人对健康的认识不同，因而对健康的关注程度也不同。大多数人只有在患病或患重病（如心肌梗死、恶性肿瘤等）、即将失去健康时才认识到健康是第一位的，这时病人自身、家属才会重视及关注健康。这就涉及人们的健康信念模式问题。

一、健康信念模型

健康信念，即人如何看待健康与疾病、如何认识疾病的严重程度和易感性、如何认识采取预防措施后的效果和采取措施所遇到的障碍，其在人们是否会采取疾病预防措施中起着十分重要的作用（图2-3）。健康模型的两个重要变量是对疾病威胁的感受（易感性、敏感性）及对保健行为带来利益的认识。健康信念模型的基本假设是某病威胁大，采取就医行为的效益高，个人主动就医的可能性增大；反之，主动就医的可能性小。因此，全科医生必须了解病人对自身健康的关心程度及其对有关疾病严重性和易感性的认识程度，在卫生服务过程中开展有针对性的健康教育，不断提高服务对象的健康信念和健康素养。

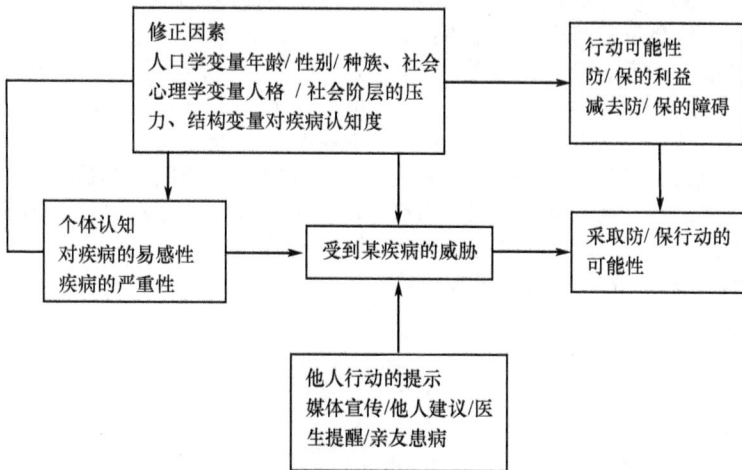

图 2-3 健康信念模型

1. 对疾病的严重程度和易感性的认识 对疾病严重性的认识是指个体对罹患某种疾病严重性的看法，包括人们对疾病引起的临床后果的判断，如死亡、伤残、疼痛等；对疾病引起的社会后果的判断，如工作烦恼、失业、家庭矛盾等。认识到某种疾病的严重性关系到是否及如何采取预防保健措施。一名罹患大肠癌的病人，如果他意识到大便不成形有可能是大肠癌的表现，并且大肠癌会产生非常严重的后果，他就可能因为症状而去就医；另一名病人认为大便不成形是非常轻微的症状，没什么关系，那他就不会去就医。因此，对于如果不采取健康保健行动就可能更严重，人们便会选择采取相应的行动。

对疾病易感性的认识是指个体对罹患某种疾病可能性的认识，包括对医生判断的接受程度和自身对疾病发生、复发可能性的判断等。病人对某种疾病易感性的认识程度是指针对某一疾病，个人感觉自己可能患上该病的可能性有多大。人们对疾病易感性的认识常常和他们患该病的实际风险不完全一致。如吸烟者可能自己意识不到患肺癌的危险。人们对某个健康问题越感觉自己易感，就越有可能采取保护行动。

2. 采取相应预防措施的利弊得失，以及采取行动所存在的障碍 采取相应预防措施的利弊得失是指如果采取了健康保健的行为，能获得何种益处。人们在面对健康问题做抉择的时候，经常会衡量该决定可能的利弊，只有认识到所采取的行动能够成功保护自己，而不受所担忧的健康问题困扰，才会去行动。例如，糖尿病病人在选择治疗措施时就会考虑到，饮食控制和药物治疗都可使血糖下降，这是两种治疗措施所带来的共同利益，但饮食控制意味着需要放弃很多品尝美味的机会，药物治疗将会带来药物的副作用，病人在做选择时就会权衡两者的轻重。同样，行动的阻碍对于人们是否会采取某项行为也有巨大的影响。

3. 病人采取行动的可能性 这是指病人认为自己采取某项预防保健行动的能力，或认为自己采取该行动的可能性。病人低估对自己能力或采取行动的可能性是采纳健康保健意见并付诸行动的主要障碍之一。

4. 将思想转化为实际行动的触发因素 尽管病人对某个健康问题已经具备了一定的认识，但在真正付诸行动前常常有一个触发因素。媒体的宣传、亲友患病、医生的告诫、他人的建议等，都可能成为改变行为的触发因素。这些触发因素可提高病人对自己罹患疾病易感性的认识、对疾病严重程度的认识及对采取行动获益的认识，降低所存在的不利因素和行动障碍，增强病人改变自己行为的自信心。

二、运用健康信念模式对病人的管理

全科医生如何才能将健康信念模式运用于对病人的管理，包括以下几方面。

（1）全科医生首先应当根据人们发生健康问题的可能性和严重性给予有针对性的健康照顾。

（2）全科医生在进行健康照顾时，需要感知人们在采取相应预防保健措施或消除危害健康行为的过程中所面临的困难，帮助人们克服困难、战胜困难。

（3）全科医生在提出健康建议时，需要把这些健康行动的可能获益告诉病人。这种获益可以是近期的，如血压、血糖的下降；也可能是远期的，如心血管事件发生风险的降低。并以病人能感受到的近期获益来鼓励病人坚持健康行动，以获得远期的良好效果。

（4）全科医生常常遇到由于媒体的宣传，或亲友患病以明确自己是否有类似的健康问题前来就医的病人，媒体的宣传或亲友患病的确成为其采取行动的触发因素。全科医生可适当寻找和运用这样的触发因素，指导人们将健康的信念最终付诸于促进健康的行动。

因此，全科医生在以人为本、以病人为中心的照顾中，需要了解、探究病人的健康信念；根据病人的具体情况，理解他们的客观需要和主观愿望，通过协商制订医患双方都能接受的健康目标；并帮助、鼓励、引导病人采取最有利于他们健康的行动，以达到真正的、全面的健康照顾。

（王　丽）

第三章 以家庭为单位的健康照顾

家庭是个人主要的生活背景和场所，是影响个人健康的重要因素，也是维护个人健康的有效资源。以家庭为单位的照顾是全科医学的基本原则之一。将医疗保健服务引入家庭，提供完整的家庭保健服务已成为现代医学的一个新观念，是全科医学产生与发展的重要基础。家庭保健的理论与技术是全科医学的核心内容。全科医师要提供以家庭为单位的健康照顾，就必须用系统论、整体论来全面地了解家庭的基本特征，以及个人健康与家庭功能之间的相互关系。全科医师除了考察家庭本身的一些特性外，还必须考察家庭的社区、社会背景及其相互之间的影响、相互之间的作用，更应该考察家庭中的每一个成员及其对家庭的作用。

Doberty 和 Baird（1987 年）描写了全科医师在不同水平上提供的家庭服务：第一种水平即在为个人提供医疗保健服务时，给予家庭最起码的关心。第二种水平即向家庭人员提供有关医疗信息和咨询，与家庭人员采取合作的态度，向他们提供充分的医疗信息与可供选择的处理方案等，听取并回答他们所关心的问题，指导家庭对患者的疾患作出适当的反应，帮助患者获得康复。上述两种水平的服务，全科医师无须特别的家庭服务的理论与技术。第三种水平即在充分理解疾病对家庭和家庭成员身心影响的基础上，向他们提供同情和支持。如与家庭一起讨论所面临的紧张事件和家庭成员对疾患的情感反应，帮助家庭寻求和利用有效的资源，以维持家庭的正常功能，这有利于患者的康复。第四种水平即评价和干预——家庭咨询。全面评价家庭背景对健康和疾患的影响，评价家庭功能的状况，找出家庭危机的根源，与家庭一起讨论应付家庭危机的策略，帮助家庭成员改变角色行为和交往方式，扩大对资源的联络和利用，以便更有效地应付紧张事件。第五种水平即家庭治疗。把家庭看成一个完整的系统，把有严重功能障碍的家庭看成一个需要综合性治疗的"病人"，运用家庭治疗的原理和方法，提供专业性的家庭治疗服务。通常只将第三、第四种水平的家庭保健服务纳入全科医师的专业训练范围。第五种水平通常由职业家庭治疗师或受过家庭治疗训练的全科医师来完成，这时"病人"的症状是以家庭功能

障碍的直接结果而存在的。

全科医师应该了解家庭系统理论，掌握基本的家庭照顾技能。Epstein 等提出了全科医师应该掌握的家庭有关的基本技能如下：①家庭结构与家庭功能；②家庭沟通的方式；③观察家庭如何运作的技能；④与病人及其家庭建立保持关系的能力；⑤为家庭成员的身心健康和社会功能的发展提供适宜环境的能力。

第一节 概 述

家庭是组成社会的基本单位。家庭对个人健康和疾病的发生、发展及康复有着重要的影响。全科医学的理念是"将医疗保健引入家庭，为家庭提供一个完整的照顾"。

一、家庭的定义、结构和功能

（一）家庭的定义

家庭的定义随着社会结构与功能的不断变化而变化。目前我国实施计划生育政策，独生子女家庭将成为中国的主要家庭形式。在评价中国家庭的基本特征时，必须考虑其历史与现实背景因素。

家庭作为社会活动基本单位的地位始终未变，但是至今没有一个家庭的定义能包含当代社会中存在的所有家庭形式。传统上根据家庭的结构和和特征，人们将家庭定义为：在同一处居住的，靠血缘、婚姻或收养关系联系在一起的，两个或更多的人所组成的单位。根据我国的婚姻制度和《中国人民共和国婚姻法》的有关规定，家庭的定义是：一对成年男女，由于相互恋爱，自愿组合在一起生儿育女。这个概念适合我国大多数的家庭，但不包括单亲家庭、独身或独居家庭、同性恋家庭等。随着社会结构和功能的发展变化，家庭的定义和观念也随之发生变化。1997 年 Murray 和 Zentner 提出，家庭是通过血缘、婚姻、收养关系联系在一起的，或通过相互的协定而生活在一起的两个或更多的人组成的一个社会系统，家庭成员通常共同分享义务、职责、种族繁衍、友爱及归属感。Smilkstein（1980 年）将家庭定义为："能提供社会支持，在其成员遭遇躯体或

情感危机时，能向其寻求帮助的一些亲密者所组成的团体"。

家庭是一种极为普遍的社会现象，存在于任何民族、国家和阶层，是人们在其中生活得最长久的社会组织，是构成社会的基本单位，也是社会制度的缩影。家庭制度是家庭生活中的社会关系与活动的规范体系，它规定了家庭组成方式、家庭成员的地位、权力、义务和角色行为。家庭的本质有三个层次：社会关系、物质关系和人口生产关系。家庭关系基本上是一种终生关系。从家庭的发展历史来看，关系健全的家庭应包含八种家庭关系：①婚姻关系，传统的家庭都是由成年男女通过合法的婚姻而建立的，姻缘是联结家庭的中心纽带；②血缘关系，是最古老的家庭关系，原始社会的氏族家庭就是一种血缘家庭，家庭总是以血缘关系而延续、扩展的；③亲缘关系，家庭以姻缘关系、血缘关系为基础而发展亲缘关系，大家庭中的亲缘关系最为集中和复杂，庞大的亲缘关系也提供了丰富的家庭内部资源，养子、养女、继父、继母、干爹、干妈、岳父、岳母、公公、婆婆等都是以亲缘关系为纽带而联结的家庭关系；④感情关系，婚姻、家庭必须以感情为基础，有位伟人说过："没有感情的婚姻是不道德的婚姻"，婚姻、家庭一旦失去了感情色彩，便失去了灵魂和其应有的作用；家庭是一个避风港，而只有充满温馨和爱心的家庭才能成为避风港；⑤伙伴关系，夫妻双方既是性生活配偶，又是生活中的伴侣，家庭中的伙伴关系是以感情、爱情为基础的，因此实际上是一种爱的伙伴；⑥经济关系，家庭经济是社会经济积累与消费的重要形式，个人消费总是以家庭为单位的，家庭是社会最基本的经济消费团体；⑦人口生产关系，人口生产是家庭独一无二的功能，任何其他的社会团体都不承担这一功能；⑧社会化关系，家庭承担着培养合格的社会成员的责任，因此存在着榜样与模仿、教育与被教育、影响与被影响的关系。实际上，社会存在着大量关系不健全的家庭，如单身家庭、单亲家庭、同居家庭、同性恋家庭等。关系不健全的家庭往往存在更多的问题。

（二）家庭的结构

家庭结构（family structure）即家庭的内部构造，主要指家庭成员的组成和类型，以及各成员间的相互关系，包括外部结构（即家庭的类型或人口结构）和内在结构两部分。家庭成员的组成和数量决定着家庭结构的类型，可分为核心家庭、扩展家庭和其他家庭类型等，而家庭成员间的相互关系决定着家庭的内在结构。其主要包括以下六个方面：家庭界限、家庭角色、权力结构、家庭气氛与生活空间、交往类型、家庭价值观。其中任何一方面受到影响，其他方面也会相应发生变化。

1. 家庭外部结构

（1）核心家庭（nuclear families）：是由父母及其未婚子女包括养子女组成的家庭，包括没有子女的丁克家庭。特征是规模小、人数少、结构简单、关系单纯，便于作出决定，也便于迁移，但同时可利用的家庭内外资源也少，一旦出现危机，因得到家庭内、外的支持较少而易导致家庭解体，对医护人员的依赖性较强，是现代社会中比较理想和主要的类型。据统计，核心家庭占我国城市家庭的 80%，可以说它是现代社会中比较理想和主要的家庭类型。

（2）扩展家庭（extended family）：指由两对或两对以上夫妇与其未婚子女组成的家庭。根据成员结构不同，又可分为主干家庭和联合家庭。

1）主干家庭（think families）：是指由一对已婚夫妇与未婚子女及父母组成的家庭，其家庭在垂直的上下代中有两对或两对以上夫妇。其特点是介于核心家庭与复合家庭之间。其中由父母、一对已婚子女及第三代人组成的家庭形式较多见。

2）联合家庭（allied families）：又称复合家庭，主要指至少两对或两对以上的同代夫妇及其未婚子女组成的家庭。其特点是规模大、人数多、结构复杂、关系繁多，难以作出统一的决定。但可利用的家庭内外资源较多，遇到危机时，有利于提高适应能力。家庭成员对医护人员的依赖性不强。

（3）其他家庭类型：包括单亲家庭、重组家庭、同居家庭、同性恋家庭、抚养家庭、隔代家庭、多个成人组成的家庭等。这些家庭虽然不具备传统的家庭形式，但却实行家庭的功能，具有家庭的主要特征，易形成特殊的心理、行为及健康问题，家庭医疗应重视和照顾这些特殊家庭。

2. 家庭内在结构

（1）家庭角色：是家庭成员在家庭中的特定身份，代表着他在家庭中应执行的职能，反映他在家庭中的相对位置，以及与其他成员之间的相互关系。每个家庭成员通常在不同的时间、空间里同时扮演着多种不同的角色，如妻子、母亲、媳妇等。角色赋予家庭成员在家庭和社会中一定的权利和责任，如传统观念中母亲的角色是照顾、教育子女，做家务等。随着社会文化、特定的家庭教育等因素的变化，家庭角色也在不断变化。

1）角色学习：包括学习角色的责任、义务、权利，以及学习角色的态度与情感。角色学习常因周围环境的积极反应而得以强化和巩固，也会因周围环境的消极反应而对其进行否定或修饰。角色学习是无止境的，需要不断适应角色的转变，如你现在是一个儿子，要学习做儿子的一套行为；到了学校里，你是学生，必须遵守做学生的行为规范；成年结婚后，成了妻子的丈夫、孩子的父亲，就应该学习如何做合格的丈夫和父亲。

2）角色期待：是指社会或家庭期望在其中扮演某个角色或占有某种地位的人能够表现出来的一组特殊行为，是社会结构与角色行为之间的桥梁。例如，社会和家庭期望一家之主的父亲这一角色，能参加工作，挣钱养家糊口，维持家庭在社会上的声誉和地位，教育子女，计划家庭生活，必要时作出明智的决定。一旦个体认知并认同了某种角色期待，这种角色期待就会成为个人实现角色的内部动力。在这种情况下，角色成功的可能性更大。

3）角色认识：是根据一个人所表现出来的行为（言语、表情、姿态）来认识他（她）的地位或身份，包括对角色规范的认知、对所扮演角色的认知和关于角色扮演是否恰当的判断。我们常常将扮演某个角色的人的言行与我们所认同的这一角色的行为规范进行比较，然后判断这个人是军人、农民、学生、教授还是其他身份。同时，评价这个人的言行是否合格。

4）角色冲突：是指因角色期望的矛盾而使个体在角色扮演上左右为难的现象。这可能是由不同的人对一种角色产生相互矛盾的角色期待所引起的，例如，父亲希望儿子静心读书，少结交朋友，而母亲却希望儿子广交朋友，培养广泛的兴趣、爱好；也可能由一人同时身兼几个角色时引起的冲突，例如，婆媳吵架时，作为儿子和丈夫的男人夹在中间不知所措；也可能由新、旧角色更替引起的冲突，例如，父亲年老退休后，儿子成了主要的养家糊口的人。

（2）家庭权力结构：是一个家庭成员影响、控制和支配其他成员现存的和潜在的能力，它反映了谁是家庭的决策者，即谁是一家之主，以及作出决策时家庭成员之间相互作用的方式。常见的家庭权力结构有以下四种类型。

1）传统权威型：权力来源于家庭所在的社会文化传统，是约定俗成的。例如，在男性主导社会里，父亲通常是一家之主，家庭其他成员把父亲视为权威人物，而不考虑他的社会地位、职业、收入、健康、能力等。

2）工具权威型：是指权力属于负责供养家庭、掌握经济大权的人这种情况。如父亲下岗由母亲赚钱供养家庭，权力自然由父亲转移到母亲，母亲被认为是这种家庭的权威人物。

3）分享权威型：家庭成员分享权力，共同协商决定家庭事务，是现代社会所推崇的类型，这种家庭又称民主家庭。

4）情感权威型：将在家庭感情生活中起决定作用的人视为权威人物，其他的家庭成员因对他的感情而承认其权威。如中国的"妻管严"家庭即为此种类型。

家庭权力结构并非一成不变，它随家庭生活周期及社会的变迁而改变。家庭权力结构是全科医师进行家庭评估、家庭干预的重要参考资料。只有了解了家庭的决策者，与之协商，才能有效地提供建议，实施干预。

（3）家庭沟通：家庭成员间的交往方式是家庭成员间交换信息、沟通感情和调控行为的手段，也是维持家庭正常功能的重要途径。交往过程是通过发送者（S）、信息（M）和接受者（R）这一传递轴完成的，问题可能出现于这一系统的任何一个部分，例如，发送者没有清楚地表达出信息，这个信息可能是模棱两可的，或者接受者没有听清楚或没有理解这个信息或对信息产生了误解。Epstein等描述了家庭中三种水平的交往方式。

1）根据沟通的内容是否与情感有关，分为情感性沟通与机械性沟通。沟通内容与感情有关，则称为情感性沟通，如"我爱你！"。沟通内容仅为传递信息或与居家活动有关，则称为机械性沟通，如"把盐拿过来"。家庭成员之间的交往以感情交往为主，旨在满足感情需要。

2）根据沟通时表达信息的清晰程度，分为清晰性沟通与模糊性沟通。前者的表达是清楚、明白、坦率的，如"我很想你！"。后者的表达是掩饰的、模棱两可、混淆不清的，如"你不在的时候时间过得很慢"。

3）根据沟通时信息是否直接指向接受者，分为直接沟通与间接沟通。直接沟通必须清楚地表明所指的接受者，如"我不喜欢你！"。间接沟通没有针对某个接受者，而是泛指一些人，而深层的含义是针对某个人，如"我不喜欢不把别人放在眼里的人"，又称掩饰性和替代性沟通。

（4）家庭价值观：是家庭判断是非的标准、对事物价值所持有的态度或信念，受传统观念、社会伦理道德和法律规范，以及教育水平、社会地位、经济状况等因素的影响。了解了家庭的价值观，特别是健康观，社区护士才能确认健康问题在家庭中受重视的程度，制订出切实可行的护理计划，有效地解决健康问题。

（三）家庭的功能

家庭的功能是指家庭对人类的功用和效能，或者是家庭对人类生存和社会发展所起的作用，具有多样性、独立性并随着社会的发展而变化，但其最基本的功能始终是满足家庭成员各方面的需要、保持家庭的完整性、实现社会对家庭的期望。家庭的功能体现在对社会的作用和对家庭成员的作用，这两个方面有机地联系在一起。现代家庭的主要功能有以下几个方面。

1. 满足情感需要 家庭成员以血缘和姻缘为纽带在一起生活，通过成员之间的相互关怀和良好的沟通满足情感的需要。对于每个家庭成员，各种心理态度的形成、个性的发展、感情的表达或宣泄、品德和情操的养成、爱的培植和表现等都离不开其生长和生活的家庭。

2. 生殖和性需要的调节功能 家庭是保证合法的、被社会承认的性生活的前提。家庭在保证夫妻正常性生活的同时，又借助法律、道德和习俗的力量来限制家庭之外的各种性行为。

3. 抚养和赡养功能 抚养是指家庭成员之间的相互供养、帮助和救援，这体现了家庭成员相互间应尽的家庭责任和义务。赡养是指子女对家中长辈的供养和照顾，体现了下一代人对上一代人应尽的家庭责任和义务。

4. 经济的功能 家庭是一个自给自足的自然经济单元，也是社会最基本的消费单位。家庭必须为其成员提供充足的物质资源，如金钱、生活用品、居住空间等。只有具备充足的经济资源，才能满足家庭成员的生理需要和医疗保健、健康促进的需要。

5. 社会化功能 家庭具有把其成员培养成合格的社会成员的社会化功能。每个家庭都在日常生活中向其成员传授社会生活和家庭生活的知识和技能，引导他们学习社会行为规范，树立生活目标，并学会恰如其分地扮演各种社会角色。家庭社会化是个人完成社会化过程的基础，家庭也是完成社会化任务的最合适的场所。

6. 赋予家庭成员地位的功能 家庭成员一出生就自然而然地得到了相应的地位，如新出生的男婴，立即就被赋予了"儿子"的地位，还可能被赋予"孙子"、"外孙"的地位。

二、家庭对健康的影响

家庭是个人健康和疾病发生、发展的最重要的背景，全科医师主要为个人和家庭提供医疗保健服务，他们经常以家庭为单位来观察和处理个人的健康问题。家庭与健康的关系是密切而复杂的，家庭对健康和疾病的影响是多种因素共同作用的结果。家庭可以通过遗传、环境、感情、支持、社会化等途径来影响个人的健康，个人的疾患也可以影响家庭的各方面功能。

（一）家庭对健康和疾病的影响

1. 遗传和先天的影响 许多先天性疾病是通过基因而继承下来的，如血友病、β-珠蛋白生成障碍性贫血、G-6-PD 缺乏症、白化病等。一些疾病是由母亲在怀孕期间受到各种因素的影响而产生的。母亲怀孕期间就受到家庭的影响，家庭影响因素通过母亲的情绪——神经内分泌轴而影响胎儿的生长和发育。

2. 家庭对儿童发育及社会化的影响 家庭是人们生活得最长久、也最重要的自然环境和社会环境，个人心身发育的最重要阶段（0～20 岁）大多是在家庭内完成的。儿童躯体和行为方面的异常与家庭病理有密切的关系。例如，父母亲情的长期剥夺与三种精神问题有关：自杀、抑郁和社会病理人格障碍。3 个月至 4 岁这段时间是儿童心身发育的关键时期，父母亲对儿童的影响也最深刻，全科医师应该劝告家长尽可能避免在此期间与孩子长期分离，当分离不可避免时，就采取一些必要的措施，尽量减少儿童心灵上的创伤。在这一时期，父母的行为对儿童人格的形成有很大的影响。

3. 家庭对疾病传播的影响 疾病在家庭中的传播多见于感染和神经质。家庭成员居住在一起，接触比较密切，接触机会比较多，因此凡是通过接触、空气和水传播的疾病都可以在家庭成员之间传播。

4. 家庭对成年人发病率和死亡率的影响 对于成年人的大部分疾病来说，丧偶、离婚和独居者的死亡率均比结婚者高得多，鳏夫尤其如此。有严重家庭问题的男性发生心绞痛的概率比那些家庭问题较少的人高出 3 倍；在有较高焦虑水平的男性中，能得到妻子更多支持和爱的男性发生心绞痛的危险性明显低于那些得不到妻子支持和爱的男性。

5. 家庭对疾病恢复的影响　家庭的支持对各种疾病，尤其是慢性病和残疾的治疗和康复有很大的影响，在功能良好的家庭中有慢性疾患的儿童比功能不良家庭中的儿童生活得更愉快，有更好的食欲，这对疾病的康复大有益处。家庭也常常影响慢性病患者对医嘱的顺从性，如在糖尿病患者的饮食控制中，家人的合作与监督是最关键的因素；脑卒中瘫痪患者的康复，更与家人的支持密切相关。

6. 家庭对求医行为、生活习惯和行为方式的影响　家庭成员的健康信念往往相互影响，一个家庭成员的求医行为受另一个家庭成员或整个家庭的影响。家庭的支持也常影响家庭成员求医的频度，某一家庭成员频繁就医或过分依赖于医师和护士往往表示家庭有严重的功能障碍。家庭中的成员具有相似的生活习惯和行为方式，一些不良的生活习惯和行为方式也常成为家庭成员的"通病"，明显影响家庭成员的健康。

7. 家庭环境对健康的影响　家庭环境中比较重要的因素就是拥挤程度。过分拥挤所引起的家庭成员的身心障碍远比对疾病传播的影响重要得多。过分拥挤可使家庭成员产生压抑感和沉闷感，使家庭成员之间的活动和交往无法保持适当的界限和距离，也常常使原有的矛盾激化且不易解决；另外，家庭与邻居的关系、住房的牢固程度、社区环境的卫生和治安情况等都将影响家庭成员的身心健康。

（二）常见的与健康有关的家庭事件

1. 家庭冲突　任何家庭都有可能发生家庭冲突。家庭如何应付和解决冲突的方式反映了家庭的功能状态。全科医师面对的身体症状、行为与心理问题有时正是家庭冲突的表象和线索。

2. 离婚事件　离婚可引起极大的悲伤或产生愤怒、自我否认等。而孩子是最易受离婚事件影响的成员。1/2 以上的孩子产生忧伤的情绪并可持续多年，低龄儿童会产生畏缩心理而出现生活问题、学习问题和情感问题。年龄稍大的孩子可能会直接卷入监护权之争而出现人格等方面的问题。

3. 严重疾病与伤残　严重疾病与伤残对家庭生活有着重大影响，对家庭成员来说主要是如何改变各自的行为表现与角色以应付变化，然而，这种调整与变化可能会引起家人的心身疲惫和疾患。

4. 丧失亲人　丧失亲人是严重的感情创伤性事件，对身心两方面都可能造成极大的影响。

5. 贫困　贫困家庭的发病率与死亡率均较高。在一些贫困地区，由于医疗设施的落后，交通不便、过分拥挤、无安全饮用水、卫生意识与卫生条件差等因素的影响，使一些疾病的发病率与死亡率明显增加。

6. 移民或家庭远距离迁移　移民或家庭远距离迁移是家庭重大事件，对家庭成员的身心都可能造成影响。随着我国改革开放及城镇化的不断发展，家庭迁移变得更为普遍。

7. 失业　失业意味着失去收入和社会地位的改变及自信心的丢失，家庭收入的主要来源人的失业对个人和家庭的打击更大。

第二节　家庭生活周期、家庭资源与家庭危机

一、家庭生活周期

家庭和个体一样，有其产生、发展和消亡的过程。大多数家庭都将经历一定的生活周期，面对一些共同的、可以预测的家庭问题。这种家庭遵循社会与自然的规律所经历的产生、发展与消亡的过程，称为家庭生活周期（family life cycle）。家庭生活周期通常经历恋爱、结婚、怀孕、抚养孩子、孩子成年离家、空巢、退休、独居、死亡等阶段。有学者根据家庭结构来分，可有新婚期、成员增加期、成员扩展期、独立期、退休与死亡期五个阶段（表 3-1）。Duvall（1957 年）根据家庭的功能将家庭生活周期分为八个阶段：新婚期、第一个孩子出生、有学龄前儿童、有学龄儿童、有青少年、孩子离家创业、父母独处（空巢期）和退休。在一些特殊场合，家庭并不经历生活周期的所有阶段，可在任何一个阶段开始或结束，如离婚和再婚，这种家庭往往存在更多问题。

表 3-1　家庭生活周期及重要的家庭问题

阶段	时间	定义	家庭问题
新婚期	2 年	男女结合	1. 性生活协调
			2. 计划生育
			3. 双方互相适应及沟通
			4. 面对现实的困难
			5. 适应新的亲戚关系
第一个孩子出生期	2 年 6 个月	最大孩子介于 0～30 个月	1. 父母角色的适应
			2. 经济问题
			3. 生活节律
			4. 照顾幼儿的压力
			5. 母亲的产后恢复

续表

阶段	时间	定义	家庭问题
有学龄前儿童期	3年6个月	最大孩子介30个月到6岁	儿童的心身发展问题
有学龄儿童期	7年	最大孩子介于6~13岁	儿童的心身发展,上学问题,性教育问题,青春期卫生
有青少年期	17年	最大孩子介于13~30岁	青少年的教育与沟通(代沟问题)、社会化,青少年的性教育及与异性的交往、恋爱
孩子离家创业期	8年	最大孩子离家至最小孩子离家	父母与子女的关系改为成人与成人的系,父母感到孤独,女主人应发展个人社交及兴趣
父母独处期(空巢期)	15年	所有孩子离家直至家长退休	恢复仅夫妻两人的生活,女主人特别孤寂难过,计划退休后的生活,在精神和物质上给孩子们支持,重新适应婚姻关系与孩子的沟通问题,维持上下代的亲戚关系
退休期	10~15年	退休后至死亡	经济及生活的依赖性高,老年的各种疾病,衰老和面对死亡(适应丧偶的悲伤)

(一)根据家庭生活周期预测家庭问题

每一个家庭在不同的生活时期都会面临一些共同的问题,尤其是在生活周期的转折阶段,可能会出现一些适应困难或家庭问题,由于以上问题是可以预测的,因此,家庭可以事先采取预防措施或做好应付准备,以免陷入危机状态。全科医师预测家庭问题的条件是:①掌握有关家庭动力学的知识;②有丰富的家庭生活和家庭保健经验;③了解家庭生活周期及其转变;④了解家庭的结构和功能状态;⑤了解家庭的内外资源;⑥了解家庭的生活事件,全科医师可以通过警告处于某一阶段或情景中的个人或家庭将遇到什么生活事件,使他们了解自己即将面临而还没意识到的问题,并在应付或解决问题方面提供必要的指导,以便维护个人和家庭的健康。

(二)根据家庭生活周期提供预防性的家庭保健服务

1. 新婚期 新婚时期的预防保健应该从婚前检查开始,首先是性生活知识、计划生育指导和遗传性疾病的咨询与教育,还应该介绍家庭与健康的关系,引导他们进入家庭保健系统。婚姻问题是这一阶段心理问题的重心,但不能只考虑到夫妻两方面,必须把他们原来的家庭与人际关系甚至社会因素考虑在内,以便帮助新婚家庭平安地度过这段既甜蜜又充满危机的时期。

2. 第一个孩子出生 新生儿的预防保健服务包括以下几个方面:①预防接种;②详细的体检,及早发现可以治疗的先天性疾病,观察其病程发展情况;③观察心身发育情况,是否有异常或迟缓的现象;④营养评估,询问母亲的喂养方法,婴儿进食情况,纠正错误的营养习惯;⑤预防意外伤害的发生;⑥维护心理的正常发育,各种感官刺激是婴儿认知发展所必需的动力。母亲的预防保健主要是产后的身体恢复与照顾,让母亲学会处理婴儿的生活与健康问题,减轻母亲的焦虑,以及婆媳关系、夫妻关系的重新适应,提醒母亲不要只注意孩子而冷落了丈夫。

3. 学龄前儿童期 防止意外伤害与感染是这个时期儿童的重点问题。处理上应以一级预防为主,保证家庭环境的安全、营养的均衡调配和良好习惯的建立。监测和促进生长发育、语言学习与智力开发是这个时期儿童的关键性工作。这一时期也是人格发展的重要阶段。因此,父母的思想、性格和行为对这个时期的儿童具有重要意义,应提醒父母为儿童提供一个好的榜样和环境。

4. 学龄儿童期 学龄儿童开始离开父母亲的怀抱,与家庭之外的环境、个人接触,开始学习与适应社会规范、道德观念,与别人沟通,建立父母、家人之外的人际关系,由生硬而渐渐成熟。另外,在认知能力上大有进步,自我中心的成分减少,对现实的知觉增加,自主能力逐渐形成,自尊心已明显形成。同时要引导学习,建立良好的健康行为,减少意外事故的发生。

5. 青少年期 由于青少年的认知能力已发展成熟,具有独立思考、判断的能力,但他们的认知能力仍具有自我中心的色彩,比较执著于理想状态,难以在理想与现实中取得协调,因而造成与家庭或社会产生冲突的矛盾。父母的教养态度与青少年的发展和适应也有很大的关系。权威型与放纵型父母容易教养出人格有缺陷的青少年;适权型父母培养出具有自信、自律、独立与负责人格的青少年。全科医师除了在性知识方面提供必要的教育与咨询外，还应注意体格发育的个体差异和所产生的心理障碍。

6. 子女离家期　子女离开家庭后，家庭结构和家庭关系均发生较大的变化。子女的离开可使父母产生失落、无奈、无所依靠的感觉，严重时可演变成各种心身疾病。全科医师必须让父母了解"分离"是不可避免的，要协助家庭调整生活的重心及夫妻关系，帮助处理因不良适应而产生的心理症状。

7. 空巢期　随着年龄的增长，开始感觉到老化的过程，中年人大多开始注意身体状况的变化，如体力的减退、食量减少、睡眠时间与性质发生改变、视力听力减退、反应缓慢、记忆力衰退、性功能减退、女性停经等。应该为中年人提供周期性健康检查，特别注意一些与年龄有关的疾病，如心血管疾病、关节炎、骨质疏松、前列腺肥大等，以达到早期发现、早期诊断和早期治疗的目的。

8. 退休期　退休、祖父母的角色、疾病、依赖、失落与孤独是这一阶段的主要问题。面对各种潜在的失望时，维持自我的完整性是这一阶段的主要内容。

二、家庭资源

家庭及个人在发展过程中总会遇到各种困难及各种压力，情况严重时可能会导致家庭危机。这时就需要动员家庭所有成员在物质上和精神上予以支持，以维持家庭的基本功能。这种为维持家庭基本功能，应付紧张事件和危机状态所需要的物质和精神上的支持被称为家庭资源（family resources）。家庭资源可分为家庭内资源和家庭外资源。

（一）家庭内资源

1. 经济支持　经济支持指提供必需的生活资料、支付医疗保健费用、负担社会活动费用等的能力。

2. 维护支持　维护支持指家庭对个人的信心、名誉、地位、尊严、权利的维护与支持。

3. 医疗处理　医疗处理指家庭维护个人的健康、作出正确的医疗决定和反应、照顾患病的家庭成员的能力，以及家庭成员的健康信念和自我保健能力。

4. 爱的支持　爱的支持指家庭的感情气氛、家庭成员间相爱的程度、相互关怀、相互照顾、满足感情需要、提供精神慰藉的能力。

5. 信息与教育　家庭成员相互之间存在着潜移默化的影响。家庭要为个人提供必要的信息，培养每个成员的生活与社会活动技能，最终获得个性的发展与成熟。

6. 结构支持　家庭能够提供适当的空间领地、生活设施和角色位置，提供交往机会和实践场所，以便满足个人发展的需要。

（二）家庭外资源

1. 社会资源　社会资源包括亲朋好友、同事、领导和社会团体的关怀、支持与爱护。

2. 文化资源　文化资源包括文化教育、文化传统和文化背景支持等。

3. 宗教资源　宗教资源包括宗教信仰、良心、道德、宗教团体的支持。

4. 经济资源　经济资源包括工作、职业、经济来源、社会赞助、保险支持等。

5. 教育资源　教育资源包括社会教育制度、教育水平、教育方式和接受教育的程度等。

6. 环境资源　环境资源包括近邻关系、社区设施、空气、水、土壤、公共设施、环境控制等。

7. 医疗资源　医疗资源包括医疗卫生制度、医疗保健服务的可用性、服务水平、家庭对医疗服务的熟悉程度等。

三、家庭压力事件

家庭是提供生活资源的重要场所，同时也是绝大多数人遭受压力事件的重要来源。有学者调查了43个最常见的生活压力事件，要求被调查者按事件给个人和家庭形成压力感的大小和适应的难易排序。结果发现，绝大部分生活压力事件都来源于家庭内部。生活压力事件可粗略地被分为四类。

（1）家庭生活事件：如丧偶、离异、家庭成员的健康变化、家庭矛盾与和解、新的家庭成员的加入等。

（2）个人生活事件：包括伤病、生活环境的改变、获得荣誉或违法行为等。

（3）工作生活事件：包括退休、失业、下岗、调动或调整工作等。

（4）经济生活事件：包括经济状况的较大变化、中奖、大额贷款或还贷款等。

压力的大小通常难以测量，可通过观察重要生活事件对家庭、个人及健康状况发生、发展的影响来反映压力的程度。研究发现，令人高兴的生活事件同样可以产生重大压力，而同样的生活事件对不同家庭和个人产生不同的压力，另外不同的社会文化背景对生活事件的压力会有截然不同的评价。

四、家庭危机

当生活压力事件作用于个人和家庭，而家庭内、外资源不足时，家庭会陷于危机状态，称为家庭危机（family crisis）。一般来说，造成家庭危机的原因很多（表3-2），依照引发因素，可大致分为三类。

（1）意外事件性危机：主要是家庭外部的意外事件如死亡、住所被焚毁、孩子遭绑架等，这种危机是不可预见，也是不常发生的。

（2）家庭发展性危机：主要是家庭生活周期变化带来的，分为无法避免的原因，如结婚、生孩子、孩子入学、退休、丧偶等；可避免的原因，如未成年子女的性行为、离婚、通奸等，这种是可预见的，并常发生的。

（3）依赖性危机：主要是长期依赖于外部力量，如靠救济生活、慢性病患者的家庭等，这种危机经常出现，也可以预见。

（4）家庭结构性危机：主要是家庭内部结构改变引起的，如酗酒家庭，暴力家庭，通奸家庭，以及反复用离婚、自杀、离家出走应付普通压力的家庭，这种危机不可预见，反复发作。

表 3-2　家庭危机的常见原因

一般情况	异常情况
家庭成员增加	
结婚、孩子出生、领养幼儿	意外怀孕
亲友搬来同住	继父、继母、继兄弟姐妹搬入
家庭成员减少	
老年家人或朋友死亡	子女离家出走
家人因病住院	家人从事危险活动（如战争）
家人按计划离家	夫妻离婚、分居或被抛弃
同龄伙伴搬走	家人猝死或暴力性死亡
不道德事件	
违反社会/社区/家庭的规范	酗酒、吸毒
	对配偶不忠、通奸
	被开除或入狱
地位改变	
家庭生活周期进入新阶段加薪，提，降职	代表社会地位的生活条件的改变（如汽车、住宅、工作环境）
搬家、换工作（单位）、转学	失去自由（如沦为难民、入狱）

续表

一般情况	异常情况
事业的成败	失业，失学
政治及其地位的变化	突然出名或发财
退休	患严重疾病、失去工作能力，没有收入

五、家庭评估

家庭评估（family assessment）是家庭健康照顾的一个重要组成部分，是根据家庭相关资料，对家庭结构、功能、家庭生活周期等作出的评价，其目的是了解家庭的结构和功能状况，分析家庭与个人健康之间的相互作用，掌握家庭问题的真正来源，为解决个人和家庭的健康问题提供依据。

目前在全科医疗中广泛应用的家庭评估方法有：家庭关怀度指数（APGAR问卷）、家族谱、家庭圈和家庭评估模型等。家庭关怀度指数和家庭圈主要反映某一家庭成员对家庭功能状态的主观感觉，多用于家庭功能的筛检。家族谱主要反映家庭的客观资料，而MCMASTER家庭评估模型则用于有功能障碍的家庭的整体评估。以上方法虽然都只涉及家庭评估内容的某些方面，但相互之间可以取长补短，全科医师在实际工作中应根据具体需要加以选择。

（一）家庭基本资料

家庭评估基本资料的收集是全科医生做家庭评估最为常用、最为简便的方法。由于全科医生与病人及其家庭成员有着良好的医患关系和长期的照顾关系，对以上资料的收集既准确又方便。

（1）家庭环境：包括地理位置、周边环境、家居条件、邻里关系、社区服务状况等。

（2）家庭成员的基本情况：包括家庭成员的姓名、性别、年龄、角色、职业、教育、婚姻、主要健康问题等。

（3）家庭经济状况：包括主要经济来源、年均收入、人均收入、年均开销、年度积累、消费观念、经济目标等。

（4）家庭健康生活：包括家庭生活周期、家庭生活事件、主要生活方式（如吸烟、酗酒及锻炼等）、家庭健康信念、疾病预防、自我保健和利用卫生资源的方法和途径等。

（二）家系图

家系图（genealogy，family tree）是以符号的形式来描述家庭结构、家庭关系、家庭成员疾病及有无家庭遗传联系、家庭重要事件等资料的树状图谱。家系图不但能描绘家庭的人口结构，而且还能准确表达成员的基本状况，如长辈、晚辈、年龄、性别、健康及职业状况等，由此可以了解家庭中的病患、劳动力、经济水平及可利用资源等情况。家系图是由医生绘制的，它能使全科医生迅速掌握大量的家庭有关健康的基础情况和重要信息。同时，家系图相对比较稳定，变化不会太大，可作为家庭档案的基本资料存于病历中。

1. 家系图绘制的基本原则

（1）绘制三代或三代以上，一般从家庭中首次就诊的病人这一代开始绘制，包括夫妇双方父母及兄弟姐妹等家庭成员的情况。

（2）长辈在上，晚辈在下；同辈中，长者在左、幼者在右；夫妻中，男在左，女在右。

（3）可以在每个家庭成员的符号旁边注明姓名、年龄或出生日期、重大生活事件、主要疾病和健康问题等。若标记的是病人的年龄，则应注明制图日期，以便按时间推算年龄。

（4）用虚线标出在同一处居住的成员。

（5）一般5～15分钟完成，图中的内容可不断积累、修改和完善。

2. 家系图常用符号及家系图示例 分别见图3-1和图3-2。

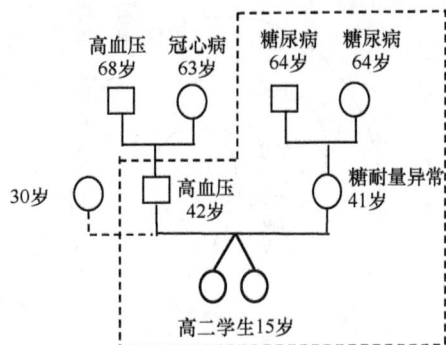

图3-1 家系图常用符号

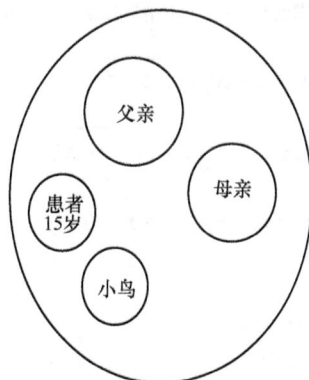

图3-2 家系图示例

（三）家庭圈

家庭圈（family circle）是由某一家庭成员自己绘制的关于家庭结构与家庭关系的圈形图，主要反映一个家庭成员对家庭关系的感性认识、情感倾向、家庭成员间关系的亲密及疏远程度等。

家庭圈的绘制方法是：先让患者画一个大圈，然后在大圈内画上若干小圈，大圈代表家庭，小圈代表患者和他认为最重要的家庭成员，小圈本身的大小代表权威或重要性的大小，小圈之间的距离代表家庭成员之间的亲密度。由于文化背景的差异，患者也可以在大圈内画出他认为对他很重要的家庭的其他部分，如家庭中的宠物等。患者可独自完成，随后，医生让患者解释图的含义或根据图中发现的问题向患者提问，从而使医生了解患者的家庭情况和家庭问题。家庭圈随着个人观点的改变而变化，因此，情况变化后需要重绘，以便医生获得新的资料及下一步咨询。家庭圈范例见图3-3和图3-4。

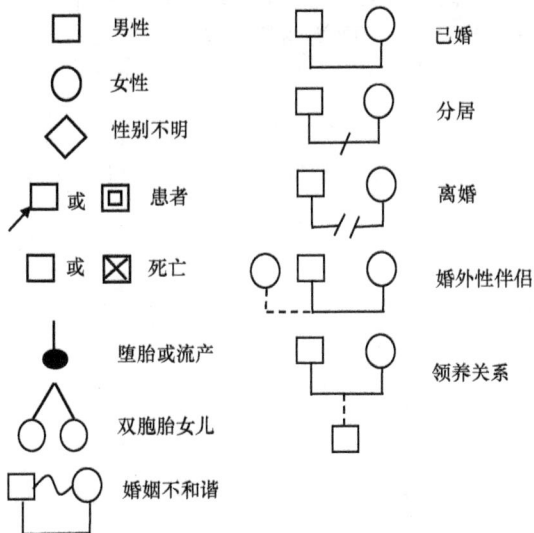

图3-3 家庭圈范例一（家庭关系疏远）

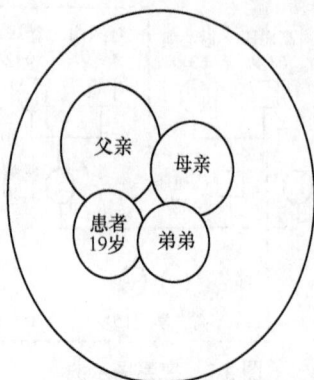

图3-4 家庭圈范例二（家庭关系亲密）

（四）家庭关怀度指数

家庭关怀度指数，又称 APGAR 量表，是 Smilkstein 于 1978 年设计的检测家庭功能的问卷，是一种比较简便的、能反映家庭成员对家庭功能的主观满意程度的工具。由于其问题较少，评分容易，可以粗略、快速地评价家庭功能，因而是全科医生最为常用的家庭评估方法。尤其适用于有心理问题或家庭问题的患者。

家庭关怀度指数测评量表由两部分组成，第一部分测量个人对家庭功能的整体满意程度，即 APGAR 量表，其内容有五项指标：适应度（adaptation）、合作度（partnership）、成熟度（growth）、感度（affection）、亲密度（resolve），称为"APGAR 家庭评估问题表"；第二部分是了解测试者家庭其他成员间的个别关系，采用开放式问答的形式，分良好、较差、恶劣三种程度，因较为复杂，不在本书中叙述。APGAR 量表的具体内容如下。

（1）适应度：家庭遭遇危机时，利用家庭内、外资源解决问题的能力。

（2）合作度：家庭成员分担责任和共同作出决定的程度。

（3）成熟度：家庭成员通过互相支持所达到的身心成熟和自我实现的程度。

（4）情感度：家庭成员间相爱的程度。

（5）亲密度：家庭成员间共享相聚时光、金钱和空间的程度。

APGAR 家庭评估问题见表3-3。

表3-3 家庭功能评估表（APGAR 量表）

家庭档案号：_____ 填表人：_____ 病历号：_____ 年 月 日

家庭功能评估——Family APGAR

下面五个题目，能够让我们更了解你和你的家庭，请就实际情况，在适当空格内打[√]，若有更多的资料，请写在[补充说明]栏内，在这里所谓的[家人]是指与你住在一起的家人，或感情联系最密切的人，如有问题，请随时提出讨论。

经常这样 有时这样 几乎很少

1. 当我遇到问题时，可以从家人那里得到满意的帮助。　　　　　　□ □ □

补充说明：_____

2. 我很满意家人与我讨论各种事情以及分担问题的方式。　　　　□ □ □

补充说明：_____

3. 当我希望从事新的活动或发展时，家人都能接受且予以支持。　□ □ □

补充说明：_____

4. 我很满意家人对我表达感情的方式及对我情绪的反应。　　　　□ □ □

补充说明：_____

5. 我很满意家人与我共度时光的方式。　　　　　　　　　　　　□ □ □

补充说明：_____

*此部分由本科室人员填写

* Family APGAR 得分：_____

* Family APGAR 评估：_____

签名：_____

资料来源：李孟智.家庭医学与家庭医业管理.哈佛企业管理顾问公司，1988。

第三节 全科医疗服务中常见的家庭问题及处理原则

Medalie（1979 年）认为，家庭在每一个发展阶段都有特定的家庭问题，家庭问题的出现一般有三个时期：①预测时期，问题还未发生，但根据家庭所处周期和一般的规律及相关的理论，问题是可以被预见的，且这种预测是有根据的，事情的来龙去脉也相当清楚；②筛检时期，问题正在发生，但还不明了，可以通过各种有效的检测手段显示出来（如通过家庭功能的 APGAR 评估、家庭圈等）；③有症状期，问题已经比较严重，常通过明显的家庭功能障碍或家庭成员的躯体症状、情绪反应、社会适应不良等表现出来。

每一个家庭在不同的生活时期都会面临一些共同的问题，尤其是在生活周期的转折阶段。由于这些问题是可以预测的，因此，家庭可以事先采取预防措施或做好应付准备，以免陷入危机状态。预测问题常常是全科医师每一次行医的部分工作，这仅需花费极少的时间，却可以收到很好的效果。

一、寻找家庭功能障碍的线索

（1）全科医师应该对反映家庭功能障碍的重要线索保持高度敏感性。

（2）认真询问家庭生活史、家庭生活周期及家庭生活事件，并预测家庭问题。

（3）从患者的就医行为推测家庭问题的存在，如①患者对医师过分依赖；②执行医嘱困难；③经常因轻微的症状反复就诊；④症状的严重性与痛苦程度不相符；⑤患者的症状或疾患无法用生物医学原理来解释；⑥有明显的精神障碍或行为问题；⑦经常由其他家庭成员陪同就诊；⑧儿童和青少年出现不良行为，如自杀、酗酒、偷窃等。

（4）与父母行为有关的线索，如儿童期有对父母的不满体验，早婚、单身父（母）子等；父母有精神疾病或有某方面的不成熟行为，父母有犯罪记录；早熟儿童，残疾儿童，母亲意外怀孕而出生的儿童、过分爱哭的婴儿等。

（5）慢性疾患不明原因加重或病情一直得不到有效控制。

二、处 理 原 则

（一）完整背景的处理原则

William James 指出："为了正确地理解一件事情，我们有必要在它所处的环境之中和之外去观察它，以掌握事物的整个变异范围"。社区患者的完整背景应该包括社会背景、社区背景、家庭背景、个人背景和疾患背景。这些背景资料大部分都已记录在健康档案中或留在全科医师的印象中。患者就诊时，全科医师只需花几分钟的时间去复习或回忆，便可获得关于患者的完整印象。在转诊时，这些背景资料也可提供给专科医师作为参考。

（二）以家庭为单位的处理原则

"以家庭为单位"（family as a unit of care）的原则是全科医学作为一门独特学科的重要基础。21 世纪的中国家庭大多是由独生子女夫妇组成的家庭，这是一种"问题家庭"或"超负荷家庭"。一对本身就有诸多人格缺陷的独生子女夫妇不仅要照顾 4～6 个老人和一个独生子女，而且要应付紧张的生活、工作和社会压力。为了维护这些家庭及其成员的健康，全科医师走进家庭已成必然趋势，而且，具有十分重要的社会意义。因此，"以家庭为单位"的健康照顾将是我国 21 世纪医学的重要特征。

（1）家庭内各成员之间相互影响：家庭是一个完整的系统，一个家庭成员的健康问题必将影响家庭的其他成员。例如，妻子在夜间频繁咳嗽使丈夫无法入睡，休息不好使丈夫的高血压变得难以控制。许多疾病可以在家庭中流行，如流行性感冒、肺结核、肝炎、寄生虫病、神经质。有时，来看病的不一定是真正的患者，而只是受患病的家庭成员影响最深的人，真正的患者是家庭的其他成员或整个家庭。例如，丈夫因严重的焦虑症频繁就医，最终的原因却是其妻得了甲状腺功能亢进症，妻子的易怒、暴躁和夫妻关系的突然紧张使丈夫产生了严重的焦虑。因此，只有以家庭为单位，才能发现真正的病因和真正的患者。

（2）个人与家庭之间存在相互作用：家庭是个人最重要的生活环境，也是个人疾患的重要背景。家庭可以通过遗传、社会化、环境和情感反应等途径影响个人的健康或疾病的发生、发展和转归；个人的健康问题也可影响整个家庭的内在结构和功能。例如，养家糊口的人得了绝症，家庭便处于一种危机状态。有时，个别成员的健康问题可能是家庭功能障碍的一种反应。例如，儿童的非特异性腹痛可能是夫妻关系不和的一种表现。这时，如果不解决家庭问题，就无法从根本上解决个别成员的健康问题。

（3）家庭如"患者"（family as a patient）：家庭是一个完整的系统，当它有严重的功能障碍或处于一种危机状态时，就像一个患者一样。家庭问题往往不是个别成员的问题，而是所有成员的共同问题，每一个成员对家庭问题都负有一定的责任。家庭问题也将对所有的成员产生不良的影响。

（4）家庭是解决个人健康问题的重要场所和有效资源：患病的成员往往要求家庭作出一定的反应。如适当改变家庭角色、生活习惯、空间分配、感情交流方式等。家庭的支持可以增加患者对医嘱的依从性，家庭还可以提供有关疾患的重要线索。例如，婴幼儿患病时主要由家人提供线索。

（5）以家庭为单位可以扩大全科医师的服务范围，提高全科医师的服务效益和服务水平。

第四节　以家庭为单位的健康照顾的实施

以家庭为单位的照顾是对个体和家庭提供卫生照顾的过程，全科医师在处理社区健康问题的过程中始终考虑其与家庭各因素的相互作用关系及结果，并积极动员和有效利用家庭资源，灵活运用家庭系统理论为个体和家庭健康问题提供照顾服务。以家庭为单位的照顾是全科医师工作的重点之一，也是区别于其他专科服务的特点之一，以家庭为单位照顾的方式主要有家庭咨询、家庭访视、家庭治疗和家庭病床等。

一、家庭咨询

家庭咨询（family consultation）的对象是整个家庭，而不是家庭中的某个人。家庭咨询的内容是家庭问题，家庭问题不是某个或几个成员的问题，而是所有成员的共同问题，往往是一种家庭关系问题。这种关系问题往往有一个核心，这个核心可能是家庭中的某种关系，如夫妻关系、婆媳关系、父子关系、母女关系等。核心之外还有一个影响面，这就包括家庭的所有关系和所有成员。引起家庭冲突的原因是多种多样的，而且往往是多种因素共同作用的结果。当家庭处于功能障碍状态时（如家庭成员之间不能有效地交流），家庭本身就无法有效地解决家庭问题，往往会使家庭处于危机状态。另一种情景是外界或内部的干扰超出了功能状态良好的家庭的应付能力，这也会使家庭处于危机之中。处于危机状态的家庭便需要全科医师提供必要的帮助，这种帮助可能就是家庭咨询，也可能是家庭治疗。实际上，家庭咨询和家庭治疗是一个不可分割的、连续的过程。

1. 家庭咨询的内容　通常进行的家庭咨询往往针对以下内容。

（1）家庭遗传学咨询：包括遗传病在家族中发病的规律、婚姻限制、生育限制、预测家庭成员的患病可能等。

（2）婚姻咨询：夫妻之间的相互适应问题、感情发展问题、性生活问题、角色扮演问题、生育问题等。

（3）其他家庭关系问题：如婆媳关系、父子关系、母女关系、兄弟姐妹关系、继父、继母、领养子女的关系等。

（4）家庭生活问题：孩子出生、孩子离家、退休、丧偶、独居等。

（5）子女教育和父母与子女的关系问题：儿童青春期的生长发育问题、与父母的关系适应问题、角色适应与交往方式问题、独立性与依赖性的平衡问题、人生发展与父母期望问题等。

（6）患病成员的家庭照顾问题：家庭成员患病的过程和预后、家庭应作出什么反应、家庭照顾的作用和质量等。

（7）严重的家庭功能障碍：往往是家庭成员间的交往方式问题或家庭遭遇重大的生活事件。

2. 家庭咨询的作用

（1）教育：全科医师虽然一直扮演教育者的角色，但在家庭咨询中的教育不是针对个别患者的，而是针对所有的家庭成员，针对整个家庭。家庭教育的内容包括家庭动力学、儿童发育、应付家庭生活中的紧张事件、处理精神或躯体疾患、与家庭讨论他们的问题、对成员的疾患作出反应等。

（2）预防：通过超前的教育来预防问题的产生，超前教育使家庭提前做好了应付准备，不致到时出现家庭危机。家庭在任何一个生活周期内，都会遇到一些特殊的、需要应付的问题，全科医师完全可以预测到这些问题，因此，对家庭进行预防性的教育是具有针对性的、完全有必要的，而且往往非常有效。

（3）支持：是家庭咨询的核心功能，它与家庭咨询的另外三种功能都有关。处于危机状态的家庭最需要的帮助就是全科医师的有效支持，这种支持可以体现在多个方面、多种形式上，例如，帮助家庭预测问题并做好准备、倾听家庭成员诉说、帮助家庭成员表达感情、帮助家庭成员进行有效的交往、指导家庭组织起来克服困难等。

（4）激励或鞭策：家庭咨询的另一个重要功能就是激励家庭改变不良的行为方式或交往方式。

二、家 庭 访 视

家庭访视（home visit）（简称家访）是全科医师主动服务于个人和家庭的重要途径，家访是全科医师经常而重要的服务方式，对全科医师具有特别重要的意义和作用。通过家庭访视，全科医师能接触到没有就诊的患者和健康的家庭成员，接触早期的健康问题或全面评价个人的健康危险因素，有利于全科医师作出早期诊断并提供综合性的预防保健服务；了解到客观、真实的家庭背景资料；可以满足一些特殊患者及其家庭对医疗保健服务的需求，方便了群众，降低了医疗费用；有利于观察患者对治疗的反应、患者执行医嘱的情况，有利于评价家庭照顾的质量，有利于指导患者在家庭中获得康复。

家庭访视为社区提供了便捷而有效的卫生服务，能充分体现全科医疗的可及性、综合性和连续性服务特点。家庭访视服务对多种社区慢性病干预均具有明显的效果。研究显示，对社区老年高血压患者进行家庭访视干预，能有效改善患者的生存质量，患者的自我管理行为、自我护理能力、用药依从性及生存质量评分均明显改善。研究还显示，家庭访视服务能明显提高社区脑卒中早期肢体偏瘫患者的生活活动能力，并提高社区阻塞性肺疾病患者的家庭氧疗依从性，明显提高管理效果。

三、家 庭 治 疗

家庭治疗（family therapy）是一种综合性的、广泛的家庭关系治疗，治疗者通过采取有效的干预措施，影响家庭动力学的各个方面，从而使家庭建立新型的相互作用方式，改善家庭关系，最终维护家庭的整体功能。全科医师要提供家庭治疗服务，必须接受专门的训练，而家庭治疗一般不作为全科医师的训练内容，全科医师只需掌握家庭咨询的技能。了解家庭治疗的基本框架和基本原理，是开展家庭照顾的基础。

家庭缓冲三角（family buffer triangle）：大多数家庭关系紧张都相对集中在家庭中的一对人或两个家庭成员身上，如婆媳关系紧张、夫妻关系紧张、父子关系紧张等。而且，大多数家庭关系紧张都有一种要涉及第三者的倾向，否则，这种关系紧张很难得以缓解。这第三者通常也是家庭中的一个成员，他的作用相当于一种缓冲剂或调和者，可暂时将家庭关系紧张的焦点从一对人身上转移到第三者身上，从而减轻紧张的程度。这种倾向使家庭关系紧张在家庭中形成一种三角结构，这是家庭解决自身关系问题的一种结构形式。由于家庭内的三角结构可以暂时缓解家庭关系紧张，家庭成员常不知不觉地重复利用它，并希望以此来维护家庭的正常功能。在核心家庭中，儿童往往成为夫妻关系紧张的"挽救者"，但儿童也因此成为最大的受害者。在家庭系统中形成的三角结构通常是一种无效的应付机制，关系紧张只是被暂时转移或暂时缓解而已，并不能被完全消除，其结果不利于家庭问题的彻底解决。例如，夫妻在吵架时，孩子开始摔东西或诉说腹痛，出于无奈，夫妻暂时停止争吵。儿童的心身障碍常常是夫妻痛苦关系的挽救者，这种三角结构只是暂时把夫妻的注意力从他们自身的痛苦关系上转移到有问题的孩子身上，并没有真正解决夫妻之间的关系问题。实际上，第三者、挽救者本身也是受害者，而且往往是受影响最严重的家庭成员。医师在诊所中接触到的很多患者都可能是家庭三角结构的第三者，有人称之为家庭关系紧张的"替罪羊"。来看病的人往往是受家庭关系紧张影响最深的第三者，而真正的"患者"却是家庭中的另两个人或整个家庭。

家庭治疗三角（triangulation of family therapy）：家庭在遭遇关系紧张时，另一个倾向是在家庭之外寻找第三者。帮助家庭中解决关系紧张的第三者往往是他们双方都比较信任的一位朋友、领导、亲戚、邻居或同事等。全科医师或家庭治疗者会主动去寻找患者背后的家庭问题。而如果医师要成为家庭紧张关系的挽救者，就必须与家庭建立一种有效的、立体的治疗三角，也即医师或家庭治疗者作为家庭寻找的第三者。家庭治疗三角不同于家庭内的缓冲三角，缓冲三角是一种平面三角，三方均处于家庭内的同一平面上，无法清楚地认识家庭系统内部的问题。而家庭治疗三角是一种立体三角，治疗者或医师站在家庭平面之外，作为家庭问题的"旁观者"，对于家庭问题来说，往往是"旁观者清，当事者迷"。治疗者站在一个俯视的角度上，可以清楚地观察到家庭问题的来龙去脉，这是家庭治疗者成功地帮助家庭解决问题的重要基础。

家庭治疗是治疗者与家庭面对面交往的过程，通过交往治疗者了解家庭的动力学过程，评价家庭的功能状况，鉴定家庭问题的性质和原因，然后，帮助家庭制订干预计划，并与家庭合作，实施干预计划，最后评价干预的效果，及时调整干预计划和措施。家庭治疗的过程可归结为以下五个基本方向：会谈（interview）、观察（observation）、家庭结构和功能评估（family assessment）、干预（intervention）和评价（evaluation）。家庭治疗是以上过程交替进行、逐渐达到改善家庭功能之目的的一种系统支持程序。

1. 会谈　会谈是家庭治疗的核心，它既可以是诊断性的，也可以是治疗性的，还可以是评价性的，有时会谈是为了配合观察。

2. 观察　观察就是治疗者用心去看、去听、去感受的过程。观察有两种类型，一种是诊断性的，目的是进行家庭结构和功能评估；另一种是评价性的，即评价干预的效果。

3. 家庭结构和功能评估　治疗者可以通过观察来了解家庭的客观资料，通过交谈来了解家庭的主观资料和每个成员对家庭的主观满意度，最后利用一些评估工具，对家庭的结构和功能进行全面、综合的评估，并对家庭问题作出临床判断。

4. 干预　干预是治疗者与家庭就同一个目标而进行的有效合作。

5. 评价　评价指干预效果的评价。通过观察、会谈和家庭评估，了解家庭治疗的效果。同时，还应了解家庭在转变过程中遇到的抵触和困难，并及时调整家庭治疗计划，采取更有效的干预措施。

四、家庭病床

家庭病床（family sickbed）是以社区家庭作为卫生服务场所，对适合在家庭条件下进行检查、治疗和护理的某些患者，在其家庭建立的病床，这是顺应社会发展而出现的一种新的卫生服务形式。家庭病床服务的内容包括疾病普查、健康教育与咨询、预防和控制疾病发生发展等。

（一）分类

根据家庭病床的主要用途，分为以下三种类型。

（1）医疗型：以老年病、慢性病及中晚期肿瘤患者为主要服务对象。包括诊断明确或基本明确、病情稳定的非危、重症患者，住院不便且需连续观察治疗的患者；年老体残、行动不便、到医院连续就诊困难的患者；需予以支持治疗和减轻痛苦的中晚期肿瘤患者和经住院治疗病情稳定、出院后仍需继续观察治疗的患者。

（2）康复型：心血管疾病等老年性疾病的康复期，可能或已经遗留后遗症（功能障碍或残疾），根据病情需进行以社区康复治疗为主的患者。

（3）综合服务型：以诊断明确、治疗方案单一、长期卧床、适宜家庭治疗的慢性疾病患者为主要对象。

（二）主要服务内容

（1）居民健康档案的建立、补充、完善和更新。

（2）社区常用适宜技术的应用：定期巡查、药物治疗、饮食治疗、运动治疗、心理治疗、家庭护理、输氧（含雾化）、换药、拆线、导尿（含膀胱冲洗）、灌肠（含保留灌肠）、鼻饲、物理降温、针灸、拔罐、刮痧、中药泡洗治疗、B超、心电图检查、临床检验及标本采集、医疗康复，条件允许时可开展普通输液、肌内注射治疗等，家庭病床的社区常用适宜技术服务项目的分类见表3-4。

（3）居民健康管理及公共卫生项目的实施：重点人群专案管理及随访、周期性体检、心理健康指导、营养膳食指导、疾病预防指导和健康保健知识指导等。

表3-4　家庭病床的社区常用适宜技术服务项目的分类

分类	举例
临床检查	心电图、B超、理化检验
药物治疗	口服、肌肉注射等
中医治疗	针灸、按摩、拔火罐等
家庭护理	卧床患者、精神病患者、残疾人等的护理
饮食治疗	糖尿病、肝病、肾病等的营养治疗
心理咨询治疗	特殊患者和居民的心理咨询和心理治疗
物理治疗	热疗、磁疗等
运动疗法	指导开展适于患者的各种体育锻炼
自我保健治疗	指导患者开展自我保健、护理、治疗与管理

（何金鑫　齐敖娜）

第四章 以社区为基础的健康照顾

以社区为基础的健康照顾，又称以社区为范围的健康照顾、以社区为范围的健康服务，是全科医学的重要原则和特征之一。社区是影响个人及其家庭健康的重要因素，以社区为基础的健康照顾是把社区医学的观念、流行病学的方法运用到日常的医疗保健活动中，是将以人为中心、以家庭为单位的基础临床医疗，扩大到社区的预防保健和健康促进相结合的综合性健康照顾。通过动员社区参与和实施社区卫生服务计划，主动服务于社区中所有个人和家庭，维护社区健康。社区卫生服务是城市卫生工作的重要组成部分，是实现人人享有初级卫生保健目标的基础环节，这对方便群众就医、减轻费用负担、建立和谐医患关系具有重要意义。

第一节 社 区 概 述

一、社区的概念与组成要素

（一）社区的定义

社区（community）是社会学中的重要概念。多年来，在不同的历史时期、不同的研究和应用领域，对社区的定义有所不同。

社区的概念起源于德国著名社会学家 Ferdinand Tonnies 1887 年出版的著作 *Gemeinschaft and Gesellschaft*（《共同体与社会》），该著作中将社区定义为"以家庭为单位的历史共同体，是血缘共同体和地缘共同体的结合"。

WHO 1978 年在阿拉木图召开的国际基层卫生保健大会上将社区定义为"社区是以某种经济的、文化的、种族的或某种社会凝聚力，使人们生活在一起的一种社会组织或团体"。

我国社会学家费孝通教授将社区定义为"社区是若干社会群体（家庭、氏族）或社会组织（机关、团体）聚集在某一地域里所形成的一个生活上相互关联的大集体"。

从社区卫生服务的角度看，目前国际上对社区概念多采用 WHO 对社区的定义，而国内多采用费孝通教授对社区的定义。社区的定义，其最核心的内涵是社区中的人们具有某种内在的联系。

（二）构成社区的要素

社区具有五个基本要素，其中人群和地域是两个关键要素。

1. 一定数量的人群 人群是社区的主体，有家族性、有血缘关系、有一定的社会关系，是以某种生产关系为基础而聚集在一起的。社区人口的数量可多可少，并无一定的要求。WHO 认为，一个有代表性的社区，其人口数量在 10 万～30 万之间。

2. 一定的地域 一定的地理区域范围，为社区人群进行生产和生活活动提供了场所。其面积的大小没有一定的标准。WHO 提出的社区面积为 5～50km^2。

3. 一定的生活服务设施 社区有共同的利益需求，共同的服务。社区生活服务设施包括学校、医院、文化市场、商业网点、交通、通讯等。这些生活服务设施可以满足居民的物质需要和精神需要，也是社区成熟度的重要指标。

4. 特定的生活方式和文化背景 由于长期生活在同一地域，他们之间已经形成了一种默契、一种认同。相同的文化背景和行为规范使得社区居民有某些共同的需要，如物质生活、精神生活、社会生活等；也会存在某些共同的问题，如生活状况、卫生服务、教育水平、环境污染等问题。他们往往有一些相同的生活方式，因此，他们不仅具有一定的共同利益，而且具有特有的文化背景、行为准则，以维持人际关系的相互协调。

5. 一定的生活制度和管理机构 生活制度是保证社区居民生活安全有序的必要手段，为满足社区居民的需要和解决社区面临的问题，社区应建立一定的生活制度和规章制度。社区管理机构如街道办事处、居委会及各种社团组织，是保障制度落实的组织。

（三）社区的类型

社区一般可分为生活型社区和功能型社区两种类型。生活型社区又叫地域型社区，是根据居民居住的区域不同而形成不同的社区，如市县、街道、乡镇、居委会等。功能型社区是由不同的个体因某种共同特征，包括共同的兴趣、利益、价值观或职业等而发生相互联系形成的单位或团体，如学校、工厂、军队等。

我国目前又将生活型社区分为三个基本的小类型，即城市社区、农村社区和城镇社区。从社区的分型可以看出，社区的范围可大可小，人群的数量也可多可少。在全科医疗实践中，确定社区的范围，需要考虑多种因素。

二、影响社区人群健康的主要因素

社区对于人的社会化及身心健康有着明显的作用和影响。影响社区人群健康的主要因素包括环境因素、生物因素、生活方式及行为和健康照顾系统等。认识社区生态环境的隐患及影响健康的因素，有利于为居民提供相应的预防保健服务。1977年美国卫生部门的统计资料显示，疾病的影响因素已经悄然发生了变化，仅有10%的疾病是由微生物引起的，10%为遗传因素，30%起因于环境因素，而50%与生活方式有关（表4-1、表4-2）。行为生活方式因素已上升为影响人群健康的主要因素（图4-1）。我国在1981～1982年对19个城乡进行了调查，也显示了相同的结果。

表4-1 美国卫生部调查10种主要死因与其主要影响因素之间的关系

死因	占总死因百分比（%）	生活方式和行为（%）	环境因素（%）	人类和生物学因素（%）	保健服务制度（%）
心脏病	38.3	54	9	25	12
恶性肿瘤	20.9	37	24	29	10
脑血管疾病	9.8	50	22	21	7
其他意外	2.8	51	31	4	14

续表

死因	占总死因百分比（%）	生活方式和行为（%）	环境因素（%）	人类和生物学因素（%）	保健服务制度（%）
车祸	2.7	69	18	1	12
流感和肺炎	2.7	23	20	39	18
糖尿病	1.8	/	0	68	6
肝硬化	1.7	70	9	18	3
动脉硬化	1.6	49	8	25	18
自杀	1.5	60	35	2	3

表4-2 四大因素与8种主要死因的关系（1岁以上，男女合计）

死因	生活方式（%）	环境因素（%）	保健服务（%）	人类生物学（%）
心脏病	47.6	18.1	5.7	28.8
脑血管疾病	43.2	14.8	6.6	36.1
恶性肿瘤	45.2	7.0	2.6	45.2
意外死亡	18.8	67.0	10.3	3.4
呼吸系统疾病	39.1	17.2	13.3	30.5
消化系统疾病	23.8	17.0	28.4	28.4
传染病	15.9	18.9	56.6	8.8
其他	8.7	19.6	18.9	52.9
合计	37.3	19.7	10.9	32.1

注：全国19个城乡点1981～1982年典型调查结果。

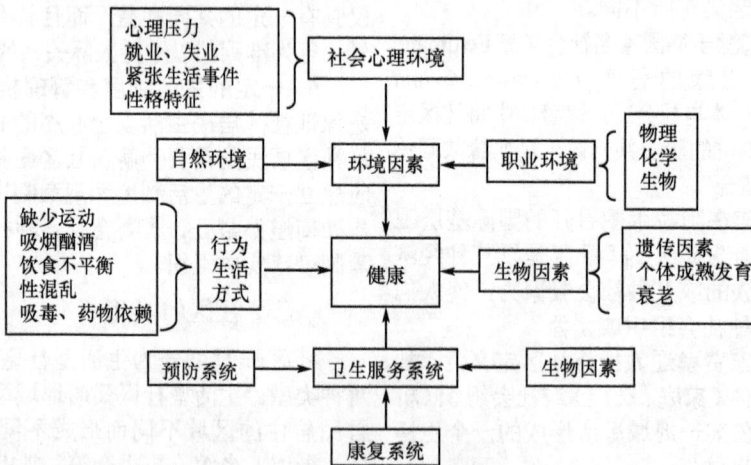

图4-1 影响社区人群健康的因素

健康决定因素包括生物遗传因素、行为与生活方式、环境因素和卫生服务因素。在社区水平上的因素主要涉及以下几种。

（一）社区环境因素

1. 自然环境因素 自然环境因素是指天然形成的、在人类出现之前就已经客观存在的各种自然因素的总和，如阳光、空气、陆地、海洋、河流、动植物、微生物等，是人类和其他一切生物赖以生存和发展的物质基础。但自然环境因素也可能给人类健康带来危害，如由于地质环境中某些元素的不均匀分布，造成一些地区水和土壤中某些元素过多或过少，而引起生物地球化学性疾病；某些传染及自然疫源性疾病，有明显的地域性和季节性，形成了疾病和流行地区。如血吸虫病、钩端螺旋体病、出血热等，都因其生态环境适合于病原体的繁殖或传播媒介的生存而流行。又如布氏菌病、包虫病流行于畜牧社区，是因为中间宿主牛羊成群的环境；蛔虫病、蛲虫病流行于环境较差的农村社区。

2. 人为环境因素 人为环境是指经过人类加工改造，改变了原有的面貌、结构特征的物质环境，如城镇、乡村、农田、矿山、机场、车站、铁路、公路等。现代的城市社区，环境污染已成为影响健康的重大问题。城市社区中，废气、污水、噪声、生活垃圾、食品污染、工业粉尘、复杂的化学原料甚至杀虫剂等，已造成极大的公害，使疾病复杂化。环境污染影响的地区和人群范围广，可以影响到整个城镇、地区甚至可能影响到未出生的胎儿。

（二）社会环境因素对健康的影响

社会环境因素由社会的政治、经济、文化、教育、人口、风俗习惯等社会因素构成，社会因素对人的健康与疾病具有重要的影响。社会环境因素涵盖社区文化背景、经济发展和社会心理因素。

行为和生活方式是影响健康的最重要因素，1991 年 WHO 调查资料显示，60%的死亡是行为和生活方式引起的。个体行为和态度大部分取决于社会或社区中的主流文化、信仰、风俗和价值观。社区成员因有共同的文化背景而呈现特有的行为生活方式、心理状态、健康观和就医行为等，导致特定的群体健康特征。例如，喜好生吃水产品或肉的习惯能增加寄生虫病的发病率；上班族、常坐族和电脑族易患与运动不足相关的疾病；长期的精神压力同样能严重影响人们的健康水平。

1. 文化背景 社区的文化背景，决定着人群的健康信念、就医行为和对健康维护的态度，影响着群体的生活行为方式和自我保健的态度。社区的社会文化，包含了思想意识、风俗习惯、道德法律、宗教及文化教育等。

文化，是指物质文化和精神文化，而社区的文明程度更多地体现在精神文化上，包括教育、科学、艺术、道德、法律、风俗习惯等。不同的社区，形成了各自的文化氛围，深深地影响着这一群体的健康观念、求医行为和自我保健意识。其文化不同、追求不同，例如，偏重于智力投资，

注重饮食营养搭配、节制食欲、劳逸结合、讲究卫生，重视健康，则有利于早期预防和发现疾病，而缺乏保健知识及卫生常识，吸烟、酗酒、不节制食欲，则不利于健康。农村社区常有高盐饮食诱发高血压、维生素缺乏症、机械车祸等，其求医行为往往在疾病的晚期，严重地影响健康。因此，社区的风俗文化对群体健康极其重要，养成早睡早起、运动锻炼、讲究卫生、节制饮食等良好的习惯是人群健康长寿的重要因素。全科医生应持之以恒地进行健康教育活动，矫正愚昧与无知，促进社区整体人群的健康水平。

2. 经济因素 经济因素是重要的社会因素，经济发展使人群健康改善、人均寿命延长，健康又促进了社区生产力的提高，推动了经济持续发展、促使人群丰衣足食。但若人群自我保健意识滞后，经济发展也带来健康的新问题，如心脑血管疾病、肥胖病、糖尿病、空调病、电视综合征、交通车祸、运动缺乏症等。相反，经济欠发达社区，则容易出现营养不良、贫血、佝偻病、维生素缺乏症等疾病。

3. 社会心理因素 社会心理因素对人群健康至关重要，社会心理因素是导致心理和心身疾病的重要原因。心理因素常与社会环境联系在一起，环境的不良刺激影响人的情绪，生活节奏快、人际关系复杂、工作竞争给人们带来紧张和压力，产生心理失衡、焦虑、抑郁等，甚至精神疾病、自杀。长期的不良刺激易导致心因性疾病如溃疡病、高血压、心脑血管疾病等的发生。心理因素也是癌症的致病原因，研究表明癌症发生前患者多有焦虑、失望、抑郁、压抑愤怒等情绪或生活压力事件，不良情绪通过机体的神经-内分泌-免疫系统损害健康。心理因素是多因多果疾病的重要原因，医生对心理因素应有足够的认识，教导人们树立乐观的人生观，顺应自然、保持平静心态，学会承受压力才能守护健康。

（三）生物因素对健康的影响

1. 传染性疾病对健康的影响 由于抗生素的大量应用和病原体的变异等原因，近年来病原体耐药性迅速提高，病原体基因突变与抗原变异增加，而抗原变异是传染病发生暴发、流行甚至大流行的重要原因之一。由于感染谱的变化，过去大多数传染病以重度、典型病例为主，现已转向轻度、非典型病例增多的趋势，给传染源的发现和控制带来了一定的困难。各种传染病在社区仍时有发生，如乙肝、丙肝是各社区的高发病，

可以导致慢性肝炎—肝硬化—肝癌，严重危害社区居民的健康。结核病近年亦呈上升趋势，多发于青少年及老人，尤其是农村社区。菌痢、流感、血吸虫病、疟疾、狂犬病、出血热、感染性腹泻等时有发生；风疹、水痘、流行性腮腺炎、炭疽、布氏杆菌病亦有发病；烈性传染病霍乱、鼠疫也有报道；新生的 SARS、H5N1 禽流感及疯牛病等，依然威胁着世界不同地区居民的健康。当今传染病至少有 30 余种，威胁着世界超过 1/2 的人口，对于传染病的预防和管理，是社区医生不可推卸的责任。

2. 慢性疾病对健康的影响 慢性非传染性疾病和退行性疾病，成为当代人群的主要疾病谱。高血压、心脑血管疾病、肿瘤、糖尿病、慢性阻塞性肺疾病、风湿病、红斑狼疮等，使人们长期遭受疾病折磨，严重地影响生活质量，此类疾病缺乏有效的治疗措施，唯一的途径是及早预防，因此，让居民掌握更多的防病知识是防病于未然的关键所在。随着我国人口老龄化进程的加快，慢性病已成为我国多数地区的主要健康问题，在解决大多数慢性病问题时，传统的医疗保健系统和医疗保健服务的作用有限而且费用昂贵。对慢性病病人的预防性干预和卫生保健活动，需要在社区和家庭开展工作。因此，全科医生在日常工作中必须包括对慢性病的管理。

3. 遗传性疾病对健康的影响 遗传性疾病会给健康带来严重危害，医学科学的发展对遗传病的发现越来越多，据估计人群中有 25%～30% 的人群受遗传病的危害，其中单基因遗传病约占 10%，多基因遗传病占 14%～20%，染色体引起的遗传病约占 1%，但后者却造成了严重的疾病或畸形。Mckusick 编著的《人类孟德尔式遗传》一书指出，1966 年认识的单基因病 1487 种，1986 年至今已达 4023 种。遗传性疾病造成的弱智儿童给家庭和社会都带来了沉重的负担。许多常见病如精神病、糖尿病、动脉粥样硬化、恶性肿瘤都与遗传相关。社区卫生服务，应宣传婚前检查、生育指导、围生期保健、宫内诊断等知识，预防遗传性疾病的发生。

（四）生活方式及行为对健康的影响

生活方式是在维持生存、延续种族和适应环境的变化中形成的行为模式。因此，传统的生活习惯是较难改变的，但不是不能改变的。随着人们对疾病认识的不断深入，行为与健康的关系越来越清晰。大量研究表明，许多慢性疾病发病率增高，与不良的生活方式及不健康行为密切相关。据 WHO 的最新报告，全球 50% 以上的死亡与不良行为、生活方式有关，绝大多数慢性病、失能和早死，都是由于环境和行为因素造成的。改变人们的生活方式可起到 70% 的作用，而医疗技术只起到 30% 的作用。慢性病重在一级预防，即针对其病因及危险因素，这是赋予社区医疗的艰巨任务，而大医院和专科运作无法做到。全科医生应重视矫正群体的偏离行为，目前我国社区主要存在以下不良行为。

1. 吸烟 WHO 曾把吸烟称为 20 世纪的瘟疫，是慢性自杀行为，但至今我国吸烟行为依然难以控制。烟草成分对肺、血管、脑组织都能产生严重危害，一些成分是致癌物质。吸烟者患癌症的相对危险度是不吸烟者的 10～15 倍，约 80% 以上的肺癌与吸烟（包括被动吸烟）有关。通过控烟，可以预防肺癌、食管癌、口腔癌、喉癌、膀胱癌、胰腺癌，以及支气管炎、肺气肿、冠心病等。吸烟已成为我国的公共卫生及文明问题，然而戒烟是一项漫长而艰巨的工作，可通过各种卫生宣教戒烟：包括创造不利于吸烟的环境、宣传和禁止青少年及孕妇吸烟、禁止公共场所吸烟、张贴吸烟有害的警示广告等措施。重视对中小学学生的宣传教育，通过他们制约家庭吸烟，阻断下一代吸烟行为。

2. 酗酒 少量饮酒对血液循环及代谢有益，但大量饮酒对身体的危害极大，可诱发急性重症肝炎、胃肠出血、脑出血、冠心病等，并可通过胎盘影响胎儿发育。过量饮酒以后还容易引发车祸、打架斗殴、犯罪、破坏家庭等一系列社会问题。目前，长期饮酒的偏离行为越来越多，是发生脂肪肝、酒精性肝硬化的重要原因。因此，需要通过社区健康教育等方式，提高饮酒的文明意识，避免酗酒带来的健康隐患和不良后果。

3. 饮食不当 经济的两极分化，产生了富有和贫穷社区。富有社区人群缺乏合理饮食的认识，一味追求营养，使肥胖儿童明显增多，他们将成为未来心血管疾病、高血压、糖尿病的后备军。而一些农村社区，饮食还限于高盐提味，以咸菜、腌菜、辛辣食物为主要的菜类供给是贫血、维生素缺乏症、佝偻病、高血压等和体质虚弱的重要原因。膳食不均衡及不良饮食习惯是慢性病高发的诱因，社区卫生服务应根据不同社区的饮食习惯弊端进行针对性的宣教，建立健康的饮食习惯，让人们认识不同的淀粉种类、优质蛋白，多吃蔬菜水果，不吃烧烤、烟熏、发霉变质食物，限糖、低盐、低脂饮食。通过平衡营养、合理膳食确保居民的健康。

4. 缺乏体育锻炼　运动能调节神经系统、推动血液循环、维持肌肉骨骼功能、促使长寿和提高生活质量，能促进胃肠功能、增加食欲和消化、消耗多余热量、防止肥胖。研究证明，肥胖、高胆固醇血症及血糖升高是心脑血管疾病、糖尿病、乳腺癌、结肠癌等慢性病的危险因素，坚持适量的体育锻炼和体力活动，有益于增强机体的免疫力、提高心血管及呼吸系统功能、减少紧张、消除疲劳，对控制体重、血糖、血脂极为有益。而缺乏体育锻炼容易导致骨质疏松、情绪低落、关节炎等疾病。现代交通工具和电视的普及，使户外运动大大减少，于健康不利。应鼓励社区居民积极参加体育锻炼，活跃社区文化生活。

5. 药物滥用　医疗需求增高及医疗市场缺乏秩序化，使药物滥用较为普遍。多渠道就医，会得到过多的药品。滥用药物可以造成过度医疗、药物依赖及副作用。目前，药物滥用方面，问题最严重的是滥用抗生素。滥用抗生素可诱发细菌的耐药性、损害机体器官、引发二重感染。吸毒也属于滥用药物，鸦片、海洛因、可卡因、摇头丸等是易成瘾的麻醉剂，易使人丧志、丧德甚至丧失生命。静脉注射吸毒者因共用注射器，可导致艾滋病、乙肝等传染性疾病在吸毒人群中的高发。全科医疗服务必须正确引导病人合理就医、正确用药，做好社区禁毒、戒毒宣传，告诫人们远离毒品、珍爱生命。

6. 不良性行为　不良性行为主要指卖淫、嫖娼、性乱等。不洁性史是引起艾滋病、梅毒、淋病、性病性淋巴肉芽肿等传染病的主要原因，会严重损害人体健康。社区卫生服务必须通过健康教育，使社区居民树立良好的道德观念和自我保健意识，避免与性伴多的人发生性关系，使用安全套是阻断性病传播的重要手段。

（五）健康照顾系统对健康的影响

人群的健康状况与社区的健康照顾系统密切相关，社区的健康照顾系统是指社区的卫生疗和卫生人力的统筹安排。人群能否得到有效的健康照顾与社区有无高水平的全科医生及医疗的可及性极为相关，是确保常见病、多发病能否在社区得到合理治疗的关键。

社区内卫生服务机构的数量、种类、质量和配置情况等与社区个体和群体的健康水平密切相关，其中发展社区卫生服务是逐步实现人人享有基本医疗卫生服务的重要基础和根本措施。社区卫生服务团队的服务理念与模式、服务能力与水平等影响社区公共卫生与基本医疗服务的供给数量和质量，影响与其他社区内外医疗保健机构协调的程度和结局，从而影响个人、家庭和社会的健康水平。

维护和促进健康不仅仅是卫生服务部门的责任，还需要个体与家庭的参与，以及政策决策者、管理人员等利益相关者的协作。社区内的各种组织机构（包括政府和非政府组织）提供多种社区服务，满足人们日常生活和社会化等需求。随着我国人口老龄化进程的加快、经济体制和社会管理体制改革的不断深化，越来越多的人依赖社区，社区组织提供服务的质量、数量和方式对社区成员健康的影响越来越重要。

三、社区常见健康问题

社区常见健康问题是全科医学的研究对象，也是全科医疗服务的主要内容。全科医生通过了解社区常见的健康问题，并且把这些常见的健康问题解决在社区，可为社区的全体居民提供综合性、连续性、可及性、协调性卫生保健服务。同时合理地引导病人的就医流向，解决分级医疗的问题，做到"小病进社区，大病进医院"，在一定程度上有效缓解了"看病难"和医疗费用上涨问题。全科医生具备临床医学、预防医学、康复医学和人文社会学科知识结构，能够确认居民常见的健康问题，同时立足于社区，开展以社区为基础的健康照顾，这也是全科医疗区别于其他专科医疗的重要特点之一。社区常见的健康问题包括社区中常见的疾病、疾患、心理与行为问题等。

（一）社区常见的健康问题

社区中的健康问题种类繁多，但常见的问题却相对集中。国外统计，在全科医生的日常诊疗中，下列15种就诊目的及15种诊断约占全部工作量的60%。这些常见的15种就诊目的包括：腿部不适、咽喉痛、腰痛、咳嗽、要求做体格检查、关于药物的咨询、感冒、手臂问题、腹痛、妊娠检查、头痛、疲劳、血压高、体重增加、创伤。常见的15种诊断有：一般医疗检查、急性上呼吸道感染、高血压、软组织损伤、急性扭伤、出生、抑郁或焦虑、缺血性心脏病、糖尿病、皮炎或湿疹、退行关节病、泌尿系统感染、肥胖、急性下呼吸道感染、非真菌性皮肤感染。

我国居民就诊时的主诉或常见的诊断与国外稍有不同，以头晕、心悸、失眠、腹胀、食欲缺乏等居多。而慢性支气管炎、慢性胃炎、胃溃疡、慢性肠炎、慢性肝炎、慢性胆囊炎等则是基层诊所常见的诊断。尽管各种主诉和诊断的出现频率不尽相同，但常见健康"问题"相对还是比较集中的。

据我国 2008 年国家卫生服务调查结果显示，城乡居民两周患病率排序在前十位的疾病为高血压、急性上呼吸道感染、急性鼻咽炎、胃肠炎、类风湿关节炎、椎间盘疾病、糖尿病、脑血管疾病、流行性感冒、慢性阻塞性肺疾病。全科医生在社区接触的常见健康问题不仅有诊断明确的疾病，也包括症状、体征、病人患病的感受或状态，还可能是健康危险因素或是心理、社会、家庭问题，较综合医院门诊医生接触健康问题的范围更宽、种类更多。一般来讲，社区常见健康问题的特征以常见病、多发病为主，疾病多处于早期或未分化状态，或是属于生物、心理、社会交界层面的问题。据调查，社区门诊有医学无法解释症状（medically unexplained symptoms，MUS）的患者占 30%～50%，患者因躯体症状就诊，经过详细检查后，其结果无异常或异常微小，无法解释或不足以解释躯体症状严重程度的情况。MUS 既不能用器质性疾病来解释，又与精神疾病有着本质的区别，属于生物、心理、社会因素交互作用的健康问题。另外，随着疾病谱的改变和人口老龄化，越来越多的慢性病病人需要在社区接受长期的照顾和管理。

（二）社区常见健康问题的特点

1. 多数健康问题处于疾病的早期和未分化阶段　在疾病和健康问题出现早期，很多人只是感觉不适或有一些轻微症状，或表现为心理、情绪不佳、记忆力减退、疲倦等症状。对于疾病诊断来说，由于症状不典型和非特异，此时很难在临床表现与疾病之间建立明确的逻辑联系，而且很多问题也无法以疾病的概念来定义或作出明确的诊断。而相对于问题的处理而言，这一阶段往往是全科医生实施治疗和干预的最佳时期，所花费的成本最小，但收效最大。因此，全科医生应特别关注对早期未分化健康问题的及时发现和及时处理，并努力掌握相关的知识和基本技能。其中最重要的两种技能：一是能够在疾患的早期将严重的、威胁生命的疾病从一过性、轻微的疾患中鉴别出来；二是具备从生理、心理、社会维度对疾病或健康问题进行诊断的知识和技能，能够从生物、心理及社会源性角度对问题进行分析、鉴别及有效的干预。

2. 疾病和健康问题具有很大的变异性和隐蔽性　现代医学的专业化和不断细化使得专科医生关注健康问题的视野越来越狭窄和局限，专科医生诊治的往往是一类疾病。因此，其面对的疾病往往相对固定，变异性不大。而且一旦遇到不同类别的疾病也会将其转移到其他科室进行诊治。而全科医生则面对的是服务社区居民的所有疾病和健康问题，包括不同年龄、性别、不同部位的疾病，以及各种生理、心理、社会原因导致的健康问题和疾病。因此，与专科医生相比，其面对的疾病和健康问题具有很大的变异性。然而，由于很多医生大多在医院完成他们的专业技能培训，而医院面对的疾病谱与社区的疾病和健康问题谱也有较大的差别，使得全科医生较难把握不同个体、家庭、社区中健康和疾病问题的变异程度。此外，全科医生的服务对象很多是处于亚临床、亚健康状态的，一方面，由于此阶段疾病或问题的未分化程度较高，且缺乏敏感特异的诊断方法，因而难以早期发现和及时诊断；另一方面，受制于个人健康意识、对疾病的重视程度及症状轻微等多种因素的影响，此阶段人们很少主动就诊，其健康和疾病问题很容易被忽视，使得其健康问题具有很大的隐蔽性。因此，为了早发现、早诊断，要求全科医生能够不断跟踪和动态了解其所服务社区中的个人、家庭、社区居民的各方面健康档案和信息。

3. 健康问题具有多维性、系统性和关联性　现代疾病谱中的很多疾病既不是生物性的，也不是纯心理或社会性的，而是生物、心理、社会因素交互作用的结果。任何健康问题都可以找到生物、心理、社会方面的原因，社会因素往往是引发疾病和健康问题的重要原因。躯体疾病可以伴随大量的心理社会问题，精神疾患可以伴随许多躯体症状。心理、社会问题既可以是躯体疾病的原因，也可以是躯体疾病的表现；反之亦然。由于社区中出现的心理、社会问题常常带有明显的隐蔽性，全科医生必须善于识别和处理这类问题，在诊疗过程中充分关注就医者的认知、动机、需要、情感、意志、人格特征及社会适应等方面的问题，并掌握发现、诊断、治疗上述健康问题的必要知识技能。

传统生物医学模式指导下的专科医疗服务往往关注微观层面的躯体疾病问题，而生物-心理-社会医学模式指导下的全科医疗服务提倡对微观、宏观层面的健康问题同等重视。不仅应该关注微观层面躯体、系统、器官、组织、细胞、分子上产生的异常，而且应关注个人、家庭、单位、社区等更大范围内的健康问题，并将宏观与微观的健康视野有机结合起来。事实上，社区中健康问题的原因和影响因素往往是错综复杂的，可能涉及生物、躯体、心理、个人、人际关系、家庭、社区、社会、文化、宗教、政治、经济等多种因素和多个方面，以上因素之间又存在错综复杂的相互作用。全科医生对健康问题的关注，不仅仅局限于对某一器官和系统疾病，而是重视各系统之间，身体与精神之间，生理、心理、社会问题之间的相互关联性，以及个人的疾病与其家庭、工作单位、社区环境之间的相互关系。

4. 健康问题具有广泛性　全科医疗服务以人为中心、以家庭为单位、以社区为范围提供预防、医疗等六位一体的服务，全科医师服务具有涉及的范围大、内容广、问题多等特点。这就要求全科医疗不仅关注患者，还应该关注亚临床、亚健康及健康人群的多种健康需要和健康危险因素问题；不仅应关注个体的生理、心理、社会维度的健康问题，还应关注家庭、单位、社区、社会环境中的健康问题；不仅应该关注疾病的治疗问题，还应关注疾病的预防、保健、康复、健康教育，健康促进等多方面的问题。

全科医生面对的健康问题的广泛性，要求其不仅熟悉和掌握疾病的诊疗技能，还应熟悉和掌握非疾病状态监控问题的发现和处理方面的知识和技能，包括及时发现并实施针对健康人群、亚健康人群健康危险因素的干预，进行健康教育和健康促进的基本技能，以及对高危人群进行生活方式管理、需求管理、疾病管理等方面的功能。

四、社 区 资 源

了解、动员和利用社区资源是全科医生开展以社区为范围的健康照顾、制订社区保健计划的重要环节和依据。与居民健康有关的社区资源主要有社区经济资源、社会文化资源、社区机构资源、社区人力资源等。

1. 社区经济资源　经济资源指社区整体的经济状况、生产性质、公共设施、交通状况等。经济资源是社区发展的基础条件，与社区居民健康有密切的关系。一定的经济条件是满足居民基本需要，包括衣食住行，以及卫生保健服务和教育的基础，同时还涉及生产的体制、职业和社会阶层、福利与社会保障及其相联系的社会心理健康。经济发展水平的提高可为居民带来丰富的物质文明，如提供生活所必需的营养、较好的工作和生活环境、必要的卫生保健费用的投入等。但是同时也应看到，经济发展也会给社区带来许多相应的健康问题，如营养过剩（肥胖、高血压、冠心病）、心理紧张、环境污染和意外伤害等。落后的经济条件可能产生落后的社区环境，缺乏

理想的饮食、住房、教育、公共卫生设施和卫生保健服务，可能造成学生失学、工人失业、家庭资源贫乏和社会治安混乱等一系列问题，会明显影响社区的健康状况。社区企业应当注意保护社区的环境，避免工业有害因素造成职业场所和社区环境的污染而危害居民的健康。社区的公共设施则有利于居民修身养性，能够促进居民健康。

2. 社区文化资源　社区文化资源包括教育、科技、艺术、习俗、道德、法律、宗教等方面。每个社区都有其特征性的文化背景，这种文化背景在某种程度上决定着人群对健康和疾病的认知、就医行为、对健康维护的态度，以及所采取的生活习惯、行为方式和自我保健能力等。教育对健康的影响是多方面的。教育可通过培养人的文化素质来指导人们的生活，如感知疾病和掌握卫生知识、改变不良的卫生习惯、参与社会卫生和提高卫生服务的利用等。风俗习惯是人们在长期共同生活中形成的一种规范性行为，它贯穿于人们的衣、食、住、行、娱乐、体育、卫生等各个环节。不同的社区其风俗习惯差异较大，例如，中国人提倡不喝生水，减少了许多传染病的发生，有助于维护健康。风俗习惯的优劣，必然会对当地居民的健康产生影响。宗教活动对于健康的影响具有两面性，一方面宗教给人们提供了信仰支持或有益于健康的行为习惯；另一方面也可能会使人们产生错误的疾病因果观和健康信念模式导致不良的就医行为。

3. 社区机构资源　社区机构资源主要是指社区组织机构，包括社区的领导或管理机构、社区活动机构、文化教育机构（协会、工会、宗教团体等）、生活服务机构、医疗保健机构和福利慈善机构等，社区的组织机构是维护社区健康的重要资源，是全科医生提供协调性服务的重要保障。

社区医疗机构如医院、社区卫生服务中心、卫生院、红十字站、疗养院等的数量、分布、可用程度、可及性和有效性对社区健康有明显的影响。全科医生应该掌握机构资源的信息，并且与社会卫生保健机构建立牢固的、有效的合作机制，充分利用机构资源，满足维护社区健康的需要。社区的管理机构是开展社区居民健康促进和健康教育的组织平台，同时也可用于协调社区居民的关系，包括医患关系等，有利于帮助促进居民的心理健康。

4. 社区人力资源　人力资源是指各类医务人员及卫生相关人员，后者如行政人员、教师、宗教团体成员、居民委员会成员及社区的居民

等。社区医疗保健机构及其医务人员的服务观念、服务能力、服务方式，医疗保健领导者的协调能力、组织能力、管理能力及在社区中的威信和号召力等，都将影响社区卫生保健系统提供社区卫生服务的质量和水平。社区人口的数量、质量和再生产的速度决定着人们的生活水平和生活质量，也影响着人群的健康。在一定范围内人口密度越高，表明环境和经济条件越好，人们的健康水平越高；相反，则表明自然条件恶劣，经济较落后，往往缺乏教育资源和卫生资源，居民健康受到影响，如边远的山区农村等。人口增长速度过快，超过经济增长的速度会造成居民收入水平下降，居民的物质生活、教育、医疗、保健等难以得到保障，也会带来一系列社会问题。社区老年人口的比例增加，给卫生服务带来了巨大的压力，也明显影响社区的健康状况。社区的人力资源也是全科医生开展卫生服务的可利用资源，如健康教育活动中，充分开展病人的现身说法教育、家庭成员的相互监督教育等。

五、社区卫生服务

社区卫生服务提供基本的医疗和公共卫生服务，是满足人民群众的卫生服务需求，提高居民健康水平的有力保障，是我国卫生服务体系中预防为主、防治结合方针的主要支点；是我国城市卫生工作的重要组成部分，是实现人人享有初级卫生保健目标的基础环节。大力发展社区卫生服务，构建以社区卫生服务为基础、社区卫生服务机构与医院和预防保健机构合理分工、密切协作的新型城市卫生服务体系对于坚持预防为主、防治结合方针，优化城市卫生服务结构，方便群众就医，减轻费用负担，建立和谐医患关系具有重要意义。

（一）概念

1999 年卫生部、国家计划发展委员会等十部委联合下发了《关于发展城市社区卫生服务的若干意见》，指出社区卫生服务是社区建设和发展的重要组成部分，是在政府领导、社区参与、上级卫生机构指导下，以基层卫生机构为主体，全科医师为骨干，合理使用社区资源和适宜技术，以人的健康为中心、家庭为单位、社区为范围、需求为导向，以妇女、儿童、老年人、慢性病病人、残疾人、贫困居民等为服务重点，以解决社区主要卫生问题、满足基本卫生服务需求为目的，融预防、医疗、保健、康复、健康教育、计划生育技术服务功能等为一体的，有效、经济、

方便、综合、连续的基层卫生服务。

社区卫生服务承担了大部分常见病、多发病及已经确诊的非传染性慢性病的医疗服务，是三级卫生服务体系的基底。同时，社区卫生服务也是公共卫生的一个部分和子系统，从事的是公共卫生中的最基础工作，属于公共卫生体系中的基层机构，也是公共卫生服务的基底和平台。在社区卫生服务、公共卫生与基本医疗服务两个基底的功能定位下，社区卫生服务中心围绕着基本设施、基本项目、适宜的技术和基本药物这些核心内容提供基本的医疗，同时进行预防和保健等"六位一体"服务；对于一些复杂的疑难病症，通过社区卫生服务中心转诊到医疗服务中心，由于社区卫生服务项目主要是治疗诊断明确的常见病、多发病和慢性病，诊治技术比较成熟、容易规范，因此，这样的功能定位在服务内容和项目方面完全具有可行性。对于慢性病为主的疾病模式，治疗与预防合为一体是一种有效的供给方式，在社区平台上，由全科医生对慢性病患者家庭日常生活的干预和健康指导，使慢性病的治疗与预防服务通过这种综合服务模式得以实现。社区卫生服务中心作为基本医疗和公共卫生两种职能的同一载体，提供基本医疗服务成为社区卫生服务中心公共卫生职能的重要组成部分，也是其最具特色的一部分。这种二合一的功能定位有助于社区卫生服务将疾病的治疗与预防进行充分的整合。

（二）社区卫生服务的特点

（1）以社区为范围健康照顾的场所在社区，并以社区为范围，服务对象是整个社区人群。

（2）重点人群是妇女、儿童、老年人、慢性病病人、残疾人等。

（3）所提供的服务内容是以发现和解决社区主要卫生问题为主。

（三）社区卫生服务的形式

社区卫生服务的基本服务形式和工作方式应依据不同的工作地点、地理环境、人口特征、文化背景和服务需求等进行选择，和专科医院不同，社区卫生服务一般以主动服务为主，并采用多种形式灵活运用。

（1）在社区卫生服务中心进行的服务：是最主要的服务方式，以提供基本卫生服务为主。

（2）上门服务：包括出诊服务、急诊服务、家庭护理、家庭照顾、家庭访视、家庭病床等。上门服务主要是进行疾病预防、慢性病随访或因

保健合同要求而进行的主动上门服务；也可以是应居民的一时要求而临时安排的上门服务。急诊服务主要依靠社区卫生服务中心提供急诊服务、院前急救，帮助病人利用当地的急救网络。家庭病床是以家庭作为护理场所，选择适宜在家庭环境下进行医疗或康复的病种，让病人在熟悉的环境中接受医疗和护理。

（3）电话/网络咨询服务：通过电话或网络进行无偿的预约诊疗、健康和疾病知识的咨询等，也可以通过电话和网络进行有偿的心理咨询服务等。

（4）双向转诊服务：社区卫生服务中心应该和综合性医院及专科医院建立稳定、通畅的双向转诊关系，对于超出社区卫生服务诊疗能力范围之外的病人，医生依据病人的病情和自身情况，帮助病人选择合适的上级医院或医生进行转诊，同时追踪病人住院期间的诊疗情况，并负责病人出院后的治疗和康复工作。

（5）家庭医生责任制：国际经验表明，契约式服务是实施家庭医生/全科医生制度的基础，只有建立稳定的医患关系，才有可能真正实现以预防为导向的综合性、连续性和可及性的社区卫生服务。实施"家庭医生责任制"，通过家庭保健合同的签订，使得与居民对口服务的社区医生相对固定，责任到人、服务到位。

（四）社区卫生服务的相关政策

我国社区卫生服务是随着人们日益增长的基本卫生服务需求发展起来的。1995 年，我国第一个社区卫生服务中心——北京市丰台区方庄社区卫生服务中心成立。1997 年后，全国各地积极试点探索社区卫生服务，取得了许多宝贵经验。卫生部公布的统计公报显示，2011 年末全国有社区卫生服务中心（站）32 860 个，乡镇卫生院 37 295 个，村卫生室 66.3 万个，我国城乡医疗服务网络基本形成，这与我国政府制定、颁布的一系列有关政策密不可分。

1997 年，《中共中央、国务院关于卫生改革与发展的决定》中提出要"改革城市卫生服务体系，积极发展社区卫生服务，逐步形成功能合理、方便群众的卫生服务网络。1998 年，国家发改委下发的《关于建立城市职工基本医疗保险制度的决定》中将社区卫生服务中的基本医疗服务项目纳入基本医疗保险范围。1999 年，卫生部等十部委下发的《关于发展城市社区卫生服务的若干意见》充分阐述了发展社区卫生服务的意义及总体目标和基本原则，指出政府要加强对社区卫生服

务的领导，健全社区卫生服务体系，加强社区卫生服务的规范化管理并完善社区卫生服务的配套政策。2000 年，为积极发展社区卫生服务，加强社区卫生服务机构的规范化管理，构筑城市卫生服务体系新格局，大力推进城市社区建设，依据《医疗机构管理条例》及其实施细则等有关规定，卫生部制定了《城市社区卫生服务机构设置原则》、《城市社区卫生服务中心设置指导标准》和《城市社区卫生服务站设置指导标准》，对城市卫生服务机构设置的原则及其基本功能、基本设施、科室设置、人员配备、管理制度等进行了规范。为配合城市社区建设，贯彻落实《关于城镇医药卫生体制改革的指导意见》和《关于发展城市社区卫生服务的若干意见》，2011 年，卫生部颁发了《城市社区卫生服务基本工作内容》，明确了城市卫生服务的 13 项基本工作内容。

社区卫生服务事业是一项社会公益事业，是政府社会公共职能的体现。随着社区卫生服务的不断发展，其功能定位也在不断完善。《国务院关于发展城市社区卫生服务的指导意见》中对社区卫生服务功能进行了进一步界定："社区卫生服务机构提供公共卫生和基本医疗"。社区卫生服务主要有以下几个特点。

1. 公益性　社区卫生服务除基本医疗服务外，预防、保健、健康教育、计划生育和康复等服务均属于公共卫生服务范围；同时，基本医疗服务也实现了基本药物零差价销售。

2. 主动性　社区卫生服务通过社区诊断，主动发现社区内主要健康问题，主动进行健康教育、预防、保健、慢性病随访等。

3. 全面性　社区卫生服务的服务对象，包括全体社区居民，除患病人群外，还包括健康人群、亚健康人群、残疾人群等。社区卫生服务的任务是维护社区内所有人群的健康。

4. 综合性　社区卫生服务是多位一体的服务。以健康为中心，涉及生理、心理和社会文化等各个方面；就其服务范围而言，包括个人、家庭和社区；就其服务方式而言，是集预防、治疗、保健、康复、健康教育、计划生育等为一体的全方位服务。

5. 连续性　社区卫生服务始于生命的准备阶段直至生命结束，覆盖生命的各个周期及疾病发生、发展的全过程。社区卫生服务人员应主动关心社区内所有服务对象，对各种健康问题从健康危险因素的监测，到身体出现功能失调，以及疾病发生、发展、康复的各个阶段均提供连续性的服务。社区卫生服务不因某一健康问题的解决

而终止，它会根据生命各周期、疾病各阶段的特点及需求，提供具有针对性的服务。

6. 可及性　可及性是社区卫生服务的一个显著特点，主要体现在服务内容、时间、价格和地理位置等方面更加贴近社区居民的需求。社区卫生服务的场所在社区，要求能够保证居民步行十几分钟内可以到达。服务内容以服务对象的需求为导向，运用适宜的技术，为社区居民提供基本医疗服务、基本药品，使社区居民不仅能承担得起这种服务，而且使用方便。

第二节　社区诊断

一、社区诊断的概念

社区诊断（community diagnosis），又称社区卫生服务需求评价（community health needs assessment），是社区卫生工作者综合运用社会学、人类学和流行病学的研究方法，收集社区卫生状况、社区居民健康状况、社区卫生资源、社区居民需求及卫生服务提供与利用情况等信息，发现存在的主要健康问题，以便确定需优先解决社区主要卫生问题的过程，为进一步制订社区卫生服务干预计划提供科学依据。社区诊断以流行病学为基础，追究与社区人群相关的发病因素、死亡原因和环境因素对健康的影响，目的为探明群体的发病机制。

社区诊断是开展社区卫生服务的向导，只有通过社区诊断，才能确定社区中存在的主要健康问题及解决问题的优先顺序；才能根据社区居民的需求，制订出有效、可持续的社区卫生服务计划。这如同临床医师诊治病人，需要有正确的诊断后才能开出有针对性的药物处方一样。不同的是，临床诊断是在疾病发生之后，由医师对病人进行各种综合性检查后所作出的判断；而社区卫生诊断则是通过社区医师主动地利用科学的方法收集社区内居民健康状况、社区内可利用的卫生资源及卫生服务的提供和利用情况等资料对社区卫生状况所进行的描述和分析，确定社区内需要优先解决的卫生问题的过程。两者在评价对象、存在问题、资料收集、评价方法、结果和处理等方面存在着明显的区别，见表 4-3。

表 4-3　社区诊断与临床诊断的比较

比较	社区诊断	临床诊断
对象	社区人群与环境	个人
存在问题	现象或事件、人群反应、健康状况	症状

续表

比较	社区诊断	临床诊断
资料收集	社区文献资料和现有资料、健康档案	既往史、主诉、现病史
评价方法	社区医学定性和定量研究、统计学分析方法、因果分析图	物理检查、实验室检查
结果	发现社区卫生问题和现有卫生资源，找出卫生问题的原因	确定病名、找出病因
处理	形成初步的卫生服务需求及优先解决主要卫生问题，制订社区卫生计划，实施干预措施	进行疾病个人诊断，开具处方或提供治疗方案
目的	效果评价，预防疾病，促进健康	效果评价、治愈疾病或缓解症状

二、社区诊断的目的与意义

社区诊断是制定卫生政策、合理利用卫生资源的重要依据。

（一）社区诊断的目的

1. 发现社区存在的主要健康问题及其影响因素　通过一定的方式和手段，在掌握大量的生命统计，健康问题，社区内家庭结构，生活周期与功能，社区居民对卫生保健的认知、态度，卫生资源，卫生服务利用等资料的基础上，找出影响社区的主要卫生问题，并分析其影响因素。

2. 明确社区居民的卫生服务需求　在社区卫生诊断过程中，可通过对居民健康状况及现有卫生服务利用状况的分析，了解居民的卫生服务需求，目前提供的卫生服务在数量和质量上是否满足了居民的需求，从而为拓宽医疗卫生服务范围或调整卫生服务结构提供依据。

3. 确定社区需要优先解决的卫生问题　通过社区卫生诊断，不仅可以找到现存的社区卫生问题，而且可以对这些问题的影响范围和影响程度作出科学合理的评价，结合社区资源的实际，确定哪些卫生问题是需要优先解决的，即优先干预项目。

4. 为制订本社区卫生服务计划提供资料　社区卫生活动是一个循序渐进、周而复始的过程，包括社区卫生诊断，社区健康计划的制订、实施、监测与监督、效果评价等。社区卫生诊断的结果可以帮助制订社区卫生计划，确定应该从哪些方面着手改善卫生服务。在实施过程中，还要了解所制订的计划是否有效，是否达到了预期的目的。然后，又可以进行更深层次的社区卫生诊断，进入下一个循环，如此不断往复，推动和完善社区卫生服务工作。因此，社区诊断是社区卫生工作周期中的一个重要环节。

（二）社区诊断的意义

（1）有利于政府及有关部门编制社区卫生规划、合理配置卫生资源与决策。

（2）有利于有针对性地解决本社区主要的健康问题。

（3）有利于提高社区卫生服务的供给与利用能力。

（4）有利于发挥社区各类相关资源的综合利用效益。

（5）有利于评价卫生工作的成效，保证社区卫生服务健康、可持续发展。

三、社区诊断的内容

（一）社区环境状况

社区环境包括自然环境和人文社会环境。自然环境包括：①社区的类型，如居民社区或企业社区、城市社区或农村社区等；②地形、地貌、地理位置等特征；③自然资源情况等。人文社会环境如社会经济水平、教育水平、家庭结构和功能、人均收入、风俗习惯、人口的稳定度、社会休闲环境及社区内各项计划的执行情况等。

（二）社区人群的健康状况

社区人群的健康状况主要包括社区人口学资料、社区疾病的流行病学特征和健康行为分析。

（1）社区人口学资料包括：①人口数量：户籍数、常住人口数、流动人口数；②人口结构：包括年龄、性别、民族、职业、文化程度、就业人口、抚养人口构成等；③人口动态变化情况：出生率、死亡率、人口自然增长率、人口老龄化及其变化趋势等。

社区人口学资料对卫生工作的实际指导意义在于，了解社区的特点和社区所需的服务内容，决定社区卫生服务机构今后的服务模式。例如，对于某一个人口老龄化现象较为严重的社区，社区卫生服务工作的重点应是围绕着如何提高老年人的生活质量来开展工作。同样，社区居民文化程度的构成决定了服务方式的不同。如果某一社区居民文化程度较低，那么开展健康教育则需要采取浅显易懂的形式，如图片、真人示范

等直观的教育方式，通过形象化的表演等寓教于乐、便于居民掌握基本健康知识。

（2）疾病的流行病学特征包括：①传染病、慢性非传染性疾病、各类伤害的死亡率、死因构成和死因顺位，主要指标有：新生儿死亡率、婴儿死亡率、孕产妇死亡率、年龄别死亡率及死因谱等。②居民疾病现患情况，主要指标有：人群常见慢性病的患病率及疾病谱、居民两周患病率；年龄、性别、不同病因住院率与平均住院天数；年龄、性别不同病因就诊率与日门诊量排序等。③卫生服务需求与满意度，主要指标有：居民的健康信念；对社区卫生服务的需求与利用情况；会诊与转诊情况；社区卫生服务的及时性、可及性，以及群众的满意度。④其他健康问题，如损伤与中毒情况，居民的生活质量、心理健康状况、疾病负担情况等。

（3）健康的行为分析包括：①社区居民对于慢性病知识的了解、态度、行为；②与慢性病有关的常见危险因素分布情况，如吸烟、饮酒、超重、不定期锻炼、不合理膳食结构、高血压、高血脂、生活与工作的紧张度、性格特征等；③生活、工作环境对健康的影响。

健康行为分析对于卫生工作的实际指导意义在于，通过居民健康行为及环境的调查，可以了解影响居民健康的危险因素，分析社区主要健康问题产生的原因，为下一步开展社区健康教育工作奠定基础，进而采取相应的干预措施。

（三）社区资源与社区解决健康问题的能力

社区卫生服务的资源不仅仅来源于医疗卫生机构，还可来源于政府、社区其他组织乃至社区居民的参与。全科医生要搞清楚哪些资源可以直接利用，哪些资源尚待开发利用。

1. 经济资源 经济资源是指社区整体的经济状况及其发展趋势、卫生经费占国民生产总值的百分比、收入分配的公平性、公共设施、产业结构、交通状况等。经济资源的丰富程度及分布状况直接影响到卫生保健服务的提供、利用和质量。

2. 机构资源 机构资源包括卫生机构和非卫生机构两个方面。卫生机构是指各级卫生行政机构、医疗机构（医院、卫生院、诊所）和防保机构，以及红十字站、疗养院等。非卫生机构主要指社会福利机构、慈善机构、文化教育机构和各种社区团体，如工会、协会、宗教团体等。了解这些机构的功能及其对居民的可及性和可用

性等信息,有助于社区卫生服务的连续性和协调性发展。

3. 人力资源　人力资源包括各类卫生专业技术人员如医师、护士、药剂师、营养师、卫生保健提供者和卫生相关人员,如行政人员、社区志愿者、街道居委会成员等。其中,卫生人力的数量、质量及工作效率对社区健康水平起着决定性作用。

4. 社区动员的潜力　社区动员的潜力是指社区内可动员来为医疗卫生保健服务的所有人力、物力、财力、技术和信息等。包括居民的社区意识、社区组织的活动、社区权力结构及运用、社区居民对医疗卫生事业的关心程度、社区人口的素质与经济能力等。它是决定实施社区健康行动计划成功与否的力量所在。社区卫生服务工作不仅仅是卫生部门的事,而应是全社会的责任。全科医生应善于开发领导层,积极争取社区有关部门的理解和支持,动员社区群众参与。

四、社区诊断的步骤

（一）明确社区诊断的目标

目标既可以是全面、综合性的,如诊断社区居民的卫生服务需求或需要,也可以是较特异的,如社区某职业人群的健康状况或高血压的预防控制等。目标的确定有助于选定社区卫生诊断的方法。

（二）确定目标社区和目标人群

目标社区可以根据地理区域或特定人群来界定,如城市的街道或机关单位等;目标人群可根据社区诊断的目的和内容来界定,如社区的全人口或某个年龄段的人口等。目标社区的界定对于资料的收集、分析,以及制订社区卫生计划都是非常必要的。

（三）收集资料

资料的收集是进行社区诊断的基础,只有在完整、可靠的信息基础上才能作出正确的诊断。

1. 资料的来源　资料的来源有两个,一是现有资料的收集;二是由专项调查获得。资料来源见图4-2。

（1）现有资料:主要包括各个部门和系统的常规统计报表、经常性工作记录、以前做过的调查等,如公安局的出生和死亡登记、流动人口登记、户籍管理记录,卫生系统的疾病统计资料、医院病历、普查和筛查资料等。在利用现有资料前要对其可信性、完整性、可比性及实用性等进行评价。

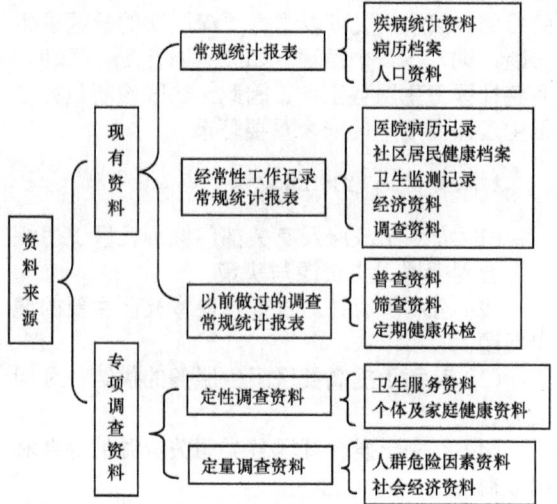

图 4-2　社区诊断资料的分类与来源

（2）专项调查资料:现有资料不足以满足社区诊断要求时,可以针对社区的某一特定问题进行专项调查以获得所需的资料,分为定性调查和定量调查资料,如个体及家庭健康资料、人群危险因素资料等。具体方法详见本节"社区诊断的常用方法。"

2. 资料的内容

（1）社区背景资料:地理位置、地形、地貌、自然资源、经济状况、风俗习惯,以及交通、通讯情况等;社区内的政府机构、民间团体和学校、幼儿园的分布情况等。

（2）人口学资料:社区的人口数量、性别、年龄结构,重点人群和高危人群的特征等。

（3）社会和经济指标资料:收入、财产、就业、生活环境、生活秩序、文化水平、业余文化生活等。

（4）生活方式资料:营养状况、自我保健意识、运动、吸烟、饮酒、滥用药物等。

（5）社区健康状况资料:人口出生率、死亡率、发病率、患病率、病残率、总发病率、总患病率等。

（6）卫生资源及其利用的资料:卫生人员的数量和结构、卫生费用的数量和来源、医疗机构的数量和分布、居民对卫生资源的可及程度等。

（7）卫生服务利用及管理资料:就诊人数、住院人数、年急诊率、年住院率、平均住院天数、影响居民就诊和住院的因素、医院成本与效益等。

（四）确定优先解决的社区卫生问题

根据普遍性、严重性、紧迫性、可干预性、效益性等原则,确定优先解决的社区卫生问题,并综合分析问题的原因，以达到最终解决问题的目的。

大多数社区不具备同时解决社区人群中所有健康问题的人力、物力及财力。所以需要集中有限的资源全面综合地解决某一个或者某几个主要的健康问题。同时应考虑卫生服务需要、居民需求及社区现有的和潜在的资源，并结合社区居民和相关部门的意见，根据一定的原则来确定优先顺序。

1. 普遍性 所确定的要优先解决的卫生问题在社区人群中普遍存在，具有共性的特点，而不仅仅局限于某一区域或人群。通常以某种卫生问题发生频率的高低来表示，如发病率和患病率等。

2. 严重性 即所确定的要优先解决的健康问题对社区内居民的健康状况影响较大，所造成的后果较为严重，如慢性病所致的生活自理能力丧失、生活质量下降、家庭负担过重等。

3. 紧迫性 即所确定的要优先解决的健康问题已经引起了政府的和社区居民的强烈关注，政府部门出台了相应的政策，要求必须在近期内解决，如对儿童进行脊髓灰质炎疫苗的强化免疫接种。

4. 可干预性 即所确定的要优先解决的健康问题能够通过某些特定的措施或活动加以解决或改善。改变不良生活行为习惯可以降低高血压的发生率。

5. 效益性 即在相对固定的资源条件下，解决该健康问题所取得的社会效益与经济效益均最佳，即具有较高的成本效益。如新生儿注射乙肝疫苗可预防乙肝的发生，减低乙肝的发病率。这一干预措施被公认为具有较高的成本效益。

（五）社区诊断报告

社区诊断报告主要由以下三部分组成。

1. 开展社区诊断的背景 开展社区诊断的背景包括：社区一般情况简介、提出开展社区诊断的目的、开展本次社区诊断的意义。

2. 社区诊断的内容 社区诊断的内容主要包括：社区卫生问题是什么，该问题的影响范围或涉及人群大小；该问题的严重程度，引起问题的主要原因、次要原因；哪些原因是可变原因，哪些是不可变原因；该问题对其他问题的影响，与社区优先领域或关心问题的联系等。

3. 社区卫生问题的解决措施 社区卫生问题的解决措施包括：卫生服务提供和利用情况；社会动员解决该问题的可能性、评价方法等。

4. 社区诊断报告的基本内容

（1）社区的基本情况：社区面积、人口数、家庭户数、男女性别比、年龄分层、民族分布等。

（2）经济文化状况：包括社区人均收入、低收入人数、基本医疗保险覆盖率、文化程度等。

（3）社区居民的健康状况：包括健康知识知晓率、患病率与疾病顺位、死亡率与死因顺位、孕产妇/新生儿死亡率、疫苗接种率、不良行为比例等。

（4）社区可利用资源：医院与卫生机构的数目、医护人员的数量、床位数、居委会或社会志愿人员的数量、学校或大型企事业单位等。

（5）干预计划或干预措施：包括对卫生政策的改进建议，对目前社区主要疾病的一、二、三级预防，与相关部门的合作等。

五、社区诊断的常用方法

进行社区诊断可以采用各种医学科研方法及流行病学的方法，常用的方法分为定性研究和定量研究两大类。定性研究主要指研究者运用历史回顾、文献分析、访问、观察、参与经验等方法获得研究的资料，并用非量化的手段对其进行分析，获得研究结论。由于只要求对研究对象的性质作出回答，故称定性研究。定量研究主要指搜集用数量表示的资料或信息，并对数据进行量化处理、检验和分析，从而获得有意义结论的研究过程。定量研究主要以数字化符号为基础去测量，由于其目的是对事物及其运动的量的属性作出回答，故称定量研究。

（一）定性研究

其特点是研究结果不能以数据来表示，主观性强，不能推论一般，但能获得深入的信息，对所研究问题具有探索性意义。常用的定性研究方法主要有观察法、个人深入访谈法、专题小组讨论法和选题小组讨论法等。

1. 观察法 观察法是指通过对事件或研究对象进行直接的观察来收集数据的方法。常用的观察法有参与观察和行为观察。通过参与观察和行为观察可以发现研究对象语言、行为、态度与实际情况之间的差别，最大限度地减少和控制定性研究中的报告偏倚，与专题小组访谈和个人深入访谈相比，观察法所获得的资料较为准确。

（1）参与观察：是指研究者深入到研究对象的生活中，即生活在研究对象的社区文化氛围之中，观察、收集和记录研究对象在社区中日常生活的信息，用文字或故事来记录所研究的内容。研究者在每一个观察地点追踪观察记录，在整个研究中，这些记录将成为一份连续的记录，对研究来说具有重要的意义。

（2）行为观察：是指根据事先的行为分类标准，通过观察、记录和行为分析来收集行为资料，通常在乡村、社区和城市的邻里间和诊所中使用。在现场实施时研究者多使用调查指南和量表将观察到的行为进行分类，并对特定的环境和条件进行观察和记录。与其他定性研究方法相比，行为观察能得到更深入的信息和对行为有较深入的理解。

2. 个人深入访谈法 个人深入访谈是指一个访谈者与一个被访谈者（有时也称为重要知情人）面对面地进行交谈。研究者可根据一份事先拟好的访谈提纲或写有开放性问题的问卷进行访谈。访谈的问题最多不超过 5～6 个，20 分钟左右能够完成。在访谈中可以记录，也可以用录音机录音，但需事先征得被访谈者的同意，访谈结束后，将访谈的内容整理出来。个人深入访谈的应用范围并不是很广泛的，访谈者要具有较好的获取信息的能力、记忆力、判断力及应变力。

3. 专题小组讨论法 专题小组讨论是指为了了解有关人们行为的信念、态度及经历等信息，将一组人聚集在一起，就某一特定问题进行深入的讨论。多在一个项目开始以前或实施以后用于收集调查资料或者评价项目的进程和结果。典型的专题小组讨论应由 5～7 人参加，他们的年龄、文化、专业、婚姻状况应相似或基本相同，男女在同一组较为理想。讨论由一名受过专门训练的主持人主持，可以有一位助手参加，帮助记录讨论的内容及负责录音。理想的讨论时间是 1～2 小时。专题小组讨论参加者们所发表的意见并不仅仅反映了他们个人的意见，而是代表了与他们相似的一类人的观点、态度和行为。

4. 选题小组讨论法 选题小组讨论是一种程序化的小组讨论，其目的是为了寻找问题，并把所发现的问题按其重要程度排出顺序来。选题小组一般由 6～10 人组成，主持人给出要讨论的问题，小组成员互不交谈，每人在一张纸上按要求列出自己认为重要的几项，上交所写的内容，每人向大家解释自己写的每一项内容，由一人统一记录。再让小组成员从所有项目中选出自己认为最重要的几条，排出先后顺序，并将每项按 1～10 分给分，最重要的给 10 分，最不重要的给 1 分，主持人将结果统计并按分数排序，代表小组共同的意见。选题小组每次讨论都有一个肯定的结果，每人都有平等表达意见的机会，受他人的

影响较小。

（二）定量研究

定量研究常常以问卷作为收集资料的工具，向调查对象收集有关疾病、健康、医疗服务等的信息。其结果可以用数据来表示，较为客观，说服力强，能够推论一般，但不能得到深入的信息资料。常用的方法有结构式访谈法、现场自填问卷法和信访法等。

1. 结构式访谈法 结构式访谈是指调查者根据事先设计的调查表格或问卷对调查对象逐一进行询问来收集资料的过程，其基本特征是有详细的调查表和进行面对面的访问。

2. 现场自填问卷法 现场自填问卷是指调查对象按照研究者设计的问卷和填写要求，根据个人的实际情况或想法，对问卷中提出的问题逐一回答，并将答案填写在问卷上。

3. 信访法 信访法是指研究者或调查者将设计完毕的问卷邮寄给调查对象，调查对象再按照要求填写完毕后邮寄给研究者的资料收集方法。

（三）问卷设计的原则

定量研究常常要使用问卷，一份高质量的问卷既要准确收集到所需要的资料，又要适合调查者。在设计问卷时要遵守以下原则。

1. 目的原则 问卷中的内容须按研究或调查的目的来设计，即问卷中的每一个问题都应与研究目的相关。

2. 题量适度原则 问卷中的问题数量要适宜，完成一份问卷的时间一般不超过 30 分钟，最好在 20 分钟以内。

3. 不列入原则 一些敏感的问题不宜列入问卷，如婚外行为、同性恋、吸毒等；或者调查对象禁忌的问题，如宗教禁忌、民族禁忌等，对这些敏感问题可运用随机应答技术进行调查。

4. 易回答原则 问卷的问题和答案用词必须简明清楚、恰当准确，描述应具体而不抽象，易理解。尽量避免用有歧义的语言和词汇，避免使用专业性词汇和俗语，避免使用过多的修饰词。要求回忆时间不宜过长，否则会产生记忆错误。如急性病回忆期限可在 1 个月之内，最好为 2 周；慢性病回忆期限可为 6 个月；住院的回忆期限可以达 1 年。

5. 中性原则 研究者不能把自己的观点和倾向带入问卷，产生诱导性提问，从而增加某些回答的概率，产生偏倚。最好采用中性提问。

6. 一事一问原则 即每个提问只能包含一

件事或一个单独的意思。如果一个问题中包含了两个或两个以上的概念，称为双重装填问题，有些被访者可能不易回答。

7. 具体化原则 尽量避免抽象提问，涉及抽象概念时，一定要把它们转化成具体的、回答者容易理解的问题。如涉及幸福、爱、道德、正义等抽象概念的提问一般都较难回答。

8. 迂回原则 问卷中应尽量避免敏感性问题，如果问卷中确实要包括敏感性问题时，可采取迂回提问，避免直接提问。

第三节　社区导向的基础医疗服务

首次提出社区导向的基础层医疗（community oriented primary care，COPC）这一概念的是南非医生 Sydney.L.Kark。20 世纪 40～50 年代，Kark 医生及其同事就在南非的 Pholela 和以色列的 Kiryat Yove1 开始对 COPC 进行了初步的尝试，开展了以社区为范围的综合性的医疗和预防服务。他在医学院校的支持下组建了一个多学科的基层医疗团队，包括医生、护士、健康教育者和记录员，应用临床流行病学、社会心理学、基础医学和基层医疗等方法进行社区卫生需求评估，掌握社区卫生状况、人口学、行为和环境等特征，提供综合性的预防、治疗和健康教育等服务。他们不仅成功地实施了 COPC，而且取得了良好的效果。从 20 世纪 70 年代初开始，Sydney.L.Kark 和他的同事陆续报道了他们在南非和以色列的实践情况，并正式提出了 COPC 的概念。Kark 等在实践中发现，社区的健康问题与社区的生物性、文化性、社会性特征密切相关，基层医疗不应局限在病人和疾病上，而应注意与社区环境和行为的关系。他主张初级保健医生应把着眼点从传统的临床方面扩大到流行病学和社区方面。20 世纪 80 年代，Fitzhuangh Mullan 报告了 COPC 在美国实施的情况，并指出 COPC 的特征是传统的公共卫生与临床医学实践的结合。目前，许多国家的基层医疗单位，如全科医疗中心/诊所、群体医疗中心、政府或基金会支持的医疗机构、健康维护组织已经接受了 COPC 模式。

一、概　述

（一）COPC 的定义

COPC 是指将以个人为单位、医疗为目的的基层医疗与以社区为范围、重视预防保健的社区医疗两者有机地结合的基层医疗，即在基层医疗中重视社区、环境、行为等因素与个人健康的关系，把服务的范围从临床医疗扩大到流行病学和社区的观点来提供照顾，COPC 是一种将社区和个人的卫生保健结合在一起的系统性照顾策略。社区的健康问题与社区的生物性、文化性、社会性特征密切相关，基层医疗不应局限在患者和疾病上，而应注意与社区环境和行为的关系。

（二）COPC 的特征

COPC 是基层医疗的一种服务模式，是社区群体卫生保健与个体卫生保健的结合，其基本特征主要体现在以下几方面。

（1）将流行病学、社区医学的理论和方法与临床技能有机地结合。

（2）开展的项目是为社区全体居民健康负责。

（3）通过社区诊断确定社区健康问题及其主要特征。

（4）根据问题解决的优先原则，制订可行的解决方案。

（5）社区参与充分发挥了全科医生作为社区健康协调者的角色，动员社区资源参与 COPC 实施。

（6）同时关系就医者和未就医者。

（7）保证医疗保健服务的可及性和连续性。

（三）COPC 的基本要素

（1）一个基层医疗单位：该基层医疗单位（如社区卫生服务中心、街道医院或乡镇卫生院）应能够为社区居民提供可及性、综合性、协调性、连续性和负责性健康照顾。

（2）一个特点的社区人群：可以是生活型社区或功能型社区，也可以是生活型社区或功能型社区人群中的特定人群。

（3）一个确定及解决社区主要健康问题的实施过程：是指社区诊断和 COPC 的实施过程。

二、社区为导向的基层医疗实施程序

COPC 是基层医疗实践，也是动员全社会共同参与社区人群保健的系统工程。COPC 实施过程包括下列五个步骤：明确社区、人群和基层医疗单位；了解人群主要卫生问题；制订健康保健计划；实施健康保健计划与质量控制；对实施效果进行评价。实际上 COPC 的实施就是一个不断提高社区居民的健康素质和生活质量的循环往复的过程。当一个健康问题解决之后，又进入新一轮的 COPC 实施过程图 4-3。

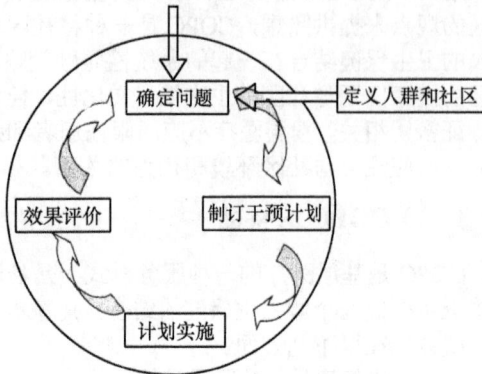

图 4-3　COPC 的实施过程

（一）社区为导向的基层医疗的实施过程

1. 确定问题

（1）确定社区及社区人群：实施 COPC 时首先要确定社区的范围，如以某个街道、居委会或乡（镇）作为一个社区。全科医师既要考虑整个人群，又要特别关注那些不常来看病的人群情况。可列出社区人群中所有成员的清单，描述他们的社会人口学特征、文化水平、健康相关行为等。同时，还要确定一个主要负责的基层医疗单位，如由社区卫生服务中心负责实施 COPC 的基层医疗单位。

（2）评价人群健康状况，确定社区主要健康问题：人群一旦确定后，全科医师就要运用流行病学、卫生统计学等相关的研究方法评价社区人群的健康问题与主要危险因素、卫生服务状况和可利用的卫生资源，确定主要的健康问题。例如，通过社区调查和统计学分析后发现，某一社区的人口为 83 688 人，男性占 51.2%，女性占 48.8%，60 岁及以上人口占 13.0%。社区成年人前五位疾病的顺次是高血压、糖尿病、冠心病、慢性阻塞性肺疾病和骨关节病。其中高血压的患病率为 16.4%，知晓率为 49.6%，治疗率为 55.9%，有效控制率为 19.2%；糖尿病的患病率为 13.1%，知晓率为 40.8%，治疗率为 55.6%，有效控制率为 21.2%。进一步分析认为，影响社区居民整体健康水平的主要因素是居民对高血压、糖尿病知识的知晓率、治疗率和控制率低，缺乏体育锻炼不吃或少吃奶制品，吸烟，口味偏咸等。社区人群健康状况评价及主要健康问题的确定，除基层医疗单位和全科医生外，还需与流行病学专家、社会医学专家及社区行政机构共同讨论研究确定。

（3）确定需要优先解决的健康问题，并制订社区干预计划：大多数社区都不具备同时解决社区人群中所有健康问题的能力，因而，必须集中有限的资源，有针对性地解决其中一个或几个主要健康问题。根据健康问题的严重性和重要性，确定社区主要健康问题的排列顺序，然后，考虑问题的可变性与可行性，即社区提供资源和解决问题的能力，社区的客观需要和社区居民的需求，以确定解决问题的优先顺序。确定优先解决的健康问题后，应制订社区干预计划，包括确定目标，以及实现目标的策略和方法。有效的社区健康计划应明确需要做什么、何时做、怎样做及谁来做。通常应结合社区居民和社区管理机构的意见制订计划方案，计划的形式可以不同，但要尽可能地详细。

2. 制定社区干预的计划

确定优先解决的问题后，应制订社区干预计划，干预计划包括确定目的和目标，以及实现目标的策略和方法。有效的社区干预计划应明确需要做什么、何时做及负责人。应结合社区居民和社区管理机构的意见制订计划方案。计划的形式可以不同，但要尽可能详细。一般将要做的工作分为四个步骤，即工作准备、布置任务、实施和评价，还应包括计划实施时间表。

3. 计划实施

COPC 方案实施的过程要重点加强监控，监控的目的是提高干预的质量。监控可利用人群调查资料或门诊资料及其他可用的资料。不管使用哪种方法，必须在干预开始前建立监控的技术和评价的方法，COPC 计划实施过程中及实施完成后都要及时追踪计划实施情况，并评价实施效果。COPC 实施以基层医疗单位为主，需要动员社区各种资源，如慢性病防治机构、健康教育机构、居委会、工会、学校等。COPC 项目的负责人应有较强的社会工作能力，一般由基层单位负责人和社区管理机构的领导共同担任。政府、其他社会团体的参与尤为重要，COPC 的实施有时需要借助行政力量。在计划实施之前，还应进行广泛的群众宣传，以调动全体居民的积极性，主动配合 COPC 的实施。

4. 计划评价

项目评价是实施 COPC 过程的最后一步。根据预先确定的目标，对实施项目各项活动的适合度、效率、效果、费用等进行分析比较，判断项目中设定的目标是否达到及达到的程度，为决策者提供有价值的反馈信息，以调整和改进项目的实施。COPC 项目的评价包括过程评价、效果评价和影响评价。

（1）过程评价：是指干预项目实施情况与制订的目标和计划相比较，检查计划执行的动态过程。它贯穿于项目的每一个阶段之中，其目的是通过监测和评价各阶段活动的进展情况、干预活动的效果，进行信息反馈，这对及时了解项目实施的进展，调整不符合实际的计划，确保项目的成功是非常重要的。

（2）效果评价：主要是判断干预措施对人群健康的影响程度，评价计划是否达到干预的目的，可用各项健康指标的改善程度来评价是否已经达到计划要求的水平，如对目标人群的知识、态度、行为改变的作用、政策的变化、居民的满意度及计划实施的成本效果分析，即项目执行后的直接效果。

（3）影响评价：是评价项目实施后对最终目的或结果的作用，如患病率或健康状况的改变，人们的生命质量是否得到改进等，即项目执行的长期效果。对于实施社区健康项目，主要强调过程评价和近期影响评价。评价必须要针对整个人群，同时还应包括对计划实施后正面和负面的影响。

（二）COPC 的实施阶段

由单纯的医疗服务发展到 COPC 模式，需要有一个过程，尤其需要全科医师转变观念，更新知识和服务技能。根据 COPC 实施的情况，一般可分为五个实施阶段或等级。

0 级：未开展 COPC，无社区的概念，不了解所在社区的健康问题，只为就医的病人提供一些非连续性的照顾。

1 级：对所在社区的健康统计资料有所了解，但缺乏社区内个人健康问题的资料，根据医生个人的主观印象来确定健康问题的优先顺序及解决方案。

2 级：对所在社区的健康问题有进一步的了解，有间接调查得到的社区健康问题资料，具备制订计划和评价的能力。

3 级：通过社区调查或建立的档案资料能掌握所定义社区 90% 以上居民的个别健康状况，针对社区内的健康问题采取对策，但缺乏有效的预防策略。

4 级：对社区内每一居民均能建立个人健康档案，掌握个人的健康问题，采取有效的预防保健和疾病治疗措施，建立社区内健康问题收集的正式渠道和评价系统，具备解决社区健康问题的能力和协调管理资源的能力。

三、全科医师在实施 COPC 中的作用及其意义

社区是个人及其家庭日常生活、社会活动和维护自身健康的重要场所和可用资源，也是影响个人及其家庭健康的重要因素。全科医师的工作如果不考虑"社区"这一重要的因素，就难以主动为个人及其家庭提供完整的医疗保健服务，更难以使医疗保健服务产生最佳的效果。所以，全科医师应把提供以社区为导向的基层医疗服务作为自己的基本职责。

全科医师实施 COPC 的意义在于：

1. 有利于实现居民健康保健服务的一体化　通过提供以社区为基础的基层医疗服务，全科医师才能全面了解到社区健康问题的性质、特点和公众的就医行为，医师在诊所或医院中所接触到的疾患或患者，仅仅是社区中所有健康问题或患者中的一小部分（约 30%），大部分患者通过各种形式的自我保健获得痊愈，没有得到全科医师的保健服务。通过 COPC 的实施，可以使社区居民能够接受全科医师健康保健一体化的服务。同时，在维护个人及其家庭的健康方面，全科医师能够调动个人和家庭的主观能动性，使居民获得连续、全面的健康维护。

2. 有利于发挥社区资源的作用　社区是个人及其家庭健康和疾患的重要背景，是全科医师服务的重要资源。只有在社区的背景下观察健康问题，才能完整、系统地理解个人及其家庭的健康和疾患，而忽视社区这一背景因素的作用，难免会使医师在诊疗方面走进死胡同。

3. 有利于维护社区全体居民的健康　以社区为导向的基层医疗要求全科医师同时关心就医者和未就医者，这样才能更有效地维护社区全体居民的健康。一方面，就医者不一定有十分严重的健康问题，而未就医者未必问题就不严重，在未就医者中常常隐藏着更多的危险性或难以解决的问题；另一方面，这不仅不符合卫生经济学的观念，而且医疗保健服务也难以取得理想的成效。对于维护社区健康来说，社区预防比个人疾病的诊疗更有价值。

4. 有利于促进社区资源的合理利用　通过提供以社区为导向的基层医疗，可以促进合理利用有限的卫生资源，并在动员社区内外医疗和非医疗资源的基础上，最大限度地满足社区居民追求健康生活的要求。社区是解决人群健康问题的理想场所和有效资源，维护社区居民的健康不仅仅是医务人员的责任，也不仅仅是个人及其家庭

的责任，而是整个社区乃至整个社会的责任。社区的积极参与可以弥补卫生资源的不足，可以使维护社区健康的活动在有关政策、制度或其他行政干预的推动下成为全社区参与的群众性运动，最终产生单纯依靠医疗保健机构的努力而无法取得的效果。对社区资源的利用程度是以社区为导向的基层医疗保健成败的关键。

5. 有利于控制各种疾病在社区中的流行
全科医师通过接触个别病例，可以及时地预测或掌握有关疾病在社区中的流行趋势和规律。同时，还可以迅速采取有效的预防和控制措施，与疾病防治部门协作，及时阻止有关疾病在社区中的流行。从个人及其家庭预测社区，又从社区预防的角度去维护个人及其家庭的健康，这是以社区为导向的基层医疗的重要特征。

四、COPC 的实施注意事项

（1） COPC 的实施必须得到社区组织的广泛支持，社区参与是 COPC 实施的基础，COPC 应将提高社区参与能力作为重点，注重社区各种资源的协调和利用。

（2）COPC 的实施需要全科医生具备全科医学的知识、技能，具备一定的社会工作能力，充分发挥团队合作精神，稳步推进 COPC 的实施。

（3）COPC 的实施应在了解社区居民健康状况的基础上开展。

（4）COPC 的实施过程中，应加强过程评价，了解进展情况和效果，进行信息反馈，调整计划，达到预期的目的。

五、COPC 的实施条件

国外多年开展 COPC 的经验证实，COPC 的实施应具备保证实施过程顺利进行的各种条件，如下所述。

（1）来自政府、基金会或个人的资金支持。
（2）有一定的学术力量支持。

（3）知识结构合理、能够开展 COPC 的社区医疗服务团队。

（4）基层医生/全科医生有积极开展 COPC 的意愿，并有足够的时间保证。

六、全科医生在 COPC 中的作用

COPC 是全科医生提供完整的社区健康照顾的重要手段，尽管 COPC 的重要特征是社区参与，但美国多地区 COPC 模式研究表明，实施 COPC 是由全科医生来执行的，而不是由社区本身来执行。每个地区 COPC 计划至少有一名全科医生参与，这表明 COPC 的成功实现，全科医生的参与显得格外重要。

社区是个人及其家庭日常生活、社区活动和维护自身健康的重要场所和可用资源，也是影响个人及其家庭健康的重要因素。全科医生应把提供以社区为导向的基层医疗作为自己的基本职责。这种服务把预防医学的观念、流行病学的方法与为个人及其家庭提供连续性、综合性和协调性服务的日常诊疗活动相结合，通过实施 COPC 主动服务于社区中的所有个人和家庭，从而维护整个社区的健康。

COPC 的实施需要团队合作，需要社区参与，体现了全科医学综合性和协调性等原则。传统的基层医生主要扮演治疗者的角色，面对的主要是个体患者。在 COPC 中，全科医生面对整个社区，不仅是医疗者，而且还承担领导者、协调者、教育者、监督者、管理者等多种角色。责任从个人服务扩大到家庭服务，从家庭服务扩大到社区，全科医生除临床医学知识外，还应加强流行病学、社区医学、行为医学、环境与职业医学、生态学、社区健康评价等相关知识的学习，以确保全科医生多种角色的发挥和功能的完善。

（高红萍）

第五章 以预防为导向的健康照顾

"以预防为先导的健康照顾"是全科医学的重要原则之一。全科医生在其服务过程中，必须强化预防医学观念，坚持预防为主和预防为先导的原则，能够在生命的不同时期主动提供预防性服务，将服务对象定位于社区中的健康人、高危人群和病人，走群体预防和个体保健相结合的路线，才能保证和谐的卫生服务环境，体现出全科医疗服务有别于其他专科医疗服务的突出特征。全科医生在提供卫生服务的过程中，除常规的临床诊疗和护理工作外，还需开展健康教育和健康促进、临床预防服务、社区居民自我保健的组织与管理、社区慢性病的综合防治等系列卫生服务。

随着预防医学的工作重心从传染病的群体预防为主逐步转移到以慢性病的群体与个体相结合预防为主，以基层临床医生为主体的、针对病人个体和社区人群进行预防、治疗、保健、康复、健康教育和计划生育指导"六位一体"的综合性卫生服务则更加适合临床医生的实践。临床预防医学的知识与技能也成为全科医生在社区卫生服务中必备的技术素质和要求。因此，全科医生在社区卫生服务中，必须坚持以预防为主的理念，学习预防医学相关知识，熟练掌握临床预防医学的社区预防医学服务技能，以更好地向社区居民提供连续性、协调性、综合性的卫生服务。

第一节 概　　述

传统的预防医学是以环境、人群和健康为模式，针对人群中疾病发生、发展的规律，制定预防与控制疾病、增进健康、延长寿命的对策和措施的一门综合性学科。影响健康的因素不仅包括物质因素，而且还包括心理和社会因素，因此，提出了以社区参与为基础，以多部门的合作为手段，以适宜的卫生技术为切入点，开展系列医疗保健服务的新观点，这样，才能满足社区居民不断增长的卫生需求。

一、预防医学的演变

（一）预防医学的概念

预防医学是医学的一个分支。它是应用基础医学、环境医学等有关学科的理论，运用流行病学、统计学、毒理学等方法，研究自然和社会环境因素对健康的影响及其作用规律，并予以评价，进而采取措施，以达到预防疾病或伤害，促进身心健康、延长寿命的目的的科学。

（二）预防医学观念的转变

医学的根本目的是预防疾病、促进健康。预防医学的思想在我国源远流长。早在战国时期的《黄帝内经》中就有"圣人不治已病治未病"。19世纪，人类在与急性传染病的斗争中，预防医学发挥了重要作用并取得了巨大成就。近年来，随着疾病谱和死因谱的转变，更多的疾病以行为和生活方式为主要病因，需要综合性、长期性医疗照顾的特点，针对单因单果的生物医学模式因缺乏针对性而难以发挥应有的预防效果。随着生物-社会-心理医学模式的转变，医学的重心则由过去的治愈疾病转向预防疾病的发生。预防医学的任务逐步从以急性传染病的群体公共卫生预防转向以慢性非传染病的个体预防与群体预防相结合，从生物学预防扩大到生物、心理、行为和社会预防，从独立的预防服务转向"防、治、保、康、教"一体化的综合性服务，从以公共卫生人员为主体的预防转向以临床医生为主体的预防，从原来的被动预防转向现在的主动预防，是预防医学的第二次重大转折。

1. 医学目的改变　传统医学的目标有三个：对抗疾病和延长生命、促进和维持健康及解除疼痛和疾苦。

新的医学目的：①预防疾病损伤、促进维持健康；②解除疾病引起的痛苦；③治疗照顾患病与无法治愈者；④避免早死、追求安详死亡。

2. 慢性非传染性疾病发病率增高　慢性病是指长期的、不能自愈的、也几乎不能被治愈的疾病。高血压、心脑血管疾病、肿瘤、糖尿病、慢性阻塞性肺疾患（COPD）等慢性非传染性疾病引起的死亡比例不断增加，已成为我国居民最重要的死因。我国 15 岁以上人口死亡中，慢性病的死亡是传染病的 4.5 倍。全国每天约 1.4 万人死于慢性病，20 世纪 90 年代与 20 世纪 70 年代相比，慢性病在总死亡人口中的比例从 60% 上升到 80%。肿瘤、脑血管疾病和心脏病分别占我国居民死因的前三位。

（三）临床预防

临床预防（clinical prevention），即临床预防服务（clinical preventive medicine），又称个体预防，是预防医学的分支，其内涵是指在临床条件下，由社区卫生服务工作者向患者、健康人、无症状者提供的预防保健服务。它适宜于临床的环境，以医生为主体，强调社会、家庭、患者共同参与，个体化的、防治结合的预防保健服务。其目的是防止疾病的发生、发展和传播，是一项基本的、不可缺少的卫生保健服务，同时也是医疗工作的重要组成部分。临床预防与传统的预防医学之间有着必然的、内在的和本质的联系。它们的目标一致，均以预防疾病、保持和增进人类健康为出发点。两者内容虽然相近，又相互交叉，但其强调的侧重点和提供服务的场所均有不同。1976 年，McWhinney 指出对于因不同原因就诊的患者，全科医生应主动地评估危害其健康的各种因素，并加以处理，将预防性服务作为全科医生日常诊疗工作中的重要内容。

二、临床预防策略

无论对个体或群体都有明显的社会和经济效益。我国一直把"预防为主"作为卫生工作的指导方针，在此方针指导下，国民生活质量和健康水平得到不断的改善和提高。目前，"预防为主"已成为实现"21 世纪人人享有卫生保健"全球卫生战略目标的指导性策略，也成为现代医学发展的主导趋势。

根据疾病自然史的过程，将疾病的预防和控制分为三个阶段，在不同阶段采用不同的预防措施，以阻止疾病的发生、发展和恶化，这种策略称为疾病的三级预防。

（一）一级预防

一级预防（primary prevention）是指针对疾病"易感期"而采取的预防措施，又称病因预防。一级预防的目的是采取措施控制或消除疾病的危险因素以防止疾病的发生，提高人群的健康水平。其主要内容包括增进健康和特殊保护两个方面。一级预防要求采取综合性的社会卫生措施，针对引起疾病发生的自然环境或生物、心理和社会原因，提出经济有效的预防措施，维护良好的生产生活环境，消除各种致病因素对人体的作用。

社区卫生服务中的一级预防包括个体预防和社区预防。

个体预防措施包括：①建立和培养良好的生活方式；②保持良好的心理状态；③合理营养、平衡膳食；④创造良好的劳动条件和生活环境；⑤适量的体育锻炼等。社区预防措施包括：①健康教育；②预防接种和计划免疫；③妇女保健；④儿童保健；⑤高危人群的保护；⑥环境保护，防治空气、水、土壤的环境污染；⑦执行工业卫生标准，做好职业人群的健康监护；⑧执行生活环境卫生标准，保护居民健康等。

（二）二级预防

二级预防（secondary prevention）是指在疾病的发病期（或临床前期），机体已存在形态或功能的改变，但尚未出现典型的临床症状时所采取的预防措施，又称临床前期预防。二级预防主要是在疾病发病的早期或临床前期做到早发现、早诊断、早治疗，防止或减缓疾病发展，也称"三早预防"。目前，许多慢性病，病因不明者居多，且往往是多因素协同作用，完全做到一级预防比较困难，但由于它们的发生、发展时间较长，做到早发现、早诊断、早治疗是完全可行的。例如，子宫颈癌，从原位癌发展到浸润癌时间长达数年，诊断越早，治疗得越早，预后越好。所以，采取"三早"的预防措施可以收到积极的成效。

二级预防的方法主要有病例发现、筛检、年度体检或周期性健康检查、自我检查等。但最根本的方法是进行群众宣传，提高群众的卫生保健意识，增加群众防病、治病的基本知识，提高医务人员的诊断水平和改善检测手段，以做到早发现、早诊断、早期合理用药，对于传染病，除了上述"三早"，尚需做到疫情"早报告"及患者"早隔离"，即"五早"。

（三）三级预防

三级预防（tertiary prevention）是在疾病的"临床期"及"临床后期"对患者采取的措施，即对已出现疾病的病人予以康复乃至终末期照顾，最大限度地改善患者的生活质量，防止疾病恶化，防止死亡，防止残疾。常用的措施包括：积极有效的临床治疗、康复措施和各种训练等，如脑卒中后的抢救与肢体运动功能训练等。

有学者根据疾病发生、发展的自然过程，将预防医学工作分为六个层次：①健康促进，即非特异性预防，主要针对危险因素，通过健康教育改变不良行为和不健康的生活方式，最终达到理想的健康状态；②特异性防护，针对特异性病因采取相应的预防措施，达到防止疾病发生、维护个人及群体健康的目的；③早期诊断、早期发现、早期治疗；④限制残疾；⑤康复；⑥临终患者的照顾。

在三级预防策略中，一级预防最为重要。一级预防是积极、主动、有效、经济、无痛苦的预防措施。对不同类型的疾病，有不同的三级预防策略。慢性病的预防控制要从源头抓起，以一级预防工作为主，还应兼顾二、三级预防。如糖尿病的一级预防，应以糖尿病的易感人群为对象展开，以健康教育为主，使易感人群早改变生活方式，降体重、降血压、降血脂，以减少糖尿病的发生。糖尿病的二级预防，应在社区开展高危人群筛查，及早发现无症状的糖尿病及糖耐量减低者，并给予干预治疗，以降低糖尿病的发病率和减少并发症的发生。糖尿病的三级预防则以保护糖尿病患者的劳动能力、提高生活质量、延长寿命为主。

在新的医学模式背景下，三级预防涉及预防、医疗、康复、心理、行为、社会等多个领域，需要多学科协同完成。在三级预防的多项任务中，全科医生主要承担患者的教育和咨询、个案发现、筛检和周期性健康检查，乃至后期患者的生命质量评价和改善等临床预防工作。

三、临床预防的意义

开展临床预防服务是在临床环境下第一级预防和第二级预防的结合，是新的医学模式背景下的产物，在现代卫生服务中突显出重要意义。

（1）提供临床预防医学服务，有利于贯彻落实国家预防为主的卫生工作方针和政策，推动全民族的健康促进工作。

（2）对人群进行健康教育、疾病筛检和早期诊断，并给予及时治疗和适时保健，可以显著改善患者的生命质量，延长寿命。

（3）预防接种和综合防治不仅对急、慢性传染病有效，而且还对慢性非传染性疾病有着良好的预防效果。

（4）强调和实施临床预防医学，可以提升临床医生的预防意识，通过采取早期预防措施，对阻止疾病的发生和发展有积极意义。

（5）社区卫生服务将临床和预防紧密结合，有助于改善医患关系和社区预防保健计划的实施。

四、临床预防的原则

1. 基本原则 降低发病率、伤残率及死亡率是临床预防服务的基本原则。一级预防是对人的行为生活方式进行干预，强调采纳有利于健康的行为生活方式，控制不良行为，提高人群的健康水平。二级预防强调早期发现患者，尽早治疗以提高治疗效果。故在社区卫生服务过程中应尽量采用行之有效的措施实施一、二级预防，以提高居民健康水平和降低一般疾病发病率为目标，其预防的意义更加积极主动。

2. 遵循个性化的原则 在提供临床预防服务过程中，临床医生应考虑不同患者的年龄、性别、生活行为方式和存在的危险因素，选用适宜的方法，而不宜选择可能造成服务对象强大精神压力和经济负担的方法。

3. 危险因素选择原则 对危险因素的选择应该参照的标准有：①危险因素在人群中的流行情况；②危险因素对疾病影响的大小，两者应综合考虑，一个相对弱的危险因素如流行范围广，则比一个相当强但流行范围小的危险因素更值得关注。

4. 病例选择原则 对病例的选择应该参照的标准有：①把疾病的危害性和严重性作为优先考虑因素，对罕见病、不宜早期发现且治疗效果欠佳的疾病一般不列入优先考虑的范围；②将疾病预防的确切效果作为决定参考的指标。例如，对于急性传染性疾病，监测和控制疫情时作为评价效果；③对于慢性病，可以用伤残（失能）调整寿命年（DALY）评价临床预防所带来的成本-效益等。

5. 实施效果评价原则 对于临床预防服务的实施效果进行评价时，需运用循证医学原理对效果与效益、不良反应（并发症、经济影响、医源性损伤、时间消耗和伦理道德等问题）和干预措施的特征（操作的难易、费用、安全性和可接受性等）进行评价，旨在不断优化临床预防服务项目，提高其经济效益和社会效益。

五、全科医生在预防医学服务中的作用与优势

我国的综合性医院占有大多数卫生资源，在提供卫生服务时往往出现病人就诊的无序流动，耗费时间长，只满足了病人的就诊需求，而至于疗效及患者满意度如何则无从知晓，更无暇顾及为患者采取预防保健措施，而全科医生所提供的

卫生服务遵循全科医学的基本原则，开展"以预防为先导的健康照顾"，体现了全科医生的工作特点和态度，突显了全科医生在临床预防工作中的作用和优势。这种作用和优势具体表现在如下几方面。

1. 服务地域上的优势 全科医生立足于社区，与社区居民接触最为密切，除增加了社区居民机会性就医外，也增加了许多机会性预防性服务的机会，因此全科医生有条件、有优势实施临床预防服务。

2. 专业水平上的优势 全科医生所接受的教育和训练使他既掌握了临床知识和技能，又掌握了预防保健知识和技能。全科医生为服务对象提供的是一种"防、治、保、康、教"一体化的全方位服务，为提供有针对性的预防性服务打下了良好的基础。全科医生有很强的医疗资源协调能力，这一特点也有利于预防工作的开展。

3. 服务过程上的优势 全科医生所提供的服务是"从生到死"的连续性照顾，这种连续性服务贯穿了人生各个阶段，从围生期保健开始，直到分娩、婴幼儿保健、生长发育、青少年保健及慢性病患者的管理，一直到临终关怀，全科医生照顾了人的一生，除此之外，全科医生对患者家庭的关注也是连续性的，与居民建立了朋友式的、彼此信赖的医患关系，比临床专科医生更有可能熟悉并掌握居民个人、家庭、社区的完整背景，更有机会观察到疾病的全过程，能够为个人和家庭制订针对性的预防保健计划，帮助个人和家庭改变不良的行为生活方式和不良习惯，胜任全方位、立体化的预防保健服务。全科医生对个人和家庭进行照顾的同时也了解社区的完整背景。充分了解社区的背景，对于规范社区的预防服务更为有利。

4. 经济上的优势 全科医生在其服务中可同时接触到疾病或健康问题发生、发展不同阶段的人，例如，有危险因素存在但无任何临床症状的患者、有临床症状的患者、残疾人等。因此，全科医生有条件同时为患者和社区居民提供一级、二级预防服务，能更好地节约卫生资源。

5. 医患关系上的优势 全科医生与患者及其家庭长期的接触，使其更容易与患者及其家庭建立良好的医患关系，可以通过这种朋友式的医患关系对患者及其家庭开展深入细致的健康教育及其他预防医学服务。

6. 服务时间上的优势 全科医生在社区内所遇见的大部分问题都属于早期的、常见的或是心理上的问题，可以及时解决或者比较容易解决。居民就诊、咨询、检查、治疗等也不受时间限制。全科医生有机会了解患者个人、家庭和社会情况，能进行全面的健康危险因素评价，有利于制订超前性预防计划，对维护和促进健康更为有利。

第二节 临床预防服务的内容和常用方法

常用的临床预防服务有健康教育、健康咨询、患者教育、免疫接种、疾病筛检、化学预防、生长发育评价、健康危险因素评估等。健康教育、健康咨询和病人教育可帮助个人和群体掌握卫生保健知识，树立健康观念，自愿采纳有利于健康的行为和生活方式。免疫接种是最有效、最可行、特异性强的一级预防措施。疾病筛检是应用快速、简便的检验、检查或其他手段，对未识别的疾病或缺陷作出推断性鉴定。化学预防是指对无症状的人使用药物、营养素、生物制剂或其他天然物质作为一、二级预防为主的措施。

一、健康教育与健康促进

（一）健康教育

健康教育（health education）是通过一系列有组织、有计划的教育活动，帮助个体和群体掌握卫生保健知识，自觉地采纳有利于健康的行为和方式，消除或控制健康危险因素，达到预防疾病、促进健康、提高生活质量的目的。

健康教育的核心是教育人们树立健康意识，养成良好的行为习惯和采取健康的生活方式，其实质是一种干预措施。它提供人们改变不良行为习惯所需的知识、技术与服务，使人们在面临增进健康、疾病预防、治疗、康复等各个层次的健康问题时，有能力作出行为抉择。导致疾病的生物因素只占全部疾病的很小一部分，而不良行为、生活方式、心理、社会因素占的比例很大（图 5-1）。以问题为导向的健康照顾，要求全科医生在服务提供的过程中，始终围绕疾病问题，准确分析和鉴别常见病的一般性症状和特异性症状，并善于从患者主述的一系列综合征中分清主要问题和次要问题，善于把握疾病问题的实质，从系统的角度全面分析各种症状信息，从而避免可能发生的误诊。此外，由于疾病的发生、发展往往要经历一个相对漫长的自然进程，疾病症状表现的多样性使得人们很难在疾病发生初期找到疾病的特异性症状并作出准确的诊断。因此，全科医生应该充分利用与患者之间形成的相对稳定的医患关系，不断观察跟踪疾病和健康问题的变化，及时收集各种相关信息，以调整和修正自己的最初判断和对疾病的处理方案。

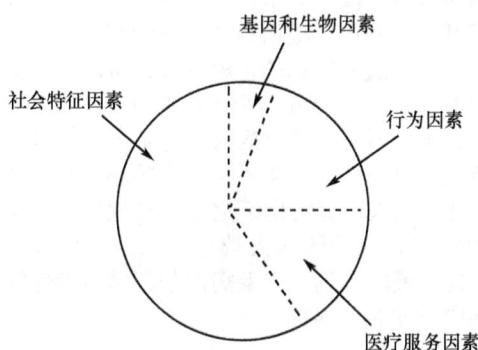

图 5-1 人群健康的影响因素

（二）健康促进

健康促进（health promotion）是指一切能促使行为和生活条件向有益于健康改变的教育与环境支持。

1995 年 WHO 西太区会议指出，健康促进是指个人与其家庭、社区和国家一起采取措施（以教育、组织、法律和经济等手段干预那些对健康有害的生活方式、行为和环境），鼓励健康的行为，增强人们改进和处理自身健康问题的能力。

1986 年世界第一届健康促进大会上发表的《渥太华宪章》指出，健康促进是使人们提供、维护和改善自身健康的过程，是协调人类与环境的战略，它规定个人与社会对健康各自所负的责任。健康促进行动的领域如下。

1. 制定能促进健康的公共政策 健康促进的政策包括立法、财政措施、税收等，这些政策的协调使得健康、收入和社会政策更趋平等。

2. 创造支持的环境 健康促进在于创造一种安全、舒适、愉悦、满意的生活和工作条件。因而必须保护自然、保护自然资源并创造良好的生存环境。

3. 加强社区的行动 健康促进工作通过具体而有效的社区行动，利用社区资源，促进公众参与，以实现更健康的目标。

4. 发展个人技能 健康促进通过健康教育使群众能更有效地维护自身的健康，促使群众了解人生各阶段健康的需求和更多的预防慢性病的方法。

5. 调整卫生服务方向 卫生部门应根据群众的需要调整和改变现行的一些对居民健康不利的卫生服务方向，如医疗卫生改革、医疗机构设置改革及各种医疗保险制度改革等。

（三）健康教育与健康促进的关系

健康教育是健康促进的重要组成部分。健康教育的主要目的在于使个人或群体自愿采纳有益于健康的行为，通过健康教育则可实现健康促进，如果没有健康教育，健康促进将成为一个空洞的概念，健康促进产生于健康教育。另外，健康教育虽能帮助个人或群体理解健康的含义和了解促进健康的方法，但如果没有组织的、经济的及其环境的支持，健康教育也不会达到预期效果。这些支持条件都是健康促进的组成部分，这些支持条件只有与健康教育有机地结合，才会有实质性的意义。健康教育与健康促进两者的关系是相辅相成的，可以理解为健康促进是健康教育的延伸，是外部支持条件与健康教育有机的组合，而健康教育则是健康促进的核心。

健康教育和健康促进的最终目标是增进人群的健康，提高人群的生活质量和工作效率，而使其生活获得更大的满足。所以健康教育和健康促进不只是为了节省医疗费用，而是带来健康的体魄和高效的工作，必将会促进社会的发展与进步。随着全科医疗观念的出现，更加证实了健康教育和健康促进是现代医学实践的重要环节，是现代医学的核心内容之一。

二、健 康 咨 询

健康咨询（health counseling）是医生与咨询对象之间的交流，通过开展有针对性的健康教育，改变咨询者的不良行为和生活方式，以减低疾病和损伤的危险因素，阻止疾病的发生和发展。

（一）内容

健康咨询包括建立良好的医患关系、面向患者提供咨询、让患者了解行为与健康之间的关系、医生和患者共同评估改变行为存在的障碍、得到患者对改变行为的承诺、患者参与选择危险因素、随访监测患者改变行为取得的进展等。

（二）方法

（1）群体教育法：根据社区特殊人群，定期组织专题讲座及小组讨论。

（2）个体教育法：通过与个体谈话，给予个别指导。

（3）文字教育法：以报刊、书籍等为载体来传播健康知识。

（4）电子化教育法：利用现代化的声、光、电设备进行教学。

（5）形象化教育法：采用实物、示范表演等方式。

（三）具体步骤

（1）取得咨询者的信任，建立良好的合作关系。

（2）向全体患者提供咨询，即医生应该将咨询作为一种必须提供的治疗手段公平地用于所有的服务对象。

（3）使得咨询者明白行为与健康之间的关系，只有懂得了他们之间的紧密关系，才有可能采取相应的措施。

（4）和咨询者一起评估改变行为的障碍，改变已形成的行为习惯是存在困难的，全科医生应同服务对象一起，共同研究对策并充分分析面临的困难。

（5）取得咨询者的承诺，这是非常关键的一条，患者一旦有了承诺，他们往往会尽力地履行其诺言。

（6）选择主要的、干预效果明显的危险因素进行干预，造成一种不良行为的危险因素可能是多种多样的，健康咨询的关键是确定这些影响因素，并根据优先解决顺序进行逐步干预，不能期望通过咨询能控制所有的影响因素。

（7）帮助患者制订改变行为的计划，列出较为周密的计划表，既为咨询者提供了活动指南，又可以及时地进行监督和评价。

（8）采用综合性干预措施，同时要注意干预措施要因人而异。

（9）充分利用各种资源，如家庭、工作单位、社会等共同参与。

（10）加强随访和监督，及时发现问题并采取相应的措施。

三、病人教育

（一）概念

病人教育（health education）是健康教育的一种具体形式，是一种有计划的教育介入，其对象包括患者、高危人群和健康人群。全科医生在其日常的诊疗实践中更多的是对具有健康问题的患者个体进行有针对性的教育，这种健康教育的方式即为病人教育。其目的是为服务对象提供健康信息，促使其采取有益于健康的行为，去除不良的行为生活习惯，加强遵医行为，预防疾病，促进健康。在全科医疗实践中，患者教育分为针对健康人群和高危人群两个层次。在管理患者健康问题的过程中，根据患者疾病的严重程度、个人背景、对疾病知识的了解程度，所涉及的特定健康教育内容为患者的个体化教育，如对糖尿病患者的健康教育。注重病人教育是全科医学的服务特色，是临床医疗中不可缺少的环节。在全科医疗中，病人教育特别适用于对慢性病的长期监测和管理。成功的病人教育可以改变患者的行为，提高遵医行为，在疾病控制和健康管理问题中会收到事半功倍的效果。

（二）目标

病人教育的目标是"知、信、行"的统一，即传授知识、改变态度、相信科学、转变行为。其中，转变行为是病人教育的最终目标，也是病人教育真正有效的衡量指标。在全科医疗服务中，为了尽快实现病人教育的最终目标，还应该通过教育唤醒患者和家庭对自身健康的责任，疾病谱和死亡谱的改变提示人们，自我保健意识是最为重要的。病人教育是全科医学的服务特色，咨询和健康教育是最有效的临床预防服务方法。

（三）实施原则

1. 个体化和针对性强的原则 即全科医生应充分了解患者的社会背景，对疾病的认识和态度，以及期望，以提出个体化、针对性、实用性和可行性均较强的建议。

2. 患者和家庭参与原则 即全科医生应让患者及其家庭成员了解所患疾病的发生、发展过程及预后、医疗干预关键环节等，耐心阐明接受健康教育并改变行为的重要意义。

3. 方法便于实施原则 即健康教育应有明确的目标与方法，实施中应用简明扼要、通俗易懂的语言，避免使用专业术语和说教口吻，所提建议应简单明了、便于实施。

4. 循序渐进原则 即健康教育中，避免一次给予三个以上建议，应考虑确定优先顺序，对老年患者更应如此。教育及行为改变应循序渐进。

5. 监督和帮助原则 即随时追踪观察患者对所提建议的执行情况，有问题及时解决。

（四）教育内容

临床预防中患者教育的特点是要有针对性和个体化，目标和内容的设定基于对患者健康教育需求与需要的评估，并应考虑优先顺序。因此，患者教育的内容并非一成不变，而应该因时、因地、因人而异。对于所有患者的健康教育需求与需要的评估需要从以下几个方面考虑。

（1）患者了解健康问题的性质及其发生、发展规律的程度。

（2）患者的健康观、健康信念模式和疾病因果观。

（3）患者了解其所患健康问题的预防、治疗和康复的策略和相关信息。

（4）各种治疗的作用、不良反应和成本。

（5）患者对其预后的期望。

（6）疾病对生活质量的影响。

（7）医学伦理学的相关问题。

（8）各种资源的合理利用。

国外全科医生普遍对其服务对象实施的项目有：合理膳食、鼓励戒烟、鼓励合理营养与减肥、设计运动处方、教育驾驶者使用安全带、鼓励男子进行睾丸自我检查、教会妇女进行乳房自我检查等。

（五）步骤

（1）根据患者的年龄、性别、职业、受教育程度、健康观与疾病观等，了解就医背景。

（2）了解患者的不良行为及其原因、需求与需要，初步确定健康教育的重点。

（3）了解家庭资源状况，通过了解患者的家庭，找出家庭中的健康教育资源，并可能通过教育患者的家庭成员，最终达到教育患者，改善遵医行为，去除不良行为的目的。

（4）确定健康教育的具体内容、方法和实施计划。

（5）实施健康教育的计划。

（6）阶段性评估，评价行为改变的程度。

（六）方法

（1）与患者直接会谈：全科医生每次接诊时均对居民进行咨询。

（2）就医环境布置：利用壁报、宣传画、杂志等，营造健康教育氛围。

（3）讲课：将有共同问题的居民集中培训，30～40 人效果最好，每次 1～2 个话题。这样既可以避免对不同患者就同一话题反复重复，减轻医生的负担，又可以提高工作效率。

（4）发放宣传材料：事先编写患者教育资料，依据当时当地普遍存在的健康问题，准备数个咨询题目，每个题目 3～10 分钟，可提高患者教育的有效性。

（5）社区宣传板：结合实际工作和情况，定期制作宣传板，可加强健康教育的力度，扩大健康教育的范围。

（6）患者小组活动：把有相同健康问题的患者聚集到一起或建立固定的联系，患者间可以沟通疾病管理的相关信息、介绍疾病控制的经验，调动患者的主观能动性。此法在国外的全科医疗服务中已取得了较好的效果。

健康教育的最终目的是使患者达到知、信、行的统一，但最终达到行为的改变并不容易，需要长期的、有计划的、循序渐进的过程。根据 Nathan1986 年、Kamarck1985 年、Wing1976 年的研究，行为改变在短期内十分有效，但长期追踪效果不佳。如戒烟短期成功率达 50%～90%，一年后成功率为 20%～50%，更长期成功率仅为 20%。因此，避免复发是一项艰巨的任务，这有赖于医生、患者的家庭成员、社会的共同努力与适当的激励，而良好的医患关系起着不可忽视的作用。

四、免疫预防

免疫预防是一种已证实的可以控制甚至消灭疾病的第一级预防措施，通过将疫苗、免疫血清、γ 球蛋白等介质注入人体，使其产生主动免疫或被动免疫，从而获得对某种传染病的特异性免疫能力，提供个体或群体的免疫水平，预防和控制传染性疾病的发生和流行。疫苗是指为预防、控制传染病的发生、流行，用于人体预防接种、使机体产生对某种疾病的特异免疫力的生物制品。通过免疫预防，目前全球范围内已经消灭了天花的自然流行，脊髓灰质炎的发病下降了 99%，使大约 500 万人避免瘫痪带来的痛苦。2000～2008 年间，全球麻疹死亡率也因此下降了 78%。

（一）计划免疫

1. 概念　计划免疫是根据传染病的监测结果和人群免疫水平的分析，按照科学的免疫程序，有计划地使用疫苗，对特定人群进行免疫接种，从而达到控制和消灭传染病的目的。也就是指科学地规划和严格实施对所有婴幼儿进行的基础免疫，即全程足量的初种和随后适时的加强接种，以确保儿童获得可靠的免疫。

1978 年以来，我国儿童计划免疫疫苗有卡介苗、脊髓灰质炎疫苗、百白破疫苗、麻疹疫苗；2002 年又进一步将乙肝疫苗纳入计划免疫，为新生儿提供免费接种。20 世纪 80 年代以来，部分省份还陆续将流脑疫苗、乙脑疫苗纳入免疫范畴。

2. 主要内容 计划免疫工作是当前我国卫生防疫工作的主要组成部分，其主要内容是"五苗防七病"，即按照免疫程序，对 7 周岁以下的儿童有计划地进行卡介苗（BCG）、脊髓灰质炎减毒活疫苗（TOPV）、百白破三联混合制剂（DPT）、麻疹疫苗（MV）和乙肝疫苗（HBV）的基础免疫和加强免疫接种，从而达到防治结核、脊髓灰质炎、百日咳、白喉、破伤风、麻疹及乙型肝炎的目的。各国的儿童计划免疫程序不尽相同，同一国家亦随着时间的推移而有所变化。以下是我国卫生和计划生育委员会颁布的儿童计划免疫程序（表 5-1）。

表 5-1 我国卫生和计划生育委员会颁布的儿童计划免疫程序

月龄	接种疫苗
出生 24 小时内	乙肝疫苗（第 1 次）、卡介苗（初免）
1 月龄	乙肝疫苗（第 2 次）
2 月龄	百白破混合制剂、脊髓灰质炎疫苗（第 1 次）
3～4 月龄	百白破混合制剂、脊髓灰质炎疫苗（第 2 次）
4～5 月龄	百白破混合制剂、脊髓灰质炎疫苗（第 3 次）
6 月龄	乙肝疫苗（第 3 次）
8～12 月龄	麻疹减毒疫苗
2 周岁	百白破混合制剂加强 1 次
4 周岁	脊髓灰质炎疫苗加强 1 次、卡介苗复种 1 次
7 周岁	精制白喉类毒素、破伤风毒素 1 次
12 周岁	卡介苗第 2 次复种（农村）

接种剂量是否合适不但直接影响免疫反应，同时也影响免疫效果。剂量过大，由于抗原的剂量超出机体的免疫反应能力，会使机体产生免疫麻痹，不但影响免疫效果，而且还会因剂量过大而加长免疫反应的临床过程。剂量过小，不足以刺激机体免疫系统产生免疫应答，造成免疫失败。

3. 禁忌证 由于患有严重疾病的儿童，接种疫苗可能出现不良后果，WHO 规定以下情况作为常规免疫禁忌证。

（1）免疫异常者：包括免疫缺陷，恶性疾病（如恶性肿瘤、白血病、淋巴瘤等），以及烷化剂、抗代谢药、放疗而免疫功能被抑制者，不能使用活疫苗；活疫苗不能应用于孕妇；人类免疫缺陷病毒（human immunodeficiency virus，HIV）阳性者可接种活病毒疫苗，如麻疹活疫苗，因为儿童患麻疹的危险性高于疫苗所致的威胁，对有症状的 HIV 感染者不应接种卡介苗。

（2）急性疾病：接种时接种对象正患有发热或明显全身不适的急性病时，应推迟接种。因为发热时接种疫苗可加重原有的发热疾病，也有可能把发热疾病的临床表现当做疫苗的反应，而影响以后的免疫接种。

（3）既往接种疫苗有严重不良反应者：需要连续接种的疫苗（如 DPT），如果前一次接种后出现严重反应，如过敏反应、虚脱、休克、脑炎或出现惊厥等，则不应继续接种。

（4）神经系统疾病患儿：对有进行性神经系统疾病的患儿，如未控制的癫痫病、婴儿痉挛和进行性脑病，不应接种含有百日咳的疫苗。

4. 其他 儿童计划免疫的成功实施，使相应的传染病在儿童中的发病率大幅度下降，而这类传染病在成年人中增多已成为一个公共卫生问题。为此，成人免疫在一些国家逐渐受到重视。我国目前尚未正式颁布成年人免疫程序，但北京、上海等地已开始对新入学的大学生接种有关疫苗。对下列特殊职业或特殊健康状况的成年人除按年龄常规接种外，还应考虑给予接种相应的疫苗。例如，对医务工作者和接受血液透析者接种乙肝疫苗；对畜牧人员、兽医、野外工作人员等接种布鲁菌病、炭疽及抗狂犬病疫苗等。

（二）非计划免疫

非计划免疫是指由公民自费并且自愿接种的其他疫苗。目前，我国人群的免疫接种服务一般由公共卫生专业人员提供，但全科医生应负有检查、提醒患者及家属的责任。

我国常用的非计划免疫疫苗的免疫程序和预防作用如下。

1. 麻腮风疫苗 接种时间是 1.5～2 周岁注射 1 针，基础免疫后 4 年加强 1 针。用于预防麻疹、风疹、腮腺炎。

2. 甲肝减毒活疫苗或甲肝灭活疫苗 非冻干疫苗接种时间是 2 周岁注射 1 针，基础免疫后 4 年加强 1 针。灭活疫苗接种时间是 2～16 周岁接种 2 针，间隔 6 个月；16 岁以上接种 1 针，用于预防甲肝。

3. 水痘疫苗 接种时间是 1 周岁时注射 1 次，

1～12 岁 1 针次，13 岁以上 2 针次，间隔 6～10 周。用于预防水痘。

4. B型流感嗜血杆菌疫苗　接种时间是 2、4、6 月龄时各注射 1 次，12 月龄以上接种 1 针即可。用于预防 B 型流感嗜血杆菌引起的肺炎、脑膜炎。

5. 流行性感冒疫苗　接种时间是 1～3 周岁每年注射 2 针，间隔 1 个月，3 周岁以上每年接种 1 次即可。用于预防流行性感冒。

6. A群流脑疫苗　接种时间是 6～18 月龄，注射 2 针次，间隔 3 个月，3、6、9 周岁各加强 1 针。用于预防 A 群流脑引起的脑脊髓膜炎。

7. 乙肝高效免疫球蛋白　尤其是母亲表面抗原阳性的新生儿，应与乙肝疫苗一起在出生 2 小时内尽早接种乙肝高效免疫球蛋白。用于预防乙肝。

8. 人用狂犬病纯化疫苗　暴露前人群，可常年接种，基础免疫注射 3 针（0 天、7 天、28 天），每次 0.1ml，此后 1 年加强 1 针（1.0ml）；暴露后人群，应急接种，按照疫苗说明书要求进行接种。用于预防狂犬病。

五、疾 病 筛 检

筛检这个概念的最初提出是在 20 世纪初，当时"筛检"一词用于防治肺结核。近年来筛检的适用范围逐步扩大，通常用于发现慢性病早期患者。许多疾病的早期，体内组织和器官虽已发生病理学上的改变，但在临床上不表现出相应的症状和体征，当体内病理改变及对身体的损害相当明显时，该病的相应症状和体征才表现出来。筛检的思想源于如果能在疾病的早期阶段及时发现病例，再经各种临床检验和检查作出诊断并加以治疗，则能够提高治愈率，减少死亡率，保护劳动力，对个人和社会都有很大的益处。

（一）概念

1. 筛检（screening）　筛检是用快速、简便的检验、检查或其他手段，对未识别的疾病或缺陷作出推断性鉴定，从外表看似健康者中查出可能患病者。筛检试验不是诊断，对阳性和可疑阳性者应当指定就医，进一步诊断并进行必要的治疗。筛检不仅可以早期发现可疑疾病，而且还可以发现高危人群，以便及早发现危险因素，避免疾病发生。筛检试验见图 5-2。

全科医生在其服务的社区内遇到的大部分问题都属于早期、常见或是心理性的，同时全科医生熟悉服务对象的基本情况及其家庭、社会背景，他们与患者之间没有心理上的障碍，也很少受时间的限制，因此，全科医生最能把握早期发现和早期诊断的时机。这对于及时控制疾病的发展、降低医疗费用、合理利用卫生资源是非常重要的，而筛检是早期发现、早期诊断疾病的一个重要手段。

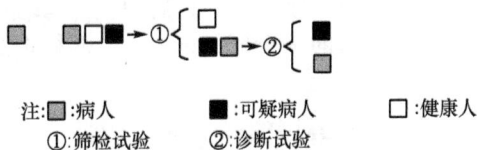

注：■:病人　　■:可疑病人　　□:健康人
①:筛检试验　　②:诊断试验
图 5-2　筛检试验示意图

2. 分类

（1）根据筛检对象范围不同分为人群筛检和目标筛检两种。人群筛检指用一定的筛检方法对一般人群进行筛检，找出其中可疑患某病的人，然后对其进一步诊断。目标筛检，又称选择性筛检，是指对某种暴露的人群、高危人群或某一特殊单位人群进行定期健康检查，以早期发现患者，及时给予治疗。

（2）根据多样筛检方法数量的多少，分为单项筛检和多项筛检。单项筛检指用一种筛检方法检查一种疾病，如用宫颈抹片方法对有性行为的妇女筛查宫颈癌；多项筛检是指同时用多种方法进行筛检，可以同时筛检出多种疾病，如胸透、红细胞沉降率、痰中结核菌检查等发现可疑结核菌患者。

（二）筛检适用范围

（1）所要筛检的基本和情况是当地目前重大的公共卫生问题。即筛检的问题需满足如下条件：一是病症应足够严重；二是病症应足够普遍，即不宜为罕见病进行人群筛查。

（2）所要筛检的疾病应有有效的治疗方法。

（3）对所要筛检的疾病的自然史了解较清楚。筛检的疾病应有无症状期或潜伏期。筛查的目的是早发现、早干预以延缓或防止发生并发症。对于那些从开始就没有明确的前期症状的疾病，就没有机会发现并在症状出现前制定预防措施。在这种情形下，筛查就缺乏理论基础。

（4）筛查方法应足够精确。检验精确性可用灵敏度、特异度、阳性率与阴性率来表示。

（5）有适当的筛检技术。此技术安全、方便、易行、经济，群众易于接受。

（6）试验的费用低廉/可接受。较昂贵的检查，如磁共振，尽管非常准确但因其对人群进行筛查费用过高，故需求较小，因此这类筛查不可能开展。

（7）筛查危险应可承受。筛查的危险包括筛查对患者身心及情绪上的影响/危害，以及阳性筛查结果者后续检测所带来的危险/风险。

（8）对疾病的早期发现及治疗应能改善预后。临床上经常出现"改善预后假象"，其原因多见于"领先时间"（lead-time）与"病程长度"（length）偏倚。

（三）已经开展的筛检项目

1. 一般筛检项目

（1）血压：每次门诊。

（2）身高、体重：每次门诊。

（3）听力、视力、口腔、肛诊检查：40 岁以上者每 3 年 1 次。

（4）血中总胆固醇、白蛋白/球蛋白、三酰甘油、尿酸、尿素氮、血糖等：40 岁以上者每 3 年 1 次。

（5）常规血液检查：40 岁以上者每 3 年 1 次。

（6）尿液常规检查：40 岁以上者每 3 年 1 次。

（7）妇科及子宫颈抹片检查：每年一次。

（8）固定牙医就诊：牙齿健康检查与清除牙石（间隔 183 天），每天使用牙线、含氟牙膏。

2. 特殊筛检疾病

（1）乳腺癌：筛检工具包括乳房自我检查、临床医师触诊、乳房摄影（50 岁以上筛检成效最为肯定）、超声波检查（筛检效益仍待证实）。我国台湾建议具有危险因子的妇女，35 岁起接受医师检查，40 岁做第一次乳房 X 线摄影，以后以超声波检查和 X 线摄影交替检查，50 岁以后以乳房 X 线摄影为主。

（2）宫颈癌：国内外医学会均认定宫颈涂片的筛检效果，美国妇产科学会、癌症学会、医学会，以及加拿大预防医学计划皆认定有性活动或大于 18 岁者，每年接受宫颈涂片，若连续 2~3 次正常，可延长筛检间隔至每 3 年一次。

（3）大肠直肠癌：对一般人（50 岁以上）建议每年一次粪便潜血，每 5 年一次乙状结肠镜，也可每 10 年一次大肠镜检查。高危人群筛检年龄可提前至 40 岁。

（4）骨质疏松：针对高危女性人群，包括停经前双侧卵巢切除、抽烟病人、身材瘦削者等。

（5）肝癌：针对乙肝病人，主要筛检工具包括甲胎蛋白（AFP）、腹部超声、ALT（GOT）、AST（GPT）。ALT 及 AST 异常者或 e 抗原阳性每 3 个月追踪，其余每半年追踪一次。

（6）前列腺癌筛检：前列腺癌是美国人中常见的癌症，是位于第二位的癌症死因。治疗方法有前列腺切除术、放射疗法、激素治疗等。前列腺癌的自然史尚不清楚，有无症状期，在此期间的检测可能是有效的。前列腺特异性抗原试验的灵敏度为 29%~80%，阳性率为 28%~35%。

3. 国内已经开展的筛检项目　国内已经开展的筛检项目包括儿童先天性甲状腺功能减低、先天性高苯丙氨酸血症（苯丙酮尿症），神经管畸形（孕 16~18 周抽血做甲胎蛋白测定，如超标则抽胎儿羊水做甲胎蛋白测定，如超标则筛查出神经管畸形）。

六、周期性健康检查

（一）定义

周期性健康检查是运用格式化的健康筛检表格，由医生根据就诊病人的年龄、性别、职业等健康危险因素特点，为个人设计的健康检查计划。

周期性健康检查起源于 18 世纪中期欧洲国家每年一次的健康检查观念，1922 年，美国医学会建议美国公民每年做一次健康检查，我国也在采用年度体检来评价个人的健康状况。但是，由于缺乏医学知识人们在进行年度体检时不能选择有针对性的项目，常常是全身检查，造成资源的浪费。我国许多企事业单位都为职工设计了定期的体格检查，检查内容和间隔时间因工作单位不同而有所区别，多数为一年一次，即年度健康体检，但检查项目并不是针对一定的年龄、性别、疾病的发展阶段，效果及效率均不高。1975 年，Frame 和 Carlsclson 发现常规健康检查缺乏充分的科学基础，在对 36 种疾病的患病率、发病率、危险因素、治疗进展和筛检的可行性研究的基础上，根据患者的年龄和性别特点，提出了采用选择性健康检查的方法，得到了医学界的认可。1976 年加拿大卫生福利部组织专家组在对 78 种疾病可能的预防措施进行研究的基础上，提出了以周期性健康检查为核心的"终身预防计划"，提倡依据不同年龄、性别等进行健康检查。1984 年美国预防服务专家组成立，运用系统的方法评价临床预防服务措施的效果，提出定期体检和其他预防措施的临床预防服务方案。此后，每年系统的全身体检检查逐渐被周期性健康检查取代。

（二）周期性健康检查的优点

（1）有针对性和个性化的设计，效率高，效果好。

（2）可普及性强，能应用到社区的每一位居民。

（3）利用病人就诊时实施，省时、省力，还可节约医疗费用。

（4）问题处理及时，全科医生对发现的问题可以最快的速度和最恰当的方式与病人联络。

（5）检查结果可以丰富病人的病史资料，适用于慢性病的防治。

（三）设计周期性健康检查项目的原则

（1）参考当地流行病学资料，所检查的疾病或健康问题必须是社区的重大卫生问题，必须对社区健康问题进行调查，包括常见疾病的发病率、患病率和死亡率等。

（2）受检的应该是该健康问题的高危人群。

（3）所检查的疾病或健康问题应该有有效的治疗方法，目前缺乏有效的治疗方法的疾病，不宜作为检查项目。

（4）该病有较长的潜伏期，这能增加被检查出疾病的机会。

（5）该病在无症状期接受治疗比在有症状期治疗有更好的疗效。

（6）所用的检测方法简便易行，易于被居民接受。

（7）检查所用方法能兼顾灵敏度和特异度。

（8）整个检查、诊断、治疗过程符合成本效益，并考虑社区的卫生经费开支。

（9）根据患者个体的实际情况和相应的临床指南确定检查的时间间隔。

（四）我国开发"临床预防服务指南"的建议

根据我国实际，结合国外经验和现行"指南"，对我国"临床预防服务指南"的建议。

1. 出生至 18 个月 此年龄段是初步建立有益于终生健康的生活方式的重要时期，其过程是相当艰难的，家庭医生应帮助家长带养、教养好孩子。使用追踪表是婴幼儿期健康管理十分有效的方法。

出生后第 1 周，应做一些筛检（如先天性甲状腺功能低下、先天性高苯丙氨酸血症、神经管畸形的筛查）。1 岁至 1 岁半重要的健康指导包括：母乳喂养、辅助食品添加；通过预防接种、托幼园所集体儿童卫生管理和健康教育等手段，预防各种传染病；根据全国 0～5 岁儿童死亡监测结果，意外窒息是造成婴儿意外死亡的首位死因，意外窒息多发于低文化、低经济收入的偏远地区、农村，因而，应考虑加强对这部分人群的健康教育。

2. 19 个月至 6 岁 随着语言和运动能力的发展，特别是独立行走，该年龄段儿童对外界环境的接触明显增多了，因而增加了传染病和意外伤害的危险。传染病、意外伤害的预防是此阶段最重要的两项临床预防服务，其手段主要是预防接种和健康教育。对于低文化、低收入家庭要高度关注贫血、维生素缺乏性佝偻病、发育迟缓与低体重、儿童期超重和单纯性肥胖症、视力障碍、牙齿发育障碍、学习困难、智力落后、情绪和行为问题及语言障碍等。

3. 7～12 岁 儿童期是建立健康的生活方式的重要时期。包括不接触烟、酒，平衡膳食，定期体育锻炼。同时应积极进行青春期性知识教育，开展口腔保健和意外伤害的预防。由于心血管疾病和慢性病是影响我国成年人健康和生存的前几位疾病，而一些危险因素应从儿童期着手预防，如戒烟和控制体重等。美国相关研究表明，75%的儿童于 9 岁首次吸烟，饮酒、吸食大麻的平均年龄为 13 岁。提示该年龄段进行健康生活方式教育的必要性和重要性。

4. 13～18 岁 这一时期主要针对青春期生理、心理特点，开展健康教育。重点问题包括：不良生活方式和行为、性行为与性保护、意外伤害、厌学和逃学、离家出走、自杀等。相对于学龄前儿童，这个年龄段人群的保护显得很薄弱。

5. 19～39 岁 这个年龄段人群的绝大多数健康问题都可以通过健康教育、督促采取健康的生活方式来加以预防。健康教育的主要内容包括：平衡膳食、体育锻炼、戒烟和控制酒量、安全的性生活以防止性传播疾病等。对育龄夫妇要进行优生优育指导。

6. 50～64 岁 针对导致该年龄段人群死亡的重要疾病的危险因素，开展有针对性的预防服务。这些疾病包括：冠心病、高血压、糖尿病、癌症（肺癌、肝癌、乳腺癌、结肠癌、前列腺癌等）、骨质疏松症等。

7. 65～84 岁 随着我国逐步进入老龄化社会，而我国养老和社会保障体制尚处于建立时期，老年人的健康照顾问题日趋严峻。家庭医生工作于社区，有条件、有能力在老年人口的医疗照顾方面发挥作用。老年人群与儿童、孕妇等一样，有其特殊的生理和心理特点，同属社区中的脆弱人群，需要的健康照顾更多。此阶段的预防干预应充分考虑个体差异、生存质量和数量等问题。应注意建立社区的各种支持系统，对于老年人来说，保持一种积极的生活方式至关重要。预防服务的重点应置于降低心脏病、高血压、糖尿病、老年性痴呆、抑郁、焦虑的发病率与死亡率，增加骨质含量，保持适当体重，增加平衡和协调能力，减少跌倒的可能性。据资料表明，对老年人明显有效的临床预防服务措施有：发现和控制高血压、痴呆的早期迹象或症状、抑郁、可逆的感觉丧失、尿失禁，进行肿瘤筛检，进行肺炎和流感疫苗的接种。

8. 85 岁以上　高龄老年人口中有相当数量者存在躯体功能依赖。因此，预防服务应集中于维持正常的躯体、社会和情感功能上。对于高龄老人，家庭医生的工作重心不是预防疾病，而是降低慢性疾病对生存质量的影响。

七、化 学 预 防

（一）概念

化学预防（chemical prevention）是指对无症状的人使用药物、营养素（包括无机盐）、生物制剂或其他天然物质作为一、二级预防为主的措施，以提高人群抵抗疾病的能力，防治某些疾病。对已出现症状的患者，给予化学药物来治疗疾病，不属于化学预防，而对于有既往病史的人给予预防性的化学物质预防疾病复发，属于化学预防。如孕期妇女补充叶酸以降低神经管畸形婴儿出生的危险性；育龄或孕期妇女补充含铁物质来降低缺铁性贫血的发病率；对 OT 试验阳性但无临床症状者给予抗结核药物等。化学预防服务在临床上应用较多，但目前临床上发现有些化学预防的药物和制剂，尚缺乏足够的预防效果证据，故医生在推荐化学预防时，一定要客观地给患者介绍化学预防的作用和潜在风险，分析潜在的利弊，由患者参与决策，并密切监测化学预防带来的效果和副作用。

（二）常用的化学预防

1. 阿司匹林用于预防心脏病、脑卒中及可能的肿瘤　阿司匹林是非选择性环氧化酶（COX）抑制剂，通过抑制体内前列腺素的生物合成而发挥解热、止痛、消炎、抗风湿和抗血小板凝聚作用。小剂量的阿司匹林主要抑制血小板中环氧化酶 21（COX_{21}）和减少血栓素 A_2（TXA_2）的生成，用于预防心脑血管疾病的短暂性缺血，如脑血栓、冠心病、心肌梗死、偏头痛、人工心脏瓣膜或其他手术后的血栓闭塞性脉管炎等。大量的随机对照试验临床研究证实，已确诊的心血管疾病患者，如短暂性心肌局部缺血、心肌梗死和心绞痛等加服阿司匹林可改善症状。无症状男性，每日口服阿司匹林可以降低未来发生冠心病的发病率。由于阿司匹林可能引起大出血，所以认为合适的剂量是预防心肌梗死和脑卒中时最重要的问题。研究表明，一级及二级预防心肌梗死和脑卒中的最适当剂量约为 160mg/d。另外，阿司匹林尚可降低妊娠高血压的发病率。随着对阿司匹林药理作用认识的深入，发现它在糖尿病的临床防治中也有一定的应用价值。一定剂量的阿司匹林可抑制血小板聚集，用于治疗血栓性疾病，尤其在糖尿病患者心血管事件的防治中起着重要作用。据文献报道，阿司匹林还可以有效地预防多种肿瘤，但其应用领域和适宜剂量均有待完善。阿司匹林作为化学预防性药物，其主要副作用是引起出血性疾病。因此，还应正确地评估其禁忌证后再决定用量，并在使用后注意随访和检测。

2. 雌激素用于绝经后妇女预防骨质疏松和心脏病　随着人口老龄化，骨质疏松已经成为影响健康的公共卫生问题，它是造成老年人骨折的主要原因。我国妇女绝经后骨质疏松的患病率在 50～60 岁时约为 30%，60～70 岁约为 60%。对于绝经后妇女单独使用雌激素，或与孕激素联合使用，可以有效地提高骨质无机盐的含量，降低骨质疏松骨折的发病率和缺血性心脏病的发病率。但现患乳腺癌者、有乳腺癌病史者禁用雌激素替代疗法。另外，患有子宫内膜癌、未明确诊断的阴道异常流血和活动性血栓性静脉炎者也被认为应当禁用。

由于大豆异黄酮的结构与雌激素相似，被认为是植物雌激素，试验证明有良好的预防更年期妇女骨质疏松和心脏病的作用，且无子宫内膜改变和阴道出血的副作用，因此大豆异黄酮是一类值得关注的植物化学预防制剂。

3. 异烟肼用于预防结核　异烟肼预防性治疗不仅能防止结核菌素试验阳性的 HIV 感染者发生结核病，而且能够降低患者死亡率。另有报道，单用异烟肼治疗 6～12 个月能降低 HIV 感染者活动性结核的发病率。异烟肼预防结核主要适用于以下对象：①与活动性肺结核、结核菌素试验阳性肺结核患者接触的儿童及青少年；②儿童及青少年结核菌素试验反应新阳转者；③成年人结核菌素试验强阳性反应。有下列情况者，伴有X线肺部病灶，结核病的可能性较大：X线提示有非活动性肺结核，同时患有与结核病相关的疾病，如糖尿病、矽肺、肿瘤或长期服用肾上腺皮质激素和免疫制剂等、艾滋病病毒感染合并肺结核感染。

4. 叶酸用于预防先天性心脏病和神经管畸形 叶酸是一种水溶性 B 族维生素，经叶酸还原酶及二氢叶酸的作用，叶酸可转化成四氢叶酸，后者与多种一碳单位结合形成四氢叶酸类辅酶。四氢叶酸类辅酶传递一碳单位，参与体内很多重要反应及核酸和氨基酸的合成，而核酸的合成又是细胞增殖、组织生长和机体发育的物质基础。一旦体内叶酸缺乏，一碳单位如甲基、亚甲基、次甲基等转移障碍，则核酸合成减少。维持正常年轻妇女的血清叶酸水平，每日叶酸的最低需要量为 50μg，但对孕妇而言需要量则大大增加。妊娠初期补充叶酸可减少胎儿先天性心脏病和先天性心脏病伴心外畸形的发生。

5. 抗氧化剂类维生素用于预防肿瘤 维生素的防癌研究主要集中在维生素 A、维生素 C、维生素 E 方面，维生素 A 类是近 10 年来肿瘤化学预防中的重点内容。流行病学的研究表明，癌症病人血清中的维生素 A 及 β-胡萝卜素的含量比正常对照组低。吸烟人群中维生素 A 摄入量越少，肺癌患病率越高。动物实验表明，维生素 A 对亚硝胺及多环芳烃诱发的小鼠胃癌、结肠癌、膀胱癌、乳腺癌，大鼠的鼻咽癌、肺癌等均有明显的抑制作用，β-胡萝卜素在化学致癌的启动和促癌两个阶段均有抑制作用。一些致癌物必须在体内经过代谢、活化形成自由基，攻击 DNA，才能产生致癌作用。维生素 C 是水溶性抗氧化剂，维生素 E 是脂溶性抗氧化剂，两者都具有清除自由基作用的抑癌机制。维生素 C 有消除超氧阴离子自由基、羟自由基及脂质过氧化基的作用。体外试验发现，维生素 C 还能分解亚硝酸盐，阻止亚硝胺的合成，起到抑制突变的作用。

6. 无机盐用于预防肿瘤 无机盐中与肿瘤有关的因素很多，特别是微量元素更受人们的关注，其中硒的防癌作用比较确定。流行病学资料显示，环境中硒含量、人群中硒摄入量、血清中硒水平均与人类各种癌症的死亡率呈负相关的关系。亚硒酸钠可抑制食管癌、胃癌、肝癌、口腔癌细胞的生长。硒是人群预防肝癌癌前病变药物的重要组成成分，它能清除自由基，保护细胞和线粒体膜的结构和功能。它还可以通过提高机体免疫水平而发挥防癌作用。

八、健康风险因素评估

健康风险因素评估（health risk/hazard appraisal，HRA/HHA）方法始于 1970 年，由 Robbins 和 Hall 提出。此方法根据患者的生活方式、个人及家族史、体检结果及健康危险因素等指标，以 ller/Geller 表（以流行病学资料和全国死亡统计资料绘制的表）为对照，通过电脑预测其与同种族、同性别、同年龄人群相比，发生疾病的概率和死亡概率，以及与实际年龄相比的健康年龄。全面的健康危险因素评估应包括以下资料和项目。

（1）一般项目：姓名、性别、年龄、婚姻状况、文化程度、职业、身高、体重、血压等指标。

（2）个体健康危险因素：①生活环境中的危险因素，空气质量、饮用水水质、土壤与地质环境、噪声、辐射等；②生产环境中的危险因素，所暴露的理化因素和生物因素；劳动过程中的组织、安排、作息制度不合理；不良劳动姿势与积累性慢性肌肉损伤等；职业性心理紧张因素；③生活行为方式，吸烟、酗酒、药物滥用、不合理膳食、缺乏体育锻炼、体重失控、A 型行为、C 型行为等；④个体背景，气质、性格、文化、宗教、信仰、道德、人生价值观等；⑤家庭背景，经济状况、住房条件、家庭关系、生活目标等；⑥社区、社会环境，社区经济水平、文化、信仰、安全状况、风俗习惯等；⑦重要生活事件，挫折与障碍、失业、退休等；⑧既往患病及恢复情况；⑨医疗服务的可及性可用性等。

第三节 常见慢性病的三级预防

随着社会经济发展和人口老龄化，我国居民中慢性病问题日益严重，已成为我国城乡居民死亡的主要原因。据报道，1991～2000 年中国慢性病死亡占总死亡的比例呈持续上升的趋势，已经由 1991 年的 73.8% 上升到 2000 年的 80.9%，死亡人数将近 600 万。其中心血管疾病、肿瘤、慢性阻塞性肺部疾患、糖尿病的死亡人数分别占总死亡人数的 34.0%、19.3%、17.6% 和 1.2%。因此，开展以预防为先导的健康照顾服务是解决慢性病健康问题的有效方法之一。全科医生在社区工作中应该运用现有的疾病管理指南，并根据自己的工作经验和当地居民的健康状况设计较为可行的预防服务项目，提供适宜的一、二、三级预防服务。

（一）高血压

高血压（hypertension）既是一种社区最常见的疾病，又是其他心血管疾病主要的危险因素，严重威胁着人类的健康和生命。早期治疗高血压效果是很明显的，研究表明，如果整个人群的舒张压降低 6～8mmHg，冠心病的发病率可降低 25%，脑卒中的发病率可降低 50%。早期发现、治疗高血压是预防心脑血管疾病的一个重要手段。

1. 一级预防　既针对高血压的高危人群，也针对普通人群。是对有引起高血压的危险因素，但尚未发生高血压的人群采取有效的预防措施，以减少发病率。

（1）改变膳食结构：①限制食盐过多摄入，我国人群每人每日平均摄入食盐的量远远超过 WHO 建议的每人每日摄入食盐 5g 以下的标准，长期摄入食盐比较高的地区可以分步逐渐减少，使群众能够慢慢适应；②增加膳食中钾盐摄入，我国居民的膳食中普遍低钾，增加膳食钾摄入量需要多食蔬菜和水果，全国营养学会建议每人每月摄入蔬菜 12kg，水果 1kg，这对预防高血压是有益的；③增加钙摄入量，牛奶、豆类食品中含钙量较高，新鲜蔬菜中芹菜、油菜、萝卜、黑木耳等含钙量也较高；④增加优质蛋白质的摄入量，保持脂肪酸的适宜比例，鱼类含有优质蛋白，脂肪应限制在总热量的 20% 以下。

（2）防止肥胖：肥胖已被证明是血压升高的重要因素，控制及减轻体重常是预防高血压的有效措施，防止肥胖至少应包括两方面内容，一是防止从膳食中摄入过多的热量；二是加强运动。一般不提倡使用控制食欲的药物。

（3）提倡少饮酒或戒酒：少量饮酒对高血压发病一般没有影响，但大量饮酒确证会促使血压上升，酗酒已被公认是高血压的危险因素之一。

（4）戒烟：全科医生首先对患者的烟瘾程度进行评估，制订行之有效的戒烟措施，让已成瘾的吸烟者从保护生命的认识高度去努力戒烟。

（5）坚持运动锻炼：经常参加适当的运动，可以预防和控制高血压，为取得运动的良好效果，要确定运动的方式、强度、时间和频率。①根据年龄、自身状况及爱好选择适宜的运动项目（如快走、慢跑、骑自行车、游泳、健身操等），但不宜选择剧烈的运动项目，以不出现疲劳和明显的不适为宜；②采用 1357 运动方案，每天至少活动 1 次，每次活动 30 分钟，每周至少活动 5 天，活动后心率的每分钟次数不超过"170 减去

年龄（岁）"。

（6）加强预防教育：在高血压防治过程中，要提醒人们适劳逸、和情感、节嗜好、慎起居，使之处于正常的心理环境，矫正不良个性。患了高血压，千万不要忧心忡忡。目前对高血压的治疗尚无彻底治愈的特效药物，但高血压是可以有效控制的，其关键是要注意按时服药，症状消失后也不用随便停药。常看医生，减轻心理负担，肥胖的人要设法降低体重。

2. 二级预防　即早期发现、早期治疗高血压，防止并发症的发生。

（1）高血压的筛检方法：血压测量是诊断高血压及评估其严重程度的主要手段。目前有三种方法评价血压水平：诊所偶测血压、自测血压和动态血压监测。以诊所偶测血压为诊断和分级标准，自测血压可以避免"白大衣高血压"，虽然"白大衣高血压"未明确结论为高血压状态，但实际上不能笼统地将其归为正常血压人群，需要对其进行监测和随访。动态血压监测是指使用符合国际标准（BHS 和 AAMI）的监护仪对血压实施动态监测，正常情况下，夜间比白昼血压均值低 10%～20%。昼夜的血压变化称为血压的昼夜节律。高血压的筛检应该使用诊所测压，由医护人员在标准条件下按照统一的规范进行测量。

（2）高血压筛检对象：高血压的高危人群是高血压的筛检对象。高血压高危人群的确定标准为，具有以下 1 项及 1 项以上危险因素的个体：①收缩压介于 120～139mmHg 之间或舒张压介于 80～89mmHg 之间；②超重或肥胖，即体质指数（BMI）≥24kg/m²；③高血压家族史；④长期过量饮酒（每日饮白酒≥100ml，且每周饮酒在 4 次以上）；⑤长期高盐膳食。

（3）筛检频度：对血压正常的人建议定期测量血压。年龄在 20～29 岁者，每 2 年测量一次；30 岁以上人群和高危人群每年至少测量一次血压，且每次无论以什么原因就诊都必须测血压，发现血压升高（收缩压 130mmHg 或舒张压 85mmHg 以上）应在不同日重新测量 3 次，以进一步确诊。舒张压升高达 85mmHg 以上时，应半年测一次血压。轻度高血压（血压≥140/90mmHg），先进行为期 4 周的观察后，如血压＜140/90mmHg，则每 3 个月测一次血压，共 1 年。如收缩压≥140mmHg 或舒张压≥90mmHg，先用非药物治疗，3 个月后复查并监测血压。中度高血压（血压≥160/100mmHg）者，每月测 1 次血压，如舒张压仍＞100mmHg 或收缩压＞160mmHg，则应采用药物治疗。重度高血压（血压≥180/110mmHg）者，则需立即或 1 周内采

用药物治疗，依据最初血压基线进行的随访建议（表5-2）。

表 5-2　依据最初血压基线的成人随访建议

收缩压（mmHg）	舒张压（mmHg）	随访建议
＜130	＜85	2 年内复查
130～139	85～89	1 年内复查
140～159	90～99	2 个月内确诊
160～179	100～109	1 个月内评估或就诊
≥180	≥110	根据临床情况立即或1周内评估或就诊

（4）早期治疗高血压，减低高血压并发症的危险因素：如果非药物方法不能控制血压，就应及时就医，在医生的指导下合理用药。治疗高血压的理想降压药物应能够逆转高血压的血流动力学改变，保持良好的器官血流灌注。预防和逆转靶器官的损害，减少并发症的发病率和死亡率。改善整体健康状况，保证生活质量，避免引起代谢障碍，且无不良副作用。

3. 三级预防　社区全科医生在高血压的第三级预防中主要负责病情稳定期病人的长期随访和管理。对危重病人应积极地进行会诊和转诊，使病人得到及时有效的治疗。对伴有并发症的病人应根据病人的情况组建照顾团队，提供适时的监测、会诊和转诊服务。

（二）糖尿病

我国糖尿病呈逐年上升的趋势，近年来特别是 2 型糖尿病在成人中的上升趋势明显。我国城市社区卫生服务中已经将 2 型糖尿病作为慢性病防治的工作重点之一。

1. 一级预防　在一般人群中宣传糖尿病的防治知识，如宣传糖尿病的发病机制、危险因素、早期症状与体征、常见的并发症及其危害等。提倡健康的生活方式，如合理饮食、适量运动、戒烟限酒、心理平衡等。主要目的是普及糖尿病的知识、预防糖尿病的发生。

2. 二级预防　在糖尿病高危人群中开展糖尿病筛检筛查，以早期发现糖尿病患者，给予积极的治疗。

（1）筛检的方法：可以采用空腹血糖检测和葡萄糖耐量试验的方法，一般不建议使用测量尿糖的方法。

（2）筛检的对象：①体重减轻，找不到原因，而食欲正常者；②妇女分娩巨大儿者；③有过妊娠并发症，如多次流产、妊娠中毒症、羊水过多、胎死宫内、死产者（特别是有先天性畸形及尸检发现有胰岛细胞增生者）；④年龄超过 50 岁者；⑤肢体溃疡持久不愈者；⑥40 岁以上有糖尿病家族史者；⑦肥胖或超重，特别是腹部肥胖者；⑧有高血压、高血脂者；⑨有反应性低血糖者；⑩会阴部瘙痒、视力减退、重复皮肤感染及下肢疾病或感觉异常而找不到原因者。

（3）预防服务建议：对于筛检阳性的患者，积极联系专科医生进行确诊；对于符合确诊条件的患者，帮助患者制订糖尿病饮食计划，指导患者进行适当的体育锻炼，必要时给予药物治疗，并根据临床指南做好并发症的监测工作。对筛检结果异常但没有达到糖尿病诊断标准的患者，应帮助患者进行饮食控制，进行适当的体育锻炼，制订定期复查空腹血糖、葡萄糖耐量试验的计划。

3. 三级预防　对于已确诊的糖尿病患者，严格地控制好血糖和血压，可以降低糖尿病患者的死亡率和致残率。通过有效的治疗，慢性并发症的发展在早期是有可能终止或逆转的。全科医生应根据临床指南定期地进行眼底并发症的筛查，预防失明。教会糖尿病患者如何进行糖尿病控制和足部的保护，可以使截肢率明显下降。根据社区卫生服务中心的具体条件和患者的具体情况，适当安排必要的转诊和会诊。

（三）乳腺癌

乳腺癌（breast cancer）已经成为全球女性患病率最高的恶性肿瘤。随着我国经济的发展和人民生活水平的提高，乳腺癌的患病率和死亡率呈迅猛上升的态势，在大中城市尤为明显。因此要关注对乳腺癌的早期发现、早期诊断和早期治疗。

1. 一级预防　主要针对病因，增强机体免疫能力。在乳腺癌的危险因素中，有些是不可避免的，如遗传、月经、环境等。但有一些是可以调整的，如卫生习惯、生活方式、生育史等。主要预防措施如下。

（1）保持良好的生活方式：不吸烟，少喝酒，不吃烟熏、油炸食品，不偏食，少进食热量高的食物，降低脂肪摄入量，特别是动物脂肪、黄油、甜食等。避免肥胖和超重，多吃新鲜蔬菜和水果、豆类奶类制品、坚果等。注意补充胡萝卜素、维生素、微量元素。另外，保持良好的心态和乐观向上的情绪，心胸要宽广，避免长期压抑、焦虑或忧郁情绪，对降低乳腺癌患病率有一定的好处。

（2）自我预防：避免不必要的胸部 X 线照射，掌握合理的生育计划，避免高龄生育，提倡母乳喂养，更年期妇女避免或少用雌激素等。

2. 二级预防　自 20 世纪 60 年代开始,北美、北欧和西欧等一些国家陆续开展了一系列有关乳腺癌高危人群 X 线筛检的研究。结果证实,乳腺 X 线筛检可以使 50～60 岁患者的乳腺癌死亡率下降 20%～40%, 40～49 岁患者的乳腺癌死亡率也可降低 20%左右。

（1）乳腺癌的筛检方法:目前在全球范围内普遍采用的乳腺癌早期诊断的基本措施主要有三种:乳腺 X 线筛查、临床体检及自我检查。

1）乳腺 X 线筛查:定期的乳腺 X 线检查可以降低 40 岁以上妇女乳腺癌的死亡率。因此,是迄今为止唯一证实有效的乳腺普查措施。乳腺 X 线检查具有操作简便、诊断迅速、图像易于保存和复核等优点。因此比较适合大规模的人群筛检。尽管乳腺 X 线检查在乳腺癌的早期发现中具有较高的应用价值,但它可能存在漏诊,而在判断异常病灶的良性和恶性方面的应用价值也十分有限,因此乳腺 X 线普查必须联合其他一种或几种筛检措施,以进一步提高早期的灵敏度和特异度。近年来,随着数字式显像技术的应用,乳腺 X 线影像更加清晰,提高了异常病灶的检出率,同时还可以进一步降低每次检查的成本。

2）临床体检:尽管乳腺 X 线检查是早期发现乳腺癌的最有效的工具,但仍有一些早期乳腺癌不能为 X 线所发现,而是依靠临床体格检查单独发现的。早期乳腺癌不一定具有典型的临床表现,所以容易造成漏诊。有些乳腺癌的诊断主要是由于重视局部腺体增厚、乳头溢液和乳头糜烂等表现,进一步检查确诊为乳腺癌。此外,诸如乳头轻度回缩、乳房皮肤轻度凹陷及乳晕轻度水肿等均是有诊断价值的临床表现。由于临床体检相对比较方便、经济,所以一般建议将其与乳腺 X 线检查结合起来用于乳腺癌的普查。

3）自我检查:乳房自我检查是妇女自愿、有意识地进行自我保健的内容之一。它的优点是经济、便捷、很少受时间限制及对人体无损伤等。目前对于乳房自我检查的效果还存在争议,尽管一部分研究提示自我检查有助于发现小的或淋巴结阴性的乳腺癌,但大规模的前瞻性对照研究结果显示,自检组和对照组的乳腺癌死亡率并无差异。另外,乳腺超声检查因其快捷、安全、灵便等特点而成为最易为患者所接受的乳腺检查方法。目前大多数专家对乳腺超声用于大规模的人群普查还持否定的意见。主要原因在于乳腺超声仪器对检查乳腺微小钙化灶的灵敏度不高,而导致一些早期乳腺癌的漏诊。对<1cm 的肿块诊断特异性差,影响筛检效率。在操作上要求在显

像的同时作出结果判断,因此准确性受操作者的影响较大。无法获得全乳腺显像,而且检查结果存档和复审的费用较高,容易出现漏诊。但乳腺超声检查在鉴别囊性和实质性乳腺肿块方面具有明显的优势,因而通常用于乳腺 X 线或临床体检普查发现的异常病灶的进一步筛查。

（2）乳腺癌的筛检对象:一般为 30～64 岁妇女。高危人群可作为重点检查对象:①30 岁以上的女性,特别是月经初潮在 12 岁以前,绝经期晚于 55 岁,月经不规则者;②婚后未生育,或 30 岁以后生育,或生育后不哺乳及很少哺乳者;③乳房发生异常变化,摸到肿块或皮肤增厚与月经无关者;④反复乳头排液或乳头糜烂有压痛者;⑤不明原因的一侧腋下淋巴结肿大者;⑥进食过量的动物脂肪,绝经后体重超重者。

（3）乳腺癌的筛检频度:①适龄妇女每月自我检查 1 次,绝经前每次月经过后 7～10 天时自查 1 次;②高危人群除自查外,每半年至一年接受专科医生筛查 1 次;③较大人群集中系统地筛查,因耗费人力物力较多,可每两年筛查 1 次。全科医生在乳腺癌的二级预防中,主要是教会女性患者乳房的自我检查及临床检查,同时熟悉乳腺癌的筛检对象,将筛检阳性者转给专科医生进行进一步的诊断。

3. 三级预防　三级预防是提高乳腺癌患者生存率和生活质量、促进患者康复的临床措施,全科医生的任务是把乳腺癌患者及时转入专科治疗及提供患者接受专科治疗后的康复照顾。

（四）宫颈癌

宫颈癌（cervical cancer）是女性的主要健康问题之一,全世界每年新发生宫颈癌为 46.5 万人,每年死亡 20 万人以上。在许多发展中国家,宫颈癌是最常见的妇科肿瘤,占所有妇科肿瘤的 20%～30%。我国属于宫颈癌高发区,但随着近 40 年来宫颈细胞防癌涂片检查,长期大面积普查、普治及妇女保健工作的开展,宫颈癌的患病率和死亡率均已明显下降。

1. 一级预防　宫颈癌的病因虽不完全清楚,但已知许多因素与其密切相关,可以针对这些因素加以控制,如提倡晚婚、禁止早婚和性生活紊乱、实行计划生育、加强性道德及性卫生教育、积极防治与宫颈癌发生有关的疾病等。

2. 二级预防　宫颈癌的发生和发展是渐进的演变过程,时间可以从数年到数十年。一般认为,这个演变过程经过这样几个阶段:增生、不典型增生、原位癌、早期浸润、浸润癌。因此,

在人群中对已婚妇女进行定期普查,发现癌前病变或早期癌,及时给予诊断和治疗,可有效预防宫颈癌的发生并降低死亡率。

(1)子宫颈癌的筛检方法:目前主要采用宫颈涂片检查作为筛检的首要方法。主要刮宫颈片或后穹隆吸片,阳性率达95%。宫颈涂片检查简单、易行,容易推广,可达到普遍筛检的目的,也可适用于窥镜检查可疑者的进一步检查。

(2)子宫颈癌的筛检对象:对35岁以上妇女定期(3～5年)进行阴道脱落细胞筛检。由于宫颈癌自然史比较清楚,潜伏期5～20年,如果在其发展过程中通过筛查可早期发现、早期诊断、早期治疗。凡50岁以上的女性,特别是过早有性生活、性生活紊乱、早育、多次生育者,宫颈炎症与糜烂不愈者,阴道不规则流血或白带增多、排液有异臭者可视为宫颈癌的高危人群,应请医生进一步检查。

(3)子宫颈癌的筛检频度:35岁以上妇女最好每3年做一次阴道脱落细胞筛查,如连续3次阴性,则可停止检查1次。资源有困难的地方,如妇女只能查1次,普查年龄应选35～40岁;如能查2次,普查年龄在35～55岁;如能查3～4次,普查年龄应选35～55岁;高危人群每年查1次。

3. 三级预防 其目标是防止病情恶化,防止残疾。其任务是采取多学科综合诊断和治疗,正确选择合理甚至最佳的诊疗方案,尽力恢复功能,促进康复,延年益寿,提高生活质量,甚至重返社会。

(五)结肠癌

结肠癌(colon cancer)和直肠癌(rectal cancer),又称大肠癌,是一种严重威胁人类生命健康的恶性肿瘤。近年来,随着经济的发展,我国人民生活水平的提高,结肠、直肠癌发病率呈现逐年升高的趋势。因此结肠、直肠癌预防的意义越来越重要。

1. 一级预防 一级预防主要是减少、消除大肠癌的致病因素,具体措施如下。

(1)饮食调整:减少食物中脂肪的含量,特别是尽量少吃煎烤后的棕色肉类。尽量多摄入蔬菜、水果、纤维素等,如大蒜、洋葱、韭菜、葱、胡萝卜、柑橘类、葡萄、草莓、苹果等。

(2)改变生活习惯:增加体力活动可以影响结肠蠕动,有利于粪便的排出,从而达到预防大肠癌的作用;减少乙醇摄入量有利于预防大肠癌。

(3)治疗癌前病变:大肠腺瘤、溃疡性结肠炎患者,其大肠癌患病率明显增加,通过普查与随访尽早切除腺瘤,治疗家族性多发性结肠息肉,可降低大肠癌的患病率与死亡率。

2. 二级预防 大肠癌的发生、发展是一个相对漫长的过程,从癌前病变到浸润性癌,需要10～15年的时间,这为筛检发现早期病变提供了机会。

(1)结肠癌的筛检对象:一般为年龄大于40岁,无严重心脑血管疾病或急性传染病及其他严重疾病的患者。对家族性多发性结肠息肉及遗传性非腺瘤性结肠癌的家系成员应从10岁以后即开始筛检。40岁以上人群具有以下1项者可作为纤维肠镜的复筛高危人群。

1)免疫法大便潜血阳性。

2)一级亲属患大肠癌史。

3)本人有癌症史或肠息肉史。

4)具有以下2项及2项以上者:①慢性便秘;②黏液血便;③慢性腹泻;④慢性阑尾炎;⑤精神刺激史。

(2)结肠癌的筛检方法:通常采用乙状结肠镜检与粪便潜血试验两种方法。乙状结肠镜检对发现息肉有50%～55%的灵敏度及未知的特异度。研究发现,粪便潜血试验具有30%～90%的灵敏度与90%～99%的特异度,其中癌症阳性率为2%～11%,腺瘤阳性率为20%～30%。粪便潜血试验的精确度有赖于检测操作的正确性,需使用连续3天的粪便样本,每次粪便要有2个样本,而且检测前几天就必须避免进食某些特殊食物(如半熟的肉)及药物(如阿司匹林和维生素C)。根据1999年《中国常见恶性肿瘤筛查方案》,推荐以粪便潜血试验结合大肠癌个体危险度评估数量化模型为初筛,纤维肠镜作为诊断的进一步筛检方案。

(3)结肠癌的筛检频度:一般人群中,粪便潜血试验以每年1次为宜;对于家族性多发性结肠息肉病及遗传性非腺瘤性结肠癌家系成员,则可以直接应用纤维结肠镜检查,开始每年1次,两次阴性后则可改为每3～5年1次;筛检出的肠腺瘤患者或有肠腺瘤史者,应进行腺瘤摘除,并在一年内复查,确认无复发者可每间隔3～5年复查。对复筛高危人群复筛阴性者每年复查1次。

3. 三级预防 对肿瘤患者积极治疗,以提高患者的生活质量,延长生存时间。目前对大肠癌患者采取手术治疗为主,辅以适当的放疗与化疗、中医药治疗和免疫治疗,以提高大肠癌的治疗效果。

(高红萍)

第六章 全科医生的临床思维

临床医学的快速发展，大量高新技术及设备的引入使临床诊疗手段越来越先进，但国内外许多研究报道却显示，与几十年前相比临床误诊率、各种辅助检查的误诊和漏诊率并没有下降甚至在上升，而导致临床误诊率居高不下的重要原因之一是对医生的临床思维缺乏严格训练。实践证明，正确临床诊断或成功治疗方案的确立除了要掌握疾病诊疗的基本理论、基本技能，拥有丰富的临床经验外，还必须具备正确的临床思维方法；而正确的临床思维的培养，要建立在丰富的临床实践的基础上。全科医学或许是医学中最复杂、最困难、最有挑战性的学科。全科医生作为社区首诊医生，担负着80%以上各科常见症状、疾病和问题甚至是生死攸关的严重疾病的早期诊断责任；日常工作中遇到的许多症状是互不相关或非特异的，问题又是千变万化的，常常不同于经典课本的描述；在及时作出正确处置和转诊的同时，还需要了解和帮助缓解病人急切的心情，有时在紧急情况下还不得不采取非常规的治疗策略。因此，有一个正确的思维方法和决策能力显得极为重要。临床思维是医生临床能力的核心，决定其诊断和治疗水平的高低。

本章将介绍临床思维的两大要素、临床诊断思维的基本原则和程序、临床诊断思维方法与辩证思维、临床治疗思维的基本原则与要求、全科医生临床思维的基本特征、以问题为导向的健康照顾及其临床思维模式、全科医生的临床思维训练与实践等内容。

第一节 临床思维概述

临床思维（clinical thinking）是指医生在临床实践中，以辩证唯物主义认识论、方法论为指导，综合运用各种思维工具收集和评价临床信息资料，通过科学的合乎逻辑的临床推理作出诊断和处理判断的辩证途径和逻辑推理过程。它是将分析与综合、归纳与演绎、对比、概括、推理等多种思维方法相结合，运用医生掌握的疾病的一般规律来判断特定个体所患疾病，作出符合实际的科学判断的思维方式。临床思维取决于临床实践和科学思维这两大要素。而临床思维过程包括临床诊断思维和临床治疗思维。

一、临床思维的两大要素

（一）临床实践

临床实践活动包括病史采集、体格检查、必要的实验室及其他辅助检查的选择及诊疗操作等，在诊疗过程中通过搜集各种临床资料与细致周密地观察、发现、分析和解决问题。

1. 病史、查体、实验室和其他辅助检查 临床思维的形成与表达从和病人交谈、询问病史开始，病史采集和体格检查是最基础的诊断步骤，是直接从病人那里获得第一手资料的关键，是医生进行临床思维的依据。许多疾病经过详细的病史采集、全面系统的体格检查和规范的思维程序，即可提出初步诊断。

（1）病史采集要完成四项基本任务：①病人就诊的原因是什么？②病人为什么在今天来就诊，或为什么在疾病的这个阶段来就诊？③全面了解问题产生的原因与发展过程，列出疾病和合并症清单，对诊断有决定性作用；④其他没有讲出来或故意隐藏的真实就诊原因（如对癌症的恐惧、家庭暴力、婚姻危机等）。病史是临床检查与诊断的基础，采集病史时应注意：①创造宽松和谐与关心的氛围，使病人从主诉开始充分畅谈，陈述一个连续的病史；②在恰当时机采用开放性和引导性的方式提问，使病人的陈述围绕着有利于诊断的方向进行，同时不断权衡陈述病史中的主次与轻重，理顺琐碎凌乱的叙述，适时归纳病人所说的内容；③针对不同疾病应采取不同的问诊方法。如对慢性疾病可采用"马鞍形"的问诊方法，首先，重点询问起病过程、诱因、时间、主要症状，其次，重点询问本次就诊的原因和目的，最后通过明确这两个重点内容再延伸询问，以表达出疾病形成与发展过程中的变化和衔接；而对急性病应采用逐步升级的问诊方法，以获取从疾病发生发展到就诊全过程的资料。病史对于诊断的作用极为重要，在全科医疗工作中常会遇到复杂的难以区别的症状，但却缺乏伴随的体征，如果全科医生掌握了询问病史的技巧，将会使基层医疗服务质量提高，成本降低。

（2）体格检查总的思维点：即解决查什么、怎么查、为什么查的问题。①"查什么"：首先，应强调全面查体，更全面地占有资料、拓展思维的视野，避免先入为主的观念，获得意外发现。其次，"既要全面，又要重点突出"，即突出本病表现、突出生命体征、突出重要脏器（心、肺、脑、腹部脏器）的查体；主诉症状是病人就诊的主要原因，可首先以此为线索和思路进行相应查体；在全面查体的前提下，依据病史提供的诊断方向重点查体，可帮助医生在短时间内获得更有价值的信息，同时可避免遗漏。②"怎么查"：即掌握正确的体格检查方法，并告诉病人如何接受检查，检查时要细致认真、不草率，同时注意搜索隐性体征。③"为什么查"：即判断分析阳性体征或阴性体征的临床意义，阳性体征是诊断的正面依据，阴性体征是进行鉴别的重要资料。应始终把体格检查和临床思维结合在一起，边查边想，边想边查。

（3）实验室和其他辅助检查的选择：基于病史、查体所提供的线索，正确掌握检查的临床意义、检查时机、检查手段的敏感性和特异性、预测价值、安全性、危险效益比率、成本与效果等，有的放矢地完善一些必要的检查项目，先简后繁，先无创后有创，先选择特异性强的检查，必要时辅助选择特异性不强的检查，不要漫无目的地"撒大网"。对检查的结果无论阳性、阴性，支持或排除，都要全面分析，方能对诊断有价值。

总之，真实完整的病史、正确的查体、客观的实验室检查与辅助检查是作出正确诊断的依据。医生不应盲目依赖或迷信诊断仪器，应加强临床基本功和临床思维训练，培养良好的判断能力和解释能力，对症状及检查结果进行诊断分析的同时，配合严密的临床观察，如果发现病史未涉及的阳性体征和（或）检验结果，应及时补充询问病史，反复印证。

2. 心理、社会资料采集　全科医生面对的是病人、环境、社会相互作用和动态变化的整体，既要关注躯体健康问题，也要关注疾病范畴以外的心理、社会健康问题。在医疗决策过程中，与病人健康相关的价值观和情景、病人对其疾患的感受、期望及伴随的恐惧等常与生物学资料同等甚至更加重要；而且心理、社会、环境和情景问题显然会影响到病人的生物学疾病；对心理、社会问题的调查和考虑将有利于扩大全科医生的思路，使之能在有各种复杂问题的病人面前应付自如。一般可以先从社会背景入手，如询问就诊者的工作情况、对工作的满意程度、经济状况、信仰或感兴趣的宗教、和同事及周围人的关系、自己认为影响其健康或与其就诊问题有关系的社会方面的问题、生活和工作环境中影响其健康的因素、身边的人有无相似的问题、生活和工作中让其感到紧张的事情及他的应对方法等；然后询问家庭背景、个人背景，如家庭生活情况、家庭中他特别看重的方面及他的遗憾、现存问题与家庭的关系、成长经历、成长中领他记忆最深刻的事情及与现存问题的关系、个性特点、对生活影响最大的个性特征及与目前问题的关系等；进而询问病人的整体特性，如最大的追求和梦想、对生活和人生的看法、他的感情支柱、生活的主要意义或价值、人生目标或计划是否受到现存健康问题的影响等。最好采用分析式的提问方法，如你特别担心自己哪些方面的健康问题？真正困扰你让你感到不安的事情是什么？能告诉我一下家里（或工作上）的事情吗？你是不是希望改变你生活的某些方面？通过耐心询问以了解病人的信念、经历、情绪、功能、支持等情况，以及就医背景、情感、烦恼、处理事物的能力、移情等情况。

（二）科学思维

用马克思主义认识论看诊断和治疗决策的形成，实质上是一个从实践（搜集资料）到认识（初步诊断），再由认识（初步诊断）到实践（拟订治疗方案）的辩证过程，两个步骤相互渗透并交织，不能也不应分开。初步诊断的建立实现了从实践到认识，从感性到理性的第一次飞跃。这时的印象诊断可能是正确的、大致正确的、趋向性的或模糊的，因而有必要再返回实践进一步检查和试验性治疗。如果诊断大致正确，可重点拟订治疗方案；如果诊断是趋向性或模糊的，则应补充或重新建立检查方案；如果进一步检查和试验性治疗否定了印象诊断，则应重新深入地搜集各种临床资料，以获得新线索或重新审视所采用的思维方法，必要时采用特殊的检查手段，最终建立可信的诊断，这就是再实践再认识的过程。如果经过三次诊疗仍然未明确诊断，就应暂停你的诊断，并请其他医生会诊。科学思维贯穿于临床诊断和治疗的整个过程，是任何仪器设备都不能替代的，全科医生在临床实践中所获得的资料越翔实，知识越广博，经验越丰富，思维的过程就越快捷，越能切中要害，越接近事实，越能作出正确的诊断和治疗决策。

二、临床诊断思维

临床诊断思维是运用疾病的一般规律，对各种临床资料进行系统的分析、评价和整理，从而统筹和比较各种临床问题，推断不同个体所患疾病的思维过程。由此可建立一个对疾病本质的初步认识，或对存在问题的属性范围作出相对准确的判断。

（一）临床诊断思维的基本原则

临床诊断思维的基本原则是指在考虑病人的临床结论时所应遵循的一些普遍性的规则。①早期诊断原则：即应尽早作出初步诊断以便指导治疗，同时密切观察疾病的发展变化，进而明确和完善诊断。如果在疾病早期识别疾病就必须认真搜集有关的常见症状、体征和健康问题，迅速抓住关键性体征，有针对性地选择适当的检查，运用经验和直觉，迅速作出判断，尤其是对急危重症。②个体化诊断原则：指诊断过程中要在一般理论指导下，着眼于病人的个体差异，针对病人各自的性别、年龄、职业、发病季节、地区差异等特点，对个体的发病情况、疾病矛盾中的个性与共性及其相互关系作具体分析和诊断。要求医生不能公式化地照搬书本理论，只见病不见人。如腹痛发生在幼儿（先天畸形、肠套叠、蛔虫病）、青壮年（急性阑尾炎、胰腺炎、消化性溃疡）、中老年（胆囊炎、胆石症、恶性肿瘤、心血管疾病）、育龄妇女（卵巢囊肿蒂扭转、宫外孕），常见的疾病诊断是有差异的。③辩证综合诊断原则：就是从病因、病理形态、病理生理等多个方面作出诊断，全面掌握疾病特征。要求医生系统全面地了解疾病的临床表现并能正确解释；掌握病人与疾病矛盾的特殊性，既要判定疾病、病因和病理过程的特异性，又要判定机体整体反应状态的特异性；具体分析疾病的内因和外因、损害与抗损害及各子系统的协调关系，揭示矛盾各方面的关系及其在疾病发展过程中的作用与变化。

（二）临床诊断思维的程序

从医生接触病人获得最初的感性材料开始，就是一个在临床印象（诊断假说）引导下，边搜集、边整理概括、边分析对照并提出初步临床判断的思维和认识过程。疾病临床诊断程序包括四个步骤：①搜集临床资料，包括采集病史、体格检查、实验室和其他辅助检查，采集心理、社会和环境问题资料；②分析、评价、整理资料；③对疾病提出初步

诊断；④确立及修正诊断。而思维贯穿诊断程序的始终。带着思维搜集资料，会更全面而客观、更准确而高效；在此基础上，才能进行正确的思维分析与评价。

1. 临床资料的分析与评价 依据采集的各种临床资料及病人、家庭、社区的情况，运用医学知识和临床经验，分析导致疾病的可能原因，从而缩小病因诊断的范围；并依此对病人的问题进行简单的分类和即刻的观察，按照重病、一般病或小问题，急性或慢性，以及病人是否为自己担忧、焦虑等情况归入不同类型范围，列出问题清单，提出假说，并逐一进行确认或排除。

（1）病史资料的分析：全面系统的病史资料包括病因、病征、病程和病情等内容。

1）病因分析：是诊断疾病的第一步，为明确诊断提供依据。如何寻找病因证据和分析病因呢？了解病人是否暴露于危险因素：医生常先从病人身上得到危险因素的信息，然后寻找病因的证据。如艾滋病是由 HIV 侵犯人的 T 淋巴细胞而致病的，HIV 是病因，而母婴传播、性接触、血液传播是危险因素。医生通过了解病人是否存在这些危险因素，再去寻找病人体内有无 HIV 的证据。寻找病因证据时应注意危险因素与病因有时几乎无法严格区别，如肝炎对肝癌既是危险因素又有一定的因果联系；吸烟是肺癌的危险因素也包含了病因信息。病因的多样性分析包括：分析外部致病因素和机体防御功能、分析直接病因和间接诱因、分析自然生物因素和心理社会因素等。病因因果链分析：疾病的因果常相互转化，某种原因引起某种疾病，该疾病又成为另一种疾病的病因，形成一串互为因果、不断转化的链条。如肺炎链球菌可使免疫功能低下的人感染肺炎，甚至导致感染中毒性休克；休克如不尽快纠正，又会损害肝、肾等重要脏器的功能，引起弥散性血管内凝血，加重病情。因此，必须注意分析病因因果转化的特殊发展过程。

2）病征分析：病征作为疾病史的表现形式，主要指症状的演变史。病征分析实质是症状分析，包括分析症状的真实与虚假、症状的发展变化、症状的显现过程及不同阶段不同症状之间的联系，辩证分析症状的主要与次要、一般与特殊、典型与非典型等。

链接：疾病征象的辩证分析

1. 一般病征与特殊病征 一般病征是指那些对某一疾病没有多大特异性，且变异性

较大的疾病现象，如头晕、乏力、恶心、呕吐等；其特点是有时表现为异病同症，而另一些时候则表现为同病异症，因此需要进行鉴别诊断。特殊病征是指那些在某疾病中发生率高，而在其他疾病中发生率较低，症状稳定性较强的疾病现象，如肺炎链球菌感染所致的大叶性肺炎咳铁锈色痰、急性肺水肿咳粉红色泡沫痰、心包炎时出现心包摩擦音等；其特点是异病异症，有利于从疾病的特殊本质上区分疾病。大多数疾病都有特殊病征和一般病征两方面的表现，两者的区别是相对的。如结核性脑膜炎，以脑脊液蛋白增高、糖类与氯化物减低为其特殊病征，但同时又有脑膜刺激征等一般病征。而脑膜刺激征则是诊断脑膜炎的特殊病征。如何恰当把握两者的关系，①透过一般病征去辨识特殊病征，重视特殊病征可以简化诊断思路，易于把握疾病的本质；②重视特殊病征的同时应结合一般病征进行鉴别，如病人存在脑膜刺激征（脑膜炎的特殊病征），尚不能肯定是何种性质的脑膜炎，当结合患者出现低热、盗汗、乏力等全身中毒症状（结核病的一般病征），则可增强特殊病征对诊断结核性脑膜炎的可靠性；③可以把一般病征和特殊病征归纳为一个综合征结合临床实践进行思考。

2. 典型征象与非典型征象 典型征象是具有一定确定性和特异性的疾病现象，是从多种疾病现实原型中概括出来的标准模式，一般在起病及发作方式、病变部位、病象组合及特征、持续时间及演变趋势等方面具有一定的特征性；是用归纳法中的求同法来认识疾病，是以从纷繁复杂的疾病表现中概括出来的共性特征为指导进一步认识个性特征，其意义在于：①有利于抓住疾病的主要特征，而区别不同疾病，各种疾病的诊断标准，就是以疾病的典型症状为基础制订的；②有利于较早、较迅速、较准确地诊断疾病。而非典型征象则是不那么确定、缺乏特异性的疾病现象，是用归纳法中的求异法来认识疾病。疾病征象的非典型性、个体性和变异性才是不同个体疾病的本质现象，是鉴别诊

断的基础。由于诊断的对象始终是有个体差异的具体病人，而且处于病程早期的疾病表现往往不典型，因而确认非典型征象的意义更为重要。典型征象与非典型征象的区别具有相对性：一是典型之中包含有不典型，它是一个不完全归纳的统计结果，如某征象在某疾病表现中即使占82.5%，也未包括全部的个体，故缺乏某一典型征象，不能排除某一疾病的存在，如炎症反应常引起发热，但老年人因反应能力弱可以不出现发热；二是同一疾病中既存在典型征象又存在非典型征象，要兼顾；三是两者是可以变异的，如大叶性肺炎的基本病变是累及整个肺叶的急性渗出性炎症，常以急剧发病、寒战高热、胸痛、咳嗽、咳痰、肺实变体征、X线检查呈大片致密阴影为典型表现，但由于近些年抗生素的早期大量使用，使病变局限于较小范围，侵犯整个肺叶者极为少见，较多地表现为局灶性肺实变体征和X线检查呈小片状阴影，这在过去被认为是非典型表现，而现在已逐渐成为大叶性肺炎的典型表现了。

3. 全身病症与局部病症 人体是个复杂的整体，各系统和脏器既相对独立，又相互联系、相互影响、相互制约；局部病变可影响全身，全身病变又可突出表现在某一局部。当一个病症出现时，区分它是某个全身疾病的局部表现，还是该部位的局部疾病，要遵循整体观的思维原则，首先考虑全身疾病引起的局部病症，从局部变化的相互关系中认识整体变化。如鼻出血患者，应首先考虑有无全身性出血性疾病（如血小板减少性紫癜）、有无高血压等，作出较全面的检查；如确实无全身性疾病导致鼻出血的依据，就可在局部疾病中寻找答案。

3）病程分析：包括分析病程的长（慢性病）短（急性病）、连续性和阶段性，分析既往史和现病史之间的关系。完整的病程资料常常对诊断和鉴别诊断起关键作用。

4）病情分析：一般包括分析发病的缓急、病情的轻重、典型症状的有无、资料的阳性与阴

性等。病情分析要坚持具体病情具体分析的思维原则。如典型急性心肌梗死多表现为突发的胸骨后剧烈疼痛，但有的病人症状不典型，只有急性上腹部疼痛或上颌痛或牙痛或急性心力衰竭等。因此，具体病情具体分析尤为重要。

（2）检查结果的评价：查体获得的主要体征能指引诊断思维的方向，结合相关伴随体征进行诊断和鉴别诊断，能起到排除或肯定某种疾病的作用；实验室检查可补充病史和查体的不足，为诊断提供有价值的临床资料。实验室检查受检查部位、标本采集、试剂配制、仪器精度和灵敏度、操作程序和规范、方法的特异性等许多因素的干扰和影响，常不可避免地带有一定的局限性，必须依靠医生正确的临床思维来把握。检查结果正常与异常是相对的，不能孤立看待结果的可信度，而要结合病史和查体综合分析，不能绝对肯定或绝对否定，还应考虑到检查结果判断者的因素。当检查结果与临床所见不符时，要适时进行必要的重复检查，注意结果的比较。甚至需要完善其他相关检查后，再慎重地重新判断。同时要结合疾病的发展变化动态分析检查结果，兼顾机体的不同反应性、生理病理情况的复杂性，处理好疾病发展的动态和检查结果的静态之间的矛盾。无论何种辅助检查都不能代替问诊和查体。

2. 提出疾病初步诊断 ①进行模型辨认并形成几个诊断假设，或对问题的性质形成一个初始概念，并沿着这个思路进一步搜集资料。有研究表明，问诊开始后的 30～60 秒内，医生可以形成约四个假设，这一过程相当迅速，是在大量搜集资料之前就发生的，并且对资料搜集起到指导作用。②将这些假设按照疾病的发生率、严重性和可治疗性来排列优先顺序。要注意，某些疾病虽然发生率不很高甚至较少见，可一旦发生后果却较严重，或经及时治疗就能避免，则鉴别诊断时其排列顺序需要提前，必须首先加以考虑。例如，对于腹痛的小儿，即使阑尾炎的概率明显低于胃肠炎，但由于考虑到其严重性、可治性，所以常把它作为第一个要排除的问题。又如，心肌梗死对于 40 岁以上的胸痛或腹痛甚或是牙痛的病人；主动脉夹层对于突发胸痛伴晕厥且既往有高血压病史的病人；肺栓塞对于急性气促伴胸痛的成年人；宫外孕对于下腹痛或非月经期阴道出血的育龄妇女；脑膜炎对于婴儿等。应强调的是，判断病人是否为急危重症是全科医疗服务临床诊疗基本流程的关键步骤，必须首先加以判别。

3. 确立及修正诊断 疾病的发生、发展常遵循一定的规律，病人的各种临床征象也存在着功能性或器质性、生理性或病理性改变的可能；医生在对临床资料综合分析和思考的过程中必然会涉及正常与异常的鉴别，以及异常征象间的鉴别。最终确定或排除诊断则往往依赖某个关键性环节，找出这些关键环节对明确诊断很重要，医生可以根据诊断所涉及的关键环节来设计各种疾病诊断或鉴别诊断的思路，并据此决定下一步诊断或处理的原则和方法。疾病诊断的全过程中，应始终贯穿鉴别诊断，通过对各种信息不断的比较、排除，去伪存真，逐渐接近疾病的本质，从而得出正确诊断。在实施临床治疗、处理和随访阶段，病人可以提供更多的资料，医生据以建立处理计划的诊断假设可能会得到证实；如果仍未证实，则再修正假设并继续检验。

（三）临床推理与判断模式

临床诊断推理常用模式有：模型辨认、穷尽推理、假设-演绎法和流程图推导法。在临床应用时应根据具体情况加以取舍，在复杂疾病诊断中，需要综合或交替应用，反复印证与核实。

1. 模型辨认 模型辨认，也称类型识别法，是依据已知的疾病诊断标准、图像或模型，对与之相符合的病人问题的即刻辨认。将临床病例与书本上的模式或医生过去的诊疗经验进行对比，"对号入座"，识别现存问题。如表 6-1 糖尿病诊断标准。优点：仅靠观察病人便可获得诊断，简单、方便。缺点：应用范围有限，只有病人情况很典型、符合唯一的疾病模型时才能使用。对于习惯使用这种方法的医生，有可能用教科书对特定疾病概率的描述代替该疾病在特定病人身上的真实发生率，一旦作出诊断，便很难再去考虑其他疾病的可能性。使用时要避免犯主观性、片面性的错误。

表 6-1　糖尿病诊断标准

诊断标准	静脉血浆葡萄糖水平（mmol/L）
1. 糖尿病症状加随机血糖 或	≥11.1
2. 空腹血糖 或	≥7.0
3. OGTT 2 小时血糖	≥11.1

注：OGTT 应于清晨空腹时成人在 5 分钟内饮完 75g 无水葡萄糖水溶液（250～300ml），开始饮后 2 小时抽血。

2. 穷尽推理 穷尽推理，或称归纳法，是一种完全彻底的诊断思维，即不管病人的主诉如何，医生都要极其详细而全面地询问病史，进行完整查体及常规实验室检查，对所有临床资料进行细致且一成不变的系统回顾——"过筛"，然后收集所有的阳性表现进行归纳推理，得出可能的诊断。在得出最后结论之前，不提出任何假设。这种方法虽然全面、细致，但较烦琐、耗时，缺乏效率，多应用于医学教学过程中，可以协助训练学生采集病史的技能。

3. 假设-演绎法　通过整合临床资料，首先形成多种假设，并按可能性大小排队，依据假设推导（演绎）出一些论断，通过实践对这些论断进行验证（肯定或排除），再根据验证结果评价或修改假设，形成结论；结果支持假设则假设是正确的，结果不支持假设则进行修订，重新论证。包括两个基本步骤：①从有关的最初线索中快速形成一系列可能的诊断假设或行动计划——"猜想"。医生根据现有症状、体征和辅助检查结果，推测或假设病人的病变部位，将临床知识和经验与病人叙述的相似之处进行类比猜测，形成一系列初步假说，有经验者往往能提出较接近事实的假说。②根据这些假设推导筛选出应进行的临床和实验室检查项目并实施，依据检查结果对假设逐一鉴别（确认或排除），得出最可能的诊断结果。在排除和推理过程中常需要使用归纳法，但不是毫无前提的使用，而是用于归纳假设-演绎推理的检验结果（图 6-1）。

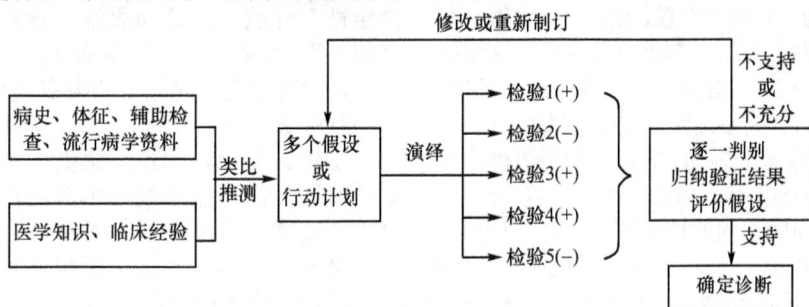

图 6-1　假设-演绎推理临床应用图示

有时虽排除了一些假设，却还是没有足够的关键性资料来确认初始假设，这时要把视野再扩大，必要时进一步补充询问和检查，把另外一些假设考虑进去，重新确定先后顺序再进行检验。"假设"能引导医生更深入、有目的地进行病史采集和查体，以便在短时间内得到较为集中而可靠的诊断。这种方法使用的前提是依据必须充分，假设必须符合逻辑，其有效性和高效性使之成为临床医生常用的诊断推理模式。

4. 流程图推导法　流程图推导法是根据国家或行业学术组织基于循证依据制定的权威的高质量的临床诊疗指南中所推荐的临床诊疗流程图，沿着流程路线一步一步进行临床推理的方法。诊疗工作流程是疾病诊断过程中常用的工具，能简明扼要地勾画出临床预防、诊断、治疗等关键环节及基本工作框架，思路清晰、逻辑性强、工作管理程序明确。流程图每个环节的分支点处利用尽可能客观、准确的数据，要根据病人的具体情况经认真思考后作出其走向判断，而不是简单地依次行事或照方抓药。此法简便易行、规律性强，但对复杂的临床问题每一步只能用"是"和"否"来回答与决策，有时显得过于简单、机械、生硬，加之"诊断树"详略、繁简不一，难以概括全部临床问题，使用时应注意不要一味地用平行的、重复的思维过程来进行简单的判断。

（四）从不同角度入手的临床诊断思维方法

临床实践中常常需要从症状，疾病和器官系统等不同的角度入手进行诊断与鉴别诊断，上述临床推理模式会以各种具体形式表现在临床诊断思维的过程中。

1. 从症状入手的诊断思维方法　从病人主诉症状和体征入手进行疾病诊断是最常用的诊断思维方法，最符合临床认知的基本规律和实际情况，也最适宜在基层医疗保健中使用。对于全科医生来说，尤为重要的是运用症状学建立疾病假说并进行诊断和鉴别诊断，同时及时识别隐匿在症状背后的危险疾病和问题。常用的方法有刻画诊断法、龟缩诊断法、菱形诊断法、三联征诊断法、危险问题识别法等。

（1）刻画诊断法：即通过细致的问诊，对症状特点进行精细的描述，以求从症状的共性中找出倾向某一疾病的个性，通过对所获病史资料加以鉴别，从而得出印象诊断或进一步深入检查的方向。例如，对各种疼痛常从其诱因、起病、部位、性质、程度、缓解方式、持续时间、病程、放散部位、伴随症状十个方面进行细致深刻的询问和刻画，即疼痛的十步分析法。

举例：冬季的早晨，一位老工人顶着西北风骑自行车上班，经过一段上坡路时出现心前区疼痛，到附近社区门诊就诊。值班医生详细询问了病人的情况：①诱因，"冬季"、"早晨"、"顶风"、"骑车"、"上坡"；②起病，突然、急性起病；③部位：手掌放于心前区而不是指在某一点；④性质，绞窄性、窒息感；⑤程度，疼痛很严重，出汗，被迫停下车，不敢再骑；⑥缓解方式，下车站立休息后逐渐缓解；⑦持续时间，为3～5分钟；⑧病程，最近1年多在劳累时偶尔有过类似发作，但时间很短，也不严重；⑨放散部位，感觉左肩、背及左前臂内侧疼痛；⑩伴随症状，感到心慌、气短、手脚发软。同时获知病人存在心血管疾病的危险因素：55岁男性，吸烟30多年（20支/天），3年前单位体检发现血压偏高（目前血压150/90mmHg）因无症状未做诊

治，母亲患有高血压及冠心病。这样，一个冠心病，劳累性心绞痛的框架特点就体现出来了。刻画诊断法的优点是仅通过问诊就可显示出某种疾病的框架，方法简便；不足之处在于此方法仅适用于具有典型临床表现的一部分疾病或健康问题。

（2）龟缩诊断法：是指当病人出现多个症状时，每个症状都能从某个方面反映出特定的病态含义，通过对这组症状群进行导向性的综合分析就可以逐步缩小判断的视野范围，直至龟缩到一个具体疾病的方法，又称向导诊断法。就各种症状的临床意义而言，有些属"定性"症状，如发热，可能预示存在感染；有些则有"定位"作用，如排尿痛，多提示泌尿道病变。如图6-2，发热，伴咳嗽、咳铁锈色痰（"特征性定性"症状）将诊断思维引导到"肺炎链球菌肺炎"，加之右下胸痛将病变部位定位在右肺下叶，故可以初步考虑右下叶肺炎链球菌肺炎，再进行肺部听诊、胸部X线、痰培养等检查进一步确诊。同理，急性脑膜炎的诊断也可采用这种诊断方法。整个过程中应注意有无其他特异性的症状、指征并深入考虑。当然，许多时候未必能龟缩到一点上，但也能为进一步完善相关检查提供导向性的依据。

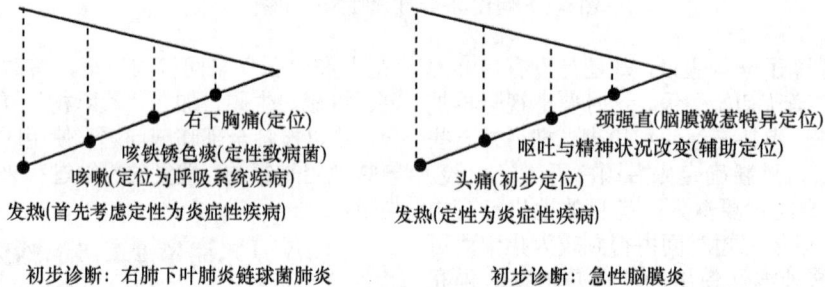

右下胸痛(定位)
咳铁锈色痰(定性致病菌)
咳嗽(定位为呼吸系统疾病)
发热(首先考虑定性为炎症性疾病)

初步诊断：右肺下叶肺炎链球菌肺炎

颈强直(脑膜激惹特异定位)
呕吐与精神状况改变(辅助定位)
头痛(初步定位)
发热(定性为炎症性疾病)

初步诊断：急性脑膜炎

图6-2 龟缩诊断法模拟

（3）菱形诊断法：是从一个主要症状入手，通过发散思维作出多种疾病假设（囊括各种重要的可能性疾病），再结合各种伴随症状的有无逐一排除，最终落实到一个疾病诊断上的思维方法。若将这一思维过程绘制成示意图呈菱形，故称菱形诊断法，特别适于那些无法使用刻画诊断法和龟缩诊断法，且直接表达的证据又不很充分的病例。它体现了诊断思维的基本程序：思维的扩展阶段→排除阶段→认定阶段。例如，血尿待查病人，若无尿频、尿急、尿痛不像膀胱炎；无腰痛、高热畏寒不像肾盂肾炎；无高血压、水肿、蛋白尿，暂不考虑急性肾炎；无肾脏或尿路绞痛

症状，X线或超声检查未见结石影像，不支持泌尿系结石；无泌尿系结核的症状，既往无结核病史，结核菌检查阴性，肾盂造影无结核特征表现，除外肾结核；无服用镇痛药史不考虑镇痛药性肾病；无腰痛、体重减轻或恶病质表现，且查体发现双侧肾脏明显肿大，而非单侧肾脏肿块，不宜用肾癌解释。在排除上述考虑后，根据血尿加上明显的双侧肾肿大，结合超声检查可初步提出多囊肾的诊断（图6-3）。

（4）三联征诊断法：是通过对疾病有识别特性的三个关键症状或体征，对疾病诊断的可能性加以确定的诊断思维方法，是一种简便易行的辅

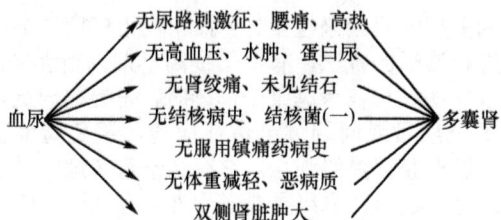

图 6-3 菱形诊断法示意

助诊断工具。如急性化脓性胆管炎的 Charcot 三联征：右上腹剧痛、寒战高热、黄疸；胰头癌压迫胆总管致库瓦西耶征（Courvoisier sign）阳性：进行性梗阻性黄疸、胆囊显著肿大、胆囊无压痛；泌尿道感染的膀胱刺激征：尿频、尿急、尿痛；腹膜炎三联征（腹膜刺激征）：腹肌紧张、压痛、反跳痛；肾癌三联征：间歇性无痛性肉眼血尿、腰痛、一侧腰腹部肿块；主动脉瓣狭窄三联征：呼吸困难、心绞痛、晕厥；颅内高压三联征：头痛、剧烈呕吐、视盘水肿；（慢性）溶血三联征：贫血、黄疸、脾大；发作性眩晕、恶心与呕吐、耳鸣可能提示 Meniere 病；嗜睡、反应和动作迟缓、便秘可能提示甲状腺功能减退；儿童急性发热、流涎、喘鸣常提示急性会厌炎（喉炎）；育龄妇女腹痛、闭经、阴道异常出血可能提示宫外孕；年轻人的烦渴、多尿、体重减轻可能提示胰岛素依赖型糖尿病等。需要强调的是，全科诊疗中遇到疑难的非常见疾病能够找出并记住三个特异的或典型的具有疾病辨识功能的代表性症状、体征是非常有意义的，但诊断三联征只是提供了某种疾病诊断的可能性，即这些特异临床表现的出现有助于"纳入"而非"除外"，存在时有助于识别出某种疾病，但不存在时并不能否定该病的存在（详见前述链接：疾病征象的辩证分析），医生还需要对遇到的各种重要的症状和体征进行更深入的思考。

（5）危险问题识别法：是根据主诉、病史和其他临床信息，着重分析和判断症状或体征背后是否隐匿着严重的不能被忽略的危险疾病或问题的方法，是疾病鉴别诊断时很有效的成本-效果好的方法。既要警惕任何症状均可能指示着一种严重的病症，还要警惕疾病发展过程中并发症的发生。对持续数周甚至数月的症状应首先排除严重疾患，如恶性肿瘤、严重的传染性疾病、哮喘和过敏反应、严重感染（脑膜炎、败血症、急性会厌炎或喉炎、感染性心内膜炎等）、急性心肌梗死、不稳定型心绞痛、恶性心律失常、潜在的自杀倾向、颅脑损伤（如蛛网膜下腔出血）、

宫外孕等；而数周内自行消除或持续多年的症状则较少由严重的疾病引起。全科医生面对病人首先要判别：是急重病人吗？病情是否危及生命？对一些危险问题的识别，"如果你想不到它，你就绝不会诊断它"。该如何避免忽略重要的、有可能威胁病人生命的问题呢？将数不清的疾病一个一个漫无目的地去考虑显然是行不通的。由九组疾病英文名称的字头拼写而成的"VINDICATE"鉴别诊断法，按照病理学的分类方法将全部疾病分为九组：循环、血管疾病（vascular disease）；炎症（inflammatory disease）；新生物、肿瘤（neoplasm）；退行性变（degenerative/deficiency disease）；中毒（intoxication）；先天性疾病（congenital disease）；自身免疫病（autoimmune disease）；创伤（trauma）；内分泌、代谢性疾病（endocrine disease），从九个方面用成组疾病纳入或排除的方法来思考和鉴别可能是哪类性质的疾病，从而避免丢掉一大类型的整组疾病。

2. 从疾病入手的诊断思维方法 医生掌握了疾病的理论知识和（或）临床经验，当疾病发展得已很明显、具有较充分的特异性的诊断依据时，可考虑使用此类方法加以确认。应注意此法不适于在疾病早期、中期发现和诊断疾病，因为易受先入为主的惯性思维的影响。常用的方法有程序诊断法、除外诊断法、经验诊断法、目录诊断法等。

（1）程序诊断法：又称正面诊断法，是最基础的、完整的、规范的诊断思维方法，是对疾病深度、广度较完整的定位。这种思维程序包括：①寻找诊断依据，即获得易患因素、起病、症状、体征、辅助检查五个方面相应结果的支持，从而回答"是不是某种疾病"。易患因素指容易导致某种疾病的先天和（或）后天的致病因素或环境，源于临床流行病学调查资料，是早期诊断疾病的线索，如家族史、年龄、季节等。②鉴别诊断，是建立诊断必然经历的步骤，无论诊断依据多么充分都应先把它推翻，多问几个"有可能不是这个病，而是其他病"。在根据正面诊断进行相应检查时，也要为万一是其他诊断而完善有关检查。③疾病分型，明确疾病诊断后还应进一步明确其分型，如高血压是缓慢进展型，还是急进型？糖尿病是 1 型，还是 2 型？急性胰腺炎是水肿型，还是急性坏死性？④疾病发展的程度，如心力衰竭的 I 级、II 级、III 级、IV 级；原发性高血压病的 1 级（轻度）、2 级（中度）、3 级（重度）。⑤有无并发症，急性心肌梗死是否并发心

室壁瘤、乳头肌功能失调或断裂；高血压是否并发脑血管疾病、心力衰竭；糖尿病是否并发糖尿病肾病、糖尿病性视网膜病变。⑥有无伴随疾病：进一步判别病人是否还有其他疾病，如急性胆囊炎伴高血压等。诊断结果要写明病名、分型、程度，以及并发症、伴随疾病等，如 2 型糖尿病，并发糖尿病肾病，伴发高胆固醇血症、慢性胆囊炎；又如原发性高血压，缓慢进展型，3 级（重度），极高危，并发腔隙性脑梗死，伴发慢性胃炎。

（2）除外诊断法：是通过分析判断各种征象的有或无、资料的阳性或阴性，否定其他疾病的可能，从而间接肯定某一疾病的诊断思维方法。尤其适用于那些"依据不十分充分且缺乏特征性检查手段，病情复杂又表现不典型的"病例。采用"拉大网"的方法，对所有可能疾病逐一比较和分析，依次排除，余下无法排除的暂时作为假定诊断。有时无论依据多么充分，仍要考虑到是否有其他原因的可能，逐一分析。应用时要注意：有相似临床表现的疾病间的鉴别，按照不同层次逐级排除和缩小诊断范围；严格遵循逻辑推理的基本原则，否定要严谨，肯定要慎重，材料要充分且令人信服；不能肯定的就不要肯定，不慎重的肯定可能就是误诊；如果排除了"所有"已知疾病，有可能是个"未知"疾病，往往新病种或新问题就是这样被发现的。

（3）经验诊断法：虽然暂时未掌握充分的诊断依据，但凭借丰富的临床经验，受既往遇到过的相似的经历启发而产生思路，将两者相互类比、分析而作出诊断，称为经验诊断法。看似感性经验，实质包含着逻辑推理。例如，某病人晨起排便后突然出现持续剧烈的胸痛伴血压增高，首先想到急性心肌梗死，但心电图未见明显异常，结合既往曾有过主动脉夹层病人出现过同样的表现，加之闻及胸部及上腹部血管杂音，在采取有效措施控制血压的同时，应尽快向专科医院转诊，完善彩色超声或磁共振等检查加以确诊并进一步治疗。再如，一中年男性病人因一侧上眼睑下垂伴同侧瞳孔缩小、眼球内陷就诊，查体时发现同侧额部和胸部无汗，上述表现似乎与呼吸系统疾病无关，但结合既往在肺尖部肺癌病人中有过这种表现且该患者有长期吸烟史，应拍摄胸部 X 线片以确认是否是因肺尖部肺癌压迫颈部交感神经引起的 Horner 综合征。在应用过程中要注意，经验只是启发思路，不是绝对的规律，也不是绝对的诊断依据。

（4）目录诊断法：是利用诊断检核表（清单）或相关疾病目录来检索、查找和收集疾病详细资料进行诊断的方法，有助于提高早期诊断水平。检核表法是指在考虑某个问题时，先制成一览表对每个项目或问题逐一进行检查，避免遗漏要点，以期获得最终观点。它有利于系统地、周密地思考问题，使思维更具条理性；有利于比较深入地发掘问题，抓住关键；有利于有针对性地提出更多实用的创新设想。它可用于学生临床思维训练中，强调考虑问题要周密，从多种角度出发，从问题的多个方面去思考，避免把视角固定在个别问题上或个别的方面而导致遗漏。检核表法简单易行，实用性强。此外，医生不可能对每一种疾病都十分精通，绝大多数临床医生能做到熟练掌握多发病、常见病的诊治，而对于一些少见病也应最大限度地了解，如掌握其病名和基本特征，在临床工作中能想到它的存在，进而通过目录诊断法进行确定。如嗜铬细胞瘤的特征性表现是可出现阵发性高血压，有时高血压与低血压交替出现，伴剧烈头痛、面色苍白、大汗淋漓，还可伴随出现心前区痛、急性腹痛、高热等症状，发作时间一般数分钟，发作频繁者一日数次，若遇到有上述征象的病人时，应想到嗜铬细胞瘤，进而完善病史及辅助检查。

3. 从器官、系统入手的诊断思维方法 此法也称模块式诊断思维方法，是指若临床资料已集中提示某器官、系统的病变问题，常从此器官、系统入手，进行疾病定位、性质判断和病种界定的诊断思维方法。临床专科（眼科、耳鼻喉科、皮肤科等）和亚专科（呼吸科、泌尿科、消化科等）诊治病人时常用此法。但若有多器官、系统受累，则应抓住主要矛盾，认清疾病的本质。

（五）临床诊断的辩证思维

在临床诊断过程中，疾病的表现往往比较复杂，医生要从纷繁复杂的临床征象中把众多的疾病互相区别开来，确认是这种疾病而不是那种疾病，不仅要运用逻辑思维和非逻辑思维的形式和方法，还需要应用辩证逻辑思维形式和关系范畴等来认识疾病矛盾的特殊本质。辩证思维是研究事物矛盾的运动、发展、变化基本规律的科学，任何认知活动都离不开辩证逻辑。全科医学正是基于辩证逻辑的要求，以照顾人的健康为中心，观察健康与疾病这对矛盾的发展、运动、变化，把握其内在规律，认识其客观本质，而建立的学科体系。为了使临床诊断与治疗决策更接近事物的本质，必须首先站在哲学的高度，处理好以下辩证的临床关系。

1. 器质性疾病与功能性疾病　器质性疾病是指器官组织结构上出现病理变化的疾病，它是功能性疾病发展的结果。功能性疾病也称"官能性疾病"，虽表现出某一疾病特有的症状，但以目前的检查技术尚未证实器官组织结构上的变化。在临床实践中，器质性疾病与功能性疾病这对矛盾常处于运动变化状态，需要辩证分析和动态把握。一方面，要看到有些病人有明显的症状，虽没有查出异常体征，却并不一定就没有器质性疾病，它可能是正处于某些器质性疾病早期或因病变比较小，如颅外伤病人可在受伤数天至数周后才出现硬膜下出血的典型征象；另一方面，异常体征也未必就是器质性疾病引起的，如在心尖部闻及舒张期隆隆样杂音，并不一定是器质性二尖瓣狭窄，还有可能是主动脉瓣重度反流造成的相对性二尖瓣狭窄，而情绪激动可致心率增快，有期前收缩或心动过速时常无器质性心脏病变。在鉴别器质性还是功能性疾病遇到困难时，应遵循的原则是，相对于功能性疾病，应优先考虑器质性疾病，在没有充分根据排除器质性疾病以前，不轻易下功能性疾病的诊断，除非确实能排除器质性疾病。

2. 常见病与罕见病　按照概率大小，临床常遇到的是常见病、多发病，但并不能排除少见病或罕见病的存在，临床诊断中必须处理好这对矛盾的关系范畴。即首先考虑常见病、多发病，之后适当考虑罕见病，就不会因为"想到的可能性太少"而误诊。常见与罕见是相比较而存在的，两者的区分是相对的。诊断中容易出现的问题：一是不太注意考虑常见病里面的特殊情况；二是对罕见病常常缺乏有关的知识和实践。因此，提高对常见病的临床思维能力和诊断水平，有助于对少见病或罕见病的辨认；加强对少见病或罕见病的认识，有助于对常见病的鉴别诊断。

3. 一元病论与多元病论　一元病论是用一种疾病来统一解释现存的多种临床现象；而多元病论是用多种疾病来解释不同的临床现象。依据诊断概率，多数情况下，一个人某一特定时期常患一种或同一系列疾病的可能性大，而同时患两种或两种以上疾病或疾病系列的可能性小。但临床实践中也有多种疾病共存，需要用多元病论才能解释的疾病事实。要辩证地处理好两者之间的关系。一方面要用整体联系的观点来分析病情，尽可能用一种疾病统一解释临床所见，不要孤立看待多种症状提出多个疾病诊断，因为一种疾病可以影响到人体功能的多个方面；另一方面要从实际病情出发，是几种疾病就诊断为几种疾病，不能把"单一诊断"绝对化，以致延误治疗。多种疾病同时存在时，医生应能辨识并抓住主要矛盾，治疗时主次兼顾。

4. 原发病与继发病　原发于甲处的病变继而传导反应于乙处的情况很普遍，临床诊断中应注意原发与继发的关系范畴。临床误诊往往是颠倒了原发与继发的关系，将转移灶误诊为原发病变。如有报道胃癌、胰腺癌等可致游走性血栓性静脉炎，有时因后者表现更突出而漏诊原发病；各种肺部转移癌常被误诊为其他疾病或原发性肺癌；许多肿瘤可形成全身广泛性转移，因转移灶的病象较突出常被误诊。正确区分原发病与继发病：一是重视病史的作用，依原发病、继发病及其并存关系的线索，将临床资料连贯起来分析更利于区分，因为原发病的性质常决定着继发病的发展趋势和可能影响的范围；二是注意区别症状表现，许多继发病的早期症状常与原发病症状相互重叠，必须仔细鉴别；三是注意主要病症演变的先后顺序及并发症的不同特点。

5. 良性疾病与恶性疾病　判定现存的临床病症是良性疾病，还是恶性疾病引起的，要遵循的原则是，首先按恶性疾病进行检查，按良性疾病进行治疗。例如，一个中年男性患者出现上腹痛和黑粪，不管有何倾向性，必须把检查的重点放在肯定或否定上消化道肿瘤等恶性疾病上，以避免误诊。在积极地尽快完善各项检查的前提下，未确诊前应按良性病（消化性溃疡）治疗，否则一旦经确诊是消化性溃疡而在治疗时首先采用了抗癌治疗方案，显然是不合适的。

6. 诊断的问号与句号　医生的目标是使诊断结论尽可能快地接近本质，病人亦迫切希望能尽快得到正确诊断。但实际工作中，由于与病人接触时间的有限性、短期获得资料的不完整性、对病情了解的肤浅性、抢救要求的紧迫性等原因，可能使医生无法立即肯定诊断，或者确立的诊断尚不成熟，此时在印象诊断后面加个"？"要比加上"。"更客观。即思维应遵循留有余地的原则，以便正确处理好时间的有限性和认识的无限性、历史的局限性和发展的无限性的关系。

（六）临床诊断的内容

通过全面收集临床资料和综合分析判断，最终形成全面概括且重点突出的综合诊断，主要有下列几种形式：①病因诊断；②病理解剖诊断；

③病理生理诊断；④疾病的分型与分期；⑤并发症诊断；⑥伴发疾病诊断；⑦临时诊断（临床印象），如水肿待查；⑧家庭诊断；⑨社会、心理问题诊断；⑩联合使用前面数种诊断的综合诊断。

三、临床治疗思维

治疗是为解除病痛而实施的医疗行为，这里的治疗是个广义概念，包括对疾病的治疗及对健康相关问题的处理。处理的问题包含症状、疾病或并发症、功能紊乱、治疗不良反应、预防复发或恶化，以及与医疗体制有关的行政问题等多方面。临床治疗决策应沿着诊断方向进行，只有在对疾病的原因、性质和发展有了全面的了解并作出合乎实际的正确诊断的基础上，才能提出合理的治疗决策并形成切实有效的治疗方案，否则就是没有根据的治疗。治疗过程也有其特殊规律，要受到与之有关的各种因素和条件的影响，因而应具体情况具体分析。

（一）现代治疗的基本原则

治疗原则是医疗规律的具体体现和理性概括，是指导临床治疗有效实施的重要保证。全科医生应根据就诊者疾病的性质或存在的问题，遵循现代治疗的基本原则，正确作出临床治疗或处理决策。其基本原则包括：①以人为本的原则，以维护病人最大利益为准则，关注其情感和需要，以病人为中心实施治疗。②职业道德原则，医生应有强烈的责任心、高度的责任感，富有同情心，急病人所急，想病人所想，全心全意为病人解除疾病和痛苦。③最优化治疗原则，任何治疗手段都可能是把"双刃剑"，"治病"也会"致病"，故应以取得最佳疗效为目的，首选风险最小、并发症最少、对病人损伤最轻、毒副作用最低、疗效最好而成本又最低的治疗手段或方法；若疗效相似，应尽量用非药物治疗代替药物治疗，用非手术治疗代替手术治疗；尽量以最低代价获得最好效果。④整体性原则，人是个统一的整体，疾病和病人、病人和社会也是个整体，治病求本，标本兼治，临床治疗决策应遵循整体治疗原则，包括个体、家庭、医院和社会治疗等多个层面，把握好局部治疗与全身治疗、对因治疗与对症治疗、对抗治疗与调动治疗的关系，达到最佳的整体效果。⑤个体化原则，由于个体差异，同病异症、同症异病并不少见，且不同个体对同样治疗措施的反应及疗效也可不同，故应采用因病情、因人、因时、因地而异的个体化治疗措施

方能获得最佳疗效。⑥综合性治疗原则，由于疾病发生、发展的多因性，临床上常需采用多种治疗手段和方法，躯体治疗的同时注重配合心理调适和社会处方等多层次立体性的综合治疗。⑦生命质量为重原则、在维持和延长生命的同时尽力提升生命质量是治疗的重要目标。⑧预防为主原则，我国古代即有"圣人不治已病治未病"，"与其救疗于有疾之后，不若摄养于无疾之先"，现代治疗亦应着眼于预防，使病人了解相关疾病的防治与康复知识及有关注意事项，防病于未然，防患于微末。⑨循证医学治疗原则，医生应在掌握过硬的临床技能、丰富的专业知识和临床经验的基础上，正确认识并提出临床问题，利用先进技术高效检索，收集有用的信息，遵循有据的原则判断信息的有效性、可靠性及安全性，从而选择最佳的临床治疗措施，达到循证医学的最终目的。

（二）临床治疗的目的

全科医生要作出正确的临床处理，首先应明确临床治疗和处理的基本目的：①等待观察，利用时间作为治疗手段；②根治性治疗，去除原发病因；③诊断性治疗，对可能性最大但尚未明确的疾病进行试验性治疗，观察疗效；④姑息性治疗，减轻痛苦、改善生活质量、延长生命；⑤预防性治疗，防止疾病发生或复发；⑥对症治疗，缓解病情改善症状；⑦支持治疗，从生理、心理上支持机体恢复；⑧康复治疗；⑨转诊；⑩临终关怀照顾。

（三）临床治疗的基本思维程序

辩证思维是指导临床治疗和处理的基本思维，其程序一般分三个阶段：一是治疗和处理方案的扩展阶段（要考虑到尽可能全的各种备选方案）；二是不适合方案的排除阶段；三是最佳治疗和处理方案的认定阶段。应首先处理对病人生命和健康影响最大的疾病和问题，同时还要辩证地思考治疗结果是否支持原先的诊断。全科医疗以问题为导向的照顾，要求医生时刻考虑到两件事，既要了解疾病，又要了解病人，治疗是否成功是以在病人身上产生的结果来衡量的，而不是以治疗的过程为指标与标准。决策处理方案时要求病人参与，一起讨论权衡各种处理方案的利弊关系，尽可能找到可靠的临床证据和研究证据帮助正确而全面地作出决策。

（四）制订治疗方案的基本要求

治疗措施的预期效果包括消除病因、缓解症

状和改善一般状况三大类。医生在制订治疗方案时，必须全面考虑病因、病理变化，病人的身体状况、生活质量、社会心理状况等各方面情况，把握诊断和治疗的关系，贯彻治疗的基本原则。制订治疗方案的基本要求：一是高效，即治疗效果好、远期后果好；二是安全，即防止和避免医疗差错；三是及时，即适时地把握时机；四是合理，即其治疗措施符合生理、病理要求。应注意，同样的疾病、同样的治疗，由于病程发展难预料，有的顺利治愈，有的病情反复，有的疗效不佳、恶化甚至死亡。因此，医生事先不能断言某病人治疗效果一定好或坏，要严密观察监测，随时修正诊疗方案。

第二节　全科医生的临床思维

一、全科医生临床思维的基本特征

全科医生要自觉地有意识地运用科学思维方法进行临床诊治工作，在掌握一般临床思维方法的同时，更应注意学习掌握全科医学自身的临床思维特点以便做好各项工作。全科医生临床思维应体现的基本特征是：①以病人为中心、以问题为导向的临床思维；②"全人照顾"的系统思维，在生物-心理-社会医学模式指导下，按照系统思维方式全面、综合、整体地认识病人的健康问题；③以证据为基础的临床思维，运用流行病学和循证医学的科学思维方法评价与决策临床问题；④遵循辩证思维、逻辑思维的基本认识规律；⑤注重全科医疗实践，坚持科学的批判性思维，不盲从。

二、以病人为中心及"全人照顾"的系统思维模式

全科医疗以病人为中心的服务模式确立了其在新医学模式指导下的"全人照顾"（whole-person care）的临床系统性思维的理念，要求医生首先应站在维护病人利益的立场上，面对整体的人，用系统论方法来思考问题和进行临床决策，建立医患间互动式、合作式的伙伴关系，共同参与诊疗。病人躯体上的疾病与整个机体相连，机体的每个系统、器官又相互影响；病人不同的性别、年龄、特征，不同的生活经历、社会关系、思想情感等对疾病都有着不同的影响。全科医生在临床实践中，除了在生物医学层面考虑疾病与全身及各器官、系统的相互影响，还应延伸到病人领域，对病人心理、家庭、社会问题的探查可提供许多潜在的线索，能从多个层面揭示出症状、体征背后潜在的心理、社会、文化、环境问题及其影响因素，联系家庭、社区诊断，更全面更综合地作出判断和处理，既看病又看人，实现生物-心理-社会医学模式下的多维服务，体现全人照顾服务的基本要求（详见第二章）。

三、以问题为导向的健康照顾及其临床思维模式

以问题为导向的健康照顾（problem-oriented health care）是以发现和解决个人、家庭、社区的疾病和健康问题为主线，综合运用临床医学、预防医学、心理学、社会学等学科知识和方法，对各种问题进行分析、诊断，了解其产生的原因和影响因素，明确健康需求，制订并实施相应的诊疗和干预措施，以实现对各种疾病和健康问题的有效治疗与照顾。它将"以问题为导向"的工作思维贯穿于整个服务过程中，并强调以发现、诊断疾病和健康问题为出发点，以妥善处理问题、实现个体与群体的健康维护和健康促进目标为落脚点。

全科医学涉及的内容中常见病多于少见病及罕见病、健康问题多于疾病、研究整体重于研究细胞，以主诉、症状、体征和问题为切入点进行思考是全科医生的工作特征。强调以问题为导向为其指明了工作的思路和流程，使问题成为联系和贯穿治疗、康复、健康教育、健康促进和健康管理等多种服务活动的主线和聚焦点，能更好地提高服务的目标性、针对性和有效性。加强全科医生对临床常见问题的识别与处理能力的培养至关重要，要能够了解和区分不同的健康问题，学会筛选本质的、关键的、重点的问题并实施优先干预措施，避免"眉毛胡子一把抓"；同时也不能只盯着问题，还要关注导致问题产生的内在、外在环境因素及病人本身。若只关心"问题"，机械地看待诊断和治疗，很容易被淹没在一系列诊疗活动中，陷入处理具体问题的泥潭不能自拔，"只见疾病不见人"。故必须强调任何疾病问题都是人的问题，要将人作为整体和目标密切关注，整合所有的方案，采取综合处理策略来帮助病人全面恢复健康。

（一）社区中常见的健康问题

健康问题是指需要诊断或处理的与健康相

关的任何事情，或患者感受到会干扰其健康与生活质量的事件，包括自身觉察到的、担心可能出现的或希望避免出现的各种问题，可以是明确的或不明确的疾病；有待解释的症状、体征、诊断性试验、检查结果；有关的处理方法、治疗、疗效评价及预后；影响病人疾病和健康的心理、行为、家庭、社会、经济、文化等方面的问题。

全科医生需关注的健康问题范围主要包括：①疾病问题，病患、病人健康问题，病人需求、患病行为、就医行为、遵医行为及行为干预等；②健康相关问题，个体与群体预防、健康人群、亚健康人群、生命周期变化及其伴随的健康问题、健康危险因素、高危人群及其健康问题、主要健康问题及影响因素等；③导致疾病和健康问题产生的环境因素及其问题，家庭结构、功能及家庭生活周期相关的健康问题，自然环境与社会环境对健康的影响因素及问题，职业不良环境及其健康问题，与健康问题相关的社会和经济问题、社会保障制度、法律法规等。根据持续时间长短，健康问题可分为：①主要问题，长期或尚未解决的问题；②暂时性问题，急性、一次性或自限性的问题。虽然健康问题种类繁多，但常见问题却相对集中。

（1）常见症状和主诉问题：不同症状反映不同的疾病与问题，一个症状可以在诸多疾病或健康问题中出现，可能反映多个器官、系统的或更多层面的问题，同一个疾病或健康问题又可产生多种不同的症状。因此，扩大对症状的临床思考是正确作出诊断和处理的首要前提。不同国家和地区基层医疗实践中各种症状的常见程度会存在着差异。WONCA 组织建立的基层医疗国际分类（ICPC）以基层保健中常见主诉、症状和问题为分类的依据，同时考虑了与国际疾病分类的联系。1998 年出版的 ICPC-2 编码系统与 ICD-10 有一定的对应关系，为基层卫生服务提供了一种实用的健康问题的分类系统（表 6-2）。

表 6-2　各器官系统常见的部分症状和主诉问题
（ICPC-2，1998 年）

章节编码字母	该器官系统常见的部分症状和主诉（第一单元）
A（一般、非特异或全身性症状）	发热、发冷、乏力、不适、水肿、晕厥、昏迷、肿块、不明原因的体重明显减轻、活动功能受限；担心、疾病恐惧、治疗恐惧、接触危险因素

续表

章节编码字母	该器官系统常见的部分症状和主诉（第一单元）
B（血液、造血系统和免疫机制）	淋巴结肿大/疼痛、牙龈出血、皮下出血、贫血；血液病恐惧、艾滋病恐惧
D（消化系统）	恶心与呕吐、呕吐、吞咽困难、胃灼热、呃逆、腹胀、消化不良、黄疸、腹痛、腹泻、大便失禁、便秘、便血、黑便；牙痛
F（眼）	眼痛、红眼、视力下降/视力模糊、复视、眼感觉异常、眼运动异常、眼睑症状
H（耳）	耳痛、耳鸣、听力丧失、耳道症状
K（心血管系统）	心悸、胸痛、心动过速、心动过缓、跛行、下肢浮肿
L（肌肉骨骼系统）	肌痛、肌肉无力、颈痛、腰痛、关节痛、运动障碍
N（神经系统）	头痛、头晕/眩晕、惊厥、震颤、间歇性跛行、局部麻痹、感觉障碍、言语障碍
P（精神/心理性问题）	认知障碍、意识混乱、睡眠紊乱（失眠、嗜睡）、抑郁、焦虑、恐惧、失用、自闭、躁狂、妄想、厌食、吸烟问题、酗酒问题、毒品问题等
R（呼吸系统）	呼吸困难、胸痛、咳嗽、咳痰、咯血、喘息、呃逆、呼吸暂停；鼻部不适、流鼻涕、鼻出血、咽痛、喑哑
S（皮肤）	发绀、皮肤黏膜出血、皮疹、皮损、瘙痒、脱发、多毛
T（内分泌、代谢与营养系统）	肥胖、消瘦、厌食、营养不良问题、烦渴、脱水征
U（泌尿生殖系统）	血尿、尿路刺激症状、少尿、多尿、尿失禁、尿潴留
W（妊娠、分娩、计划生育）	意外妊娠恐惧、妊娠呕吐、分娩前出血、产后出血、不孕、计划生育问题
X（女性生殖系统）	阴道分泌物异常、阴道异常流血、痛经、月经异常、更年期症状；乳房肿块、乳房疼痛、乳头溢液
Y（男性生殖系统）	性功能障碍症状、排尿困难、会阴痛、包皮问题、尿道排出物、睾丸肿块、乳房肿块、男性计划生育问题
Z（社会/社交问题）	遵医嘱不良、文化低与健康知识贫乏的问题、社会/社交问题恐惧、社交障碍；贫困问题、食物与饮水问题、住房/邻里关系问题、工作问题、失业问题、法律问题、医疗保障问题、伴侣生病/丧失/死亡问题、子女问题、家庭成员问题；各种家庭暴力（虐待儿童、妇女、老人等）；诈病问题等

（2）常见疾病：全科医生面对的疾病种类和分布取决于服务人群的特征和其社区的环境。表6-3 所列为基层医疗实践中各系统最常见疾病诊断前80%的疾病。全科医生应能很好地诊断和处理这些最基本的——尽管普通但很重要，可预防及可治疗的疾病。

表6-3 社区全科医疗服务中常见的疾病

病变的系统或器官	疾病种类或名称
呼吸系统和耳鼻喉	上呼吸道感染、过敏性鼻炎、哮喘、慢性阻塞性肺病、耳道炎（急性、慢性、浆液性等）、咽鼓管功能紊乱、（鼻）窦炎
心血管系统	高血压、缺血性冠心病、充血性心功能不全、脑血管意外
消化系统	胃肠炎、便秘、应激性肠道综合征、消化不良、溃疡性或非溃疡性结肠炎、痔
泌尿生殖系统	尿道感染、阴道炎、功能性子宫出血、更年期综合征、前列腺肥大
神经系统	头疼（偏头痛、紧张性头痛等）、头晕或眩晕、压迫综合征（如腕管综合征）
眼	结膜炎、流泪问题（包括鼻泪管阻塞）、眼睑问题（眼睑炎、睑板腺囊肿、睑内翻或睑外翻）、白内障、结膜下出血
皮肤	感染、湿疹（遗传性过敏症、接触性湿疹）、过敏（如风疹、药物反应等）、病毒疹（如水痘、蔷薇疹）、痤疮
肌肉骨骼系统	肌肉及软组织扭伤拉伤、关节炎（膝/肩关节的骨关节炎、风湿性关节炎、痛风）、脊柱退行性疾病（颈椎/腰椎关节强直、椎间盘问题）、肩部综合征（如肩周炎、疼痛性弓形综合征）、腱鞘炎（网球肘、扳机指）、足底筋膜炎
内分泌系统	糖尿病、甲状腺病、骨质疏松症
精神及心理问题	抑郁、焦虑（包括恐慌症）、心理失调、依赖（包括烟草依赖、乙醇依赖、药物依赖、赌博依赖、互联网依赖等）
传染病	结核病、病毒性肝炎、性传播疾病、流行性感冒
恶性肿瘤	肺癌、胃癌、结肠癌、肝癌、乳腺癌、子宫颈癌、白血病

（二）社区常见健康问题的临床特点及诊断策略

1. 社区常见健康问题的临床特点 为了更好地实施以问题为导向的诊疗，全科医生需要熟悉和了解日常工作中所面临的各种常见健康问题的临床特点。

（1）多数健康问题尚处于疾病早期和未分化阶段：某些疾病可能会处于未分化阶段达很多年，尤其是在疾病和健康问题早期，多数人只是感觉不适，或有些轻微症状和不典型体征，尚无明确的疾病证据；有时仅表现为情绪低落、性情急躁、记忆力减退、疲倦等。这时，病人极少主动就医，更不会去找专科医生。全科医生与社区居民关系密切，常更多更早地接触这些早期未分化健康问题。在认识、发现和处理这些问题时应注意：①存在健康问题不等于就患有疾病，有的问题可能仅是某种症状，不属于疾病范畴，无法以疾病的概念来定义或作出明确诊断，如因一过性功能失调出现的症状，往往无需也不可能作出病理和病因学诊断。②有些疾病出现了可逆性的功能障碍，但未留下可建立一种诊断假说的任何证据就完全消失了。这种疾病多是自限性或一过性的，存在的时间可能很短，或者几个月、几年，但最终还是没有被诊断或未经任何处理就缓解或消失了。③有些问题可能是一些慢性病和严重疾病的早期症状，或因处于疾病范畴的边缘或中间状态而未被识别。④通常的疾病范畴无法包含所有的健康问题，病人主诉的许多健康问题在传统的国际疾病分类的病种中找不到。要强调，全科医生应特别关注早期未分化的健康问题，能在疾患的早期阶段从一般问题中识别出严重的、威胁生命的疾病并及时处理和妥善管理，此时往往是医生实施治疗和干预的最佳时机，所花费的成本最小，但收效最大。

（2）健康问题具有多维性和广泛性：①社区健康问题的成因和影响因素常是多维的，可涉及生物、心理、社会等多个方面，除了躯体、系统、器官、组织、细胞的异常，还涉及个人、家庭、社区、人际关系、文化、宗教、政治、经济、医生与医疗保健组织等更多的层次和范围，这些因素间错综复杂的相互作用，使健康问题的性质呈现出多因多果的关系。躯体疾病可伴随大量的心理、社会问题，精神疾病也可伴随许多躯体症状，心理、社会问题既可能是躯体疾病的原因，又可成为躯体疾病的表现；反之亦然，两者常互为因果。②全科医生关注的疾病和健康问题更加广泛和多样，它不分年龄、性别，不分疾病部位，贯穿了从健康到疾病动态转变的全过程，涵盖了从生理、心理到社会，从病人、亚临床、亚健康人到健康人，从个体到群体，从微观到宏观，从疾病的治疗、预防、保健、康复到健康教育、健康促进等各个方面的问题。全科医生要对多层面的健康问题同等重视，将宏观和微观的健康视野有机结合起来，掌握从多维度对疾病或健康问题进行诊断的知识和技能，能够从问题产生的生物、心理、社会源性着手分析和鉴别，更好地把握问题的整体特性，全面、有效地解决这些问题，并进行有针对性的干预。

（3）健康问题具有很大的变异性和隐蔽性：社区健康问题因人而异，具有很大的变异性。很多人因处于健康危险因素暴露阶段或疾病潜伏期，症状和疾病尚未分化而具有潜隐性。尤其心理、社会问题常有明显的隐蔽性，只有 1/4～1/3 的病人可能主动就诊；有时来看病的可能不是真正的病人，真正的病人可能是家庭的其他成员或整个家庭；病人提供的线索可能不是真正的原因，与问题性质有关的重要线索往往未被提及，关键性问题可能隐藏在更深的层次中。许多病人有十分痛苦的体验，却没有明显的阳性体征和实验室检查结果，很难作出明确诊断，令医生感到困惑。这些病人的问题多是由心理、社会方面的因素引起的，而表现为躯体方面非特异性的症状，通常称他们为"躯体化者"。由于这类病人就诊时多数不会主诉"心理、社会问题"，这就要求全科医生必须对这些问题保持高度的敏感性，掌握识别和解决这类问题的知识和技能，诊疗中充分关注就医者的认知、动机、需要、情感、意志、人格特征及社会适应等方面的问题，学会透过现象看本质，从纷繁复杂的假象中辨别问题的性质和原因，从而早发现、早诊断，有效应对潜隐、充满变异和不确定性的健康问题。

（4）慢性病多，持续时间长，对健康影响大：慢性非传染性疾病已成为威胁我国居民健康最主要的卫生问题，其发病率和患病率在快速增长。病人就诊频繁，干预难度大，涉及广泛的心理、行为、社会问题，需要长期、连续性、综合性的医疗保健服务。中老年人是患慢性病的主体，但防治工作要从儿童做起，社区、家庭是慢性疾病防治、康复的重点和最佳场所。

2. 社区常见健康问题的诊断策略 实施以问题为导向的诊疗全科医生关注的视角已从疾病的临床表现扩展到与居民生活行为方式、生活背景等相关的诸多健康问题，做诊断时不再只停留于疾病范畴的划分，而已经扩展到健康问题的性质或类型的鉴别。实现跨学科、多视角地诊断疾病与健康问题，应遵循一定的策略。

（1）耐心询问和倾听、充分交流与沟通是获得健康问题正确诊断的关键：尤其是心理、行为与社会维度的相关背景问题很难用仪器检测出来，更大程度上依赖医生与病人间的良好沟通。

（2）充分利用个人、家庭、社区的连续性健康档案，为诊断提供全面、系统、动态的依据和背景资料（如家族史、生活行为方式、高危因素等）。

（3）及时识别或排除可能威胁病人生命的严重疾病和问题，维护病人安全，是全科医生作为首诊医生必须具备的基本功。接诊病人时要在得出正确的诊断假设之前，首先根据症状的性质、发作过程、方式等，认真区分这些症状是否由紧急疾病引起，是器质性（结构性）还是功能性的；然后快速分辨是急性还是慢性，是重症还是轻症，特别要判断"是危、急、重病人吗？"并注意那些易漏诊和误诊的问题和疾病；进而基于诊断鉴别分类来确认问题需优先处理的顺位。

（4）掌握对健康问题进行初步诊断分类的基本技能：当收集到的证据资料尚无法对健康问题作出明确诊断时，应尝试对其进行初步分类，即把现存问题划分到健康范畴还是疾病范畴，并对疾病可能的性质和类型进行初步判断，分清表象问题和本质问题、普通问题和重点问题、一般问题和关键问题。目的在于：①对问题做初步定性；②进一步了解问题的成因和来龙去脉；③进行鉴别诊断；④明确采取进一步行动的基本思路和方向；⑤推测未经治疗的疾病预后；⑥为对症治疗、试验性治疗方案的制订提供依据。

（5）依据病史资料建立诊断假设，用流行病学方法排列诊断假设及推断病因：一组临床症状可能与一种或几种疾病高度相关，对多个诊断假设排序的参照标准：①假设成立的可能性大小，可能性大的排在前面；②疾病的严重性和可治疗性，最严重但又可治的或不及时治疗将产生严重后果的排在前面，而病情较轻、属自限性或无治疗手段的排在后面。

（6）掌握验证诊断假设的基本方法，包括：①进一步询问病史，有目的地、系统深入地收集有助于鉴别假设诊断的信息，特别是疾病自然史和症状出现的规律及特征性等信息。同时了解完整的个人背景、既往与目前的健康状况、家庭成员的主要疾病及所在社区的疾病情况等；②依据疾病假设有针对性地开展体检寻找隐藏的体征；③适当开展试验性治疗并对其干预效果做跟踪观察；④继续密切观察等待更有价值的临床表现出现；⑤必要时，建议病人去上级医疗单位完善特殊检查，尽量选择危险小、无创伤、费用低且预测价值高的项目；⑥适时寻求会诊。

（7）充分利用全科医疗动态性、连续性服务的优势，实现对健康问题的追踪和动态观察，不断修正与完善诊断。Weed 提出的以问题为导向的健康档案记录方式（POMR）具有问题条理清楚、重点突出、资料记录简明扼要及适于计算机管理数据等特点，而广受欢迎（详见第八章）。

3. Murtagh 的安全诊断策略　基于病人的安全考虑，针对其叙述的主诉、症状等就诊问题，澳大利亚 Monash 大学 John Murtagh 教授提出了具有广泛影响力的症状诊断模式——五步鉴别诊断法。要求全科医生在分析判断其所遇到的各种症状和体征时要进行五个快速的自问自答：①什么是最可能的诊断？医生运用流行病学技术及对社区疾病特点的认识和经验找出具有这种症状或体征的常见疾病。②是否存在不容忽视的会威胁病人生命的重要疾病？（详见本章第一节危险问题识别法）③有无容易被遗漏的一般疾病？如隐性脓肿或感染灶、过敏、念珠菌感染、腹腔疾病、家庭虐待、药物不良反应、带状疱疹、营养不良、更年期综合征、偏头痛、早期妊娠、癫痫等。④病人是否患有潜在的易被掩盖或错认为其他病情的疾病？如抑郁症、糖尿病、贫血、药物问题（乙醇、麻醉药、尼古丁等）、甲状腺及其他内分泌疾病、脊柱疾病等。⑤病人是否有什么话还没有说？如病人有意或无意地未告知医生的与健康相关的心理、社会问题或其他服务需求。

（三）以问题为导向的临床处理原则

全科医生的诊治目标不只是缓解症状或治愈疾病，更注重预防疾病、满足病人需要；可利用的不只是医疗资源，还包括广泛的社会资源；医患交往不只限于病人就诊时，而是不受时间、空间、疾病类型、患病与否、是否就诊等因素限制的连续性伙伴式的频繁交流。在处理和管理各类健康问题时应遵循下列原则：①健康照顾与疾病治疗并重的原则；②动态、渐进性的处理原则，尽可能准确掌握问题之所在；③全面性、系统性和联系性的疾病处理原则；④急则治标、缓则治本、标本兼治的原则，寻求问题的根本性解决；⑤以人为本、以健康为中心的照顾原则；⑥重要临床问题先处理的原则，已明确或怀疑有危险问题自己又无法处理的病人要及时转诊。

问题讨论：

病人，男性，41 岁，外企管理人员，糖尿病病史 5 年，一直就诊于大医院内分泌科门诊，3 周前因口服降糖药控制血糖不理想，专科医生建议改用胰岛素治疗。患者不愿接受，且极不高兴，出现焦虑和抑郁表现，情绪低落，烦躁不安，睡眠差、常感疲倦，家庭生活质量及工作效率明显下降，与妻子、同事、老板的关系都有些紧张，血糖控制更加不理想。

请结合本节所学内容，如何以全科医生的视角确认和处理病人的现患问题？

第三节　全科医生临床思维训练与实践

全科医生与所有临床医生一样，最重要且最基本的任务就是识别病人的疾患，作出正确的诊断和处理。全科医生身处社区，其工作的独立性更强、涉及的范围比专科医生更广，加之缺少高新的辅助诊疗技术和手段，尤其需要有更高的病史采集能力和物理诊断水平、更强的临床思维与判断能力，才能够跨学科、跨领域、多层面、广范围地认识和解决病人存在的问题。

一、全科医生建立正确临床思维应具备的素质和能力

1. 对病人高度负责的精神及高尚的道德修养是建立正确临床思维的前提　全科医生应以病人为中心、以病人整体需求为导向，树立高尚的职业道德修养，从病人根本利益出发，本着对病人高度负责的精神进行全面深入的思考、细致连续的观察，权衡利弊，及时提供临床服务。

2. 正确运用唯物辩证法和形式逻辑推理方法是临床思维活动的基本要求　全科医疗强调的全面、连续、综合、协调的整体服务，克服了专科服务在认识和处理临床问题时的局限性和片面性。全科医生要正确运用唯物辩证法认识临床规律，坚持实事求是，处理好病征的典型与非典型、全身与局部，疾病的一元与多元、器质性与功能性、常见与罕见等辩证关系。避免主观臆想、先入为主的主观性思维，避免盲人摸象的片

面性思维，避免只见树木不见森林的表现性思维，避免固守初见、一成不变的静止性思维，避免套用模式、僵化性处理问题的习惯性思维，尤其要避免过度夸大和依赖仪器的唯仪器论思维，从而更好地避免误诊和漏诊。

科学的临床思维还应遵循形式逻辑学的基本规律进行逻辑推理，需要在实践中不断熟悉、掌握，直至灵活运用。在同一思维过程中应遵循：①按照同一规律要求，必须在同一意义上使用概念和判断，在推理过程中不能偷换或混淆概念和判断，选择诊断、治疗和临床指南时，先要弄清在什么条件下适用于什么范围的哪类病人。②按照矛盾律要求，对同一对象不能既肯定又否定同时作出两个矛盾的判断，思维前后要连贯，不能自相矛盾。③按照排中律要求，同一时间和同一条件下，对同一对象的两个矛盾的判断不能同时都假，必有一真，非此即彼。在判断临床证据或可供选择的诊疗方案的真假时，在决策和执行方案时不能模棱两可，模糊不清。

3. 培养良好的信息素质和批判性思维能力是构建正确临床思维的关键 《全球医学教育最低基本要求》将交流技能、信息管理和批判性思维列为医学教育框架的核心要素，贯穿医学教育的全过程，以此支撑职业精神、医学科学基本知识、临床技能、群体健康这四方面的培养。信息管理包括：数据收集与处理，数据组织、分析、提炼形成信息，稳定的可外推的信息系统集合形成知识，信息与知识的管理及合理运用。而信息素质培养是有效进行信息管理的关键。参考美国图书馆协会1989年信息素质（information literacy）定义，医生应具备的信息素质内涵有：①信息意识，指人们对信息需求的自我感知，对信息的捕捉、分析、判断和吸收的自觉程度，对信息的获得和利用程度是信息时代决定个人发展速度的重要因素。②信息检索能力，指上网和利用电子信息资源来检索并获取信息的技巧，包括信息获得能力、信息加工处理能力和创造新信息的能力。③信息评价和有效利用，指选择正确的信息资源通道，识别检索到的文献价值，组织、利用这些信息有效解决特定问题。④信息道德，指在整个信息活动中调节信息的创造者、服务者、作用者之间相互关系的行为规范总和。在信息传递、交流、开发利用等方面要遵守法律和行为规范，如保护知识产权、引用他人文章和致谢、反对学术造假等。

批判性思维（critical thinking）是对已获得的信息及借此作出的临床诊疗决策进行的一种严格评价，是一种有扬有弃的辩证思维形式，而非"怀疑一切"或否定主义。其主要特征是批判和继承、否定和肯定互相包含和统一。在思维过程中，要善于实事求是地批判是非与正误，严格审视信息资料，多问"为什么会这样"，仔细检查思维过程，缜密地进行独立分析与评价，深入思考支持诊疗的证据及其所导致的结论是否真实、正确或具有重要意义，在否定错误中引导科学发现。学会批判性地运用书本知识和前人及自己的经验，批判性地辨识病人状况和现有处理方案，批判性地看待高科技检查结论。具体要求如下：①找出在推理或思维过程中的逻辑错误；②识别出不相关的和不重要的信息，以免干扰思维推理过程；③避免先入为主、偏见等价值观和思维方式对思维的影响，要不断质疑、反省、解放自己并重建自己的价值观；④能够从多种角度，采用多种方法观察、认识、解释或解决问题；⑤能够澄清假设，认识到假设带来的后果；⑥以证据、数据、逻辑推理和统计方法支持自己的论点；⑦能将问题置于一个较大的背景中的适当位置去思考。循证医学的发展为批判性思维的推理过程提供了坚实的科学依据。

4. 不断提升自身的学习力是形成正确临床思维的保障 学习力是一个人或一个组织学习的动力、毅力、能力的综合体现。学习动力是指自觉的内在驱动力，主要包括学习的需要、情感和兴趣；学习毅力是指自觉地确定学习目标并支配其行为克服困难实现预定学习目标的状态；学习能力是指由学习动力和毅力直接驱动而产生的接受新知识、新信息，并用以分析问题、认识问题、解决问题的智力，主要包括感知力、记忆力、思维力、想象力等。全科医生要善于与时俱进，结合服务对象的需求找出自身存在的能力差距，设定学习目标，通过自学、临床进修、项目培训、继续医学教育等手段，加强临床实践的能力，同时不断提升服务能力和临床思维能力。经常查阅最新的基于循证依据的临床诊疗指南和有关文献对提高自身服务质量极为重要。

二、陈述病史的基本要求与思维训练

按照国际著名的加拿大McMaster大学在《循环医学实践和教学》（Sharon E.Straus 等著）一书中提出的陈述病人基本情况的要求，结合我国住院病历入院记录的内容和格式，全科医生和医学生可以按照以下题目简练地陈述病史，并依此在临床工作中反复强化思维训练。

（1）一般项目：①病人的姓名、性别、年龄；②就诊日期。

（2）主诉与现病史：首先用 1~2 句话、20 字左右扼要概括病人就诊最主要的原因及其持续时间，即其感受最主要的症状、体征。再按下列问题分别叙述：①患病部位；②病变性质（急性/慢性、恶性/良性、疼痛性质等）；③频度、强度、损伤程度；④起始时间与持续时间（持续性/发作性/进行性）；⑤病因、诱因、有无前驱症状；⑥加重或缓解因素；⑦伴随症状。

（3）以前是否有类似的主诉，如有请询问：①当时做过哪些检查；②当时病人被告知是什么原因；③当时是如何治疗的。如属同种问题综合上述资料理清病情的发展与演变过程。

（4）对当前疾病诊断及预后有实际意义的、可能会影响主诉评价或治疗的其他疾病既往史。

（5）既往那些疾病是如何治疗的？

（6）家族史（与主诉或疾病治疗相关的）。

（7）社会史（与主诉或疾病治疗相关的个人史、婚姻史、女性月经与生育史及其他）。

（8）病人的事项：①想法（认为自己患了何种疾病）；②关心或担心的问题；③期望或想象自身将会发生什么。

（9）依上述资料分析病人就诊时的情况：①急性和（或）慢性疾病；②主诉的严重程度；③需要何种帮助。

（10）有关的体格检查结果。

（11）有关的诊断性试验结果（根据可靠性、真实性、可接受性、安全性、成本等选择和解释诊断性试验，从而确认或排除某个诊断假设）。

（12）总结上述资料，用一句话简练地概括病人的主要问题。

（13）最可能的诊断（最主要的诊断假设）是什么？

（14）还怀疑可能有其他的诊断假设吗？

（15）打算做哪些诊断性试验来验证主要假设或排除备选假设？

（16）估计病人的预后如何（病程、预期可能发生的并发症、结局等）。

（17）打算给病人进行什么治疗、处置和咨询（包括如何处置可能的严重的敏感的问题；如何比较利弊的大小，选择适宜的治疗方案和可接受的成本）？

（18）如何监控治疗？

（19）若治疗方案无效，还有何应急的计划？

（20）为了解决上述问题，需要进一步学习哪些核心知识及了解病人的哪些背景情况？①病因学方面：如何确定疾病的病因或危险因素及医源性损害？②预防方面：如何通过确定和改变危险因素的水平而降低发生疾病的危险？如何通过筛检早期发现和早期诊断疾病？

一般要求医生在 3 分钟内按照上述要求抓住最关键的一系列问题，简明扼要地、科学地报告清楚病人的基本情况。实践表明，按照这样的要求对学生进行临床基本思维训练是非常必要的。

三、临床转诊的决策思路

转诊（referral）与会诊是全科医生为了维护病人的健康，协调并利用专科医生服务和医院服务的一项重要工作，有必要建立正规的转诊渠道并进行规范管理，逐步完善转诊指征和标准建设，加强全科医生转诊能力的培养。转诊过程中应保持病人信息的完整记录和连续管理，要按照双向转诊的要求保持服务的连续性，不能中断照顾。

1. 转诊的原则 基层医生作出转诊决策应遵循的原则如下。

（1）因社区卫生服务机构的技术设备条件限制无法诊断或诊断不明（连续三次门诊不能明确诊断），需要到上一级医院做进一步检查的躯体疾病和精神心理疾病。

（2）病情复杂、危重的病人及疑难病例。

（3）诊断明确但门诊治疗和干预条件有限的疾病和问题。

（4）经社区医生诊治后，病情无好转，有进一步加重趋势者，需到上级医院诊治。

（5）有手术指征的危重病人。

（6）严重或较重的损伤、中毒、伤亡事故或突发临床事件，处置能力受限的病例。

（7）社区医生发现甲类及参照甲类传染病管理的乙类传染病或疑似病人，应立即报告有关单位，迅速转诊到定点收治医院；发现其他乙类及丙类传染病病人，社区医生应按有关法律规定报告有关单位，对需要在定点收治医院进一步诊治的病人转诊到相应的医院。

（8）由上级支援医院与受援社区卫生服务中心（站）共同商定的其他转诊病人。

（9）其他原因（如医生水平有限）导致不能诊断、处理的病例。

（10）超出医疗机构核准诊疗登记科目、超越社区卫生服务中心诊疗范围的病例。

（11）病人强烈要求转诊的病例。

（12）精神障碍疾病的急性发作期病例。

（13）恶性肿瘤的确诊、系统化疗、介入治疗、手术及其他复杂治疗者。

（14）各种原因导致大出血、咯血者。

（15）新生儿、婴儿期（1岁以下）的病例。

（16）按政府法律、法规及管理条例，需定向转诊到相应专门防治/防保机构进行管理的病人。

（17）新发慢性病病人需上级医院确诊及评估。

2. 确认转诊依据，明确转诊目的 一般是为了：①化验，辅助检查；②确诊；③治疗（门诊或住院）；④专科复诊、随访；⑤规定的转诊项目（公共卫生、某些传染病、地方病等）；⑥病人的要求等。

3. 确定转诊时限及紧急程度 为保证病人安全，转诊时必须明确转诊的时限并跟进随访加以落实，按照紧急程度至少可划分为三级：①立即转诊，在行必要处理后尽可能将病人转诊到上级医疗机构；②尽快转诊，根据具体情况在1～2周内完成转诊服务；③常规转诊，根据具体病情或有管理要求择期安排转诊。

4. 确定将病人转诊到哪种机构和哪一科室 如病情危重时直接将病人转诊到医院的急诊科；传染病按有关规定分别转诊至医院的感染科（肠道门诊、发热门诊等）或传染病院；严重的呼吸道传播疾病为隔离起见需报告传染病防治机构，由他们派车转运病人；结核病病人转诊至结核病防治机构；职业病病人转诊至职业病防治机构；一般疾病、创伤或中毒转诊至综合医院、专科医院，并指导病人选对接诊的科室；疫苗注射到疾病预防控制中心（CDC）；按行政管理部门规定的专门机构接受相应病人的转诊。

5. 做好转诊前的必要处理 为保证病人安全，一些病人必须经过相应的处理后才能转诊和转运。如外伤病人需先行固定、加压止血、包扎等处理；低血糖昏迷病人应立即补充葡萄糖；农药或安眠药中毒者必须立即进行洗胃，使病人脱离毒物接触再施以转诊；需要进行心肺复苏的病人要立即实施现场急救，对电击死亡、溺亡者的心肺复苏至少达到2小时以上；必要时还应实施保持病人呼吸道通畅、吸氧、抗休克等院前急救措施，边抢救边与急救中心联系。

6. 及时与上级医疗机构进行有效的病人信息交流 尽可能建立病人的电子档案，转诊病人时应将病人必要的信息与上级医疗机构进行交流，按照双向转诊的要求建立病人信息共享渠道。

（刘可征）

第七章　全科医疗中的人际关系及沟通

随着社会的变革、经济的发展，医学取得了显著的进步，医学模式发生了深刻的变化，人们的价值观、道德观和人际关系都发生了巨大的改变。人民群众物质文化生活水平的提高，对医学提出了更高的要求，医疗卫生服务工作却相对滞后，突出存在着医疗卫生服务工作难以适应广大人民群众的医疗卫生服务需求的矛盾。有资料显示，近些年来医患纠纷真正构成医疗事故的仅占3%，绝大部分纠纷源于医患沟通不力、医务人员服务意识不强、医疗服务能力不足等原因，当然也有来自患方的原因。和谐、先进的医患关系是国家文明、社会进步的重要体现，是医德医风建设的终极目标，医患之间不仅限于服务与被服务的关系，更强调平等的、相互作用、相互依存的关系。

当前国家正在致力于推进建立全科医生制度，从而有效解决广大人民群众"看病贵、看病难"的问题，大量的医疗卫生服务工作将转向基层医疗卫生服务机构，将全科医生推向了面向广大人民群众提供基本医疗卫生服务的最前沿。医患关系是影响全科医疗工作的核心问题之一，建立长期、良好、稳定的合作伙伴式医患关系是推进全科医疗服务、发挥全科医疗优势的决定性因素之一。基层医疗卫生机构急需相当数量的服务人员，这就要求医疗卫生行政主管部门、医疗卫生机构、高等医药院校在人员引进、使用、培养的过程中，一方面将全科医学的基本理念、全科医疗中的基本原则和方法植入他们的头脑，促使他们积极转变服务观念，同时要求熟练掌握人际关系、医患关系的基本理论，较好地运用处理人际关系、医患关系的技巧，从而建立良好的医患关系。

第一节　全科医疗中的人际关系

人际关系（interpersonal relationship）伴随着人类的产生而产生，随着人类的发展而发展，它是社会关系的一种表现形式。人类为了自身生存、发展的需要，开展所必要物质资料的生产活动，在此过程中建立起来各种各样的社会关系，诸如同事关系、上下级关系、朋友关系、邻里关系、师生关系、同学关系，以及家庭中长辈与晚辈的关系、夫妻关系、兄弟姐妹关系等错综复杂的关系。医患关系是一种特殊的人际关系。

一、人际关系

（一）人际关系的基本内涵

人际关系是人际双方在认知、人际情感和交往行为中所体现出来的彼此寻求满足需要的心理状态。其实质是人们在生产与生活实践过程中所建立起来并不断发展变化的一种社会关系。人际关系是每个人社会生活中的一个重要组成部分，也是社会关系的重要组成部分。一般而言，人的行为受心理的制约，个人的心理因素决定人与人交往的时间、频率、方式等，从而决定交往关系的发展方向；反过来，交往又影响人的心理并引起心理变化。这种复杂多变的人际关系对个人（情绪、生活、工作等）、团队（气氛、效率等），甚至对整个社会都产生不同程度的影响。

（二）人际关系的要素

1. 认知　认知是建立人际关系的前提，没有认知就不可能建立人际关系；认知反过来影响人际关系的建立与发展，对人际关系产生调节作用。

2. 情感　情感是人际关系的主要调节因素。在认知过程中，情感会不断发生变化，从而对人际关系进行连续性调节，随着人际关系发展水平的提高，其调节作用越来越大。

3. 行为　行为是认知与情感的外在表现，包括语言和非语言等一切表现个性的行为都是人际关系建立和发展的手段。

（三）人际关系的特征

1. 具体性　在人际关系中，对方是否为自己所喜欢或乐意接受的对象上升为主要因素，而社会角色的因素（如上级与下级、同事关系等）退居次要位置。例如，患者与医务人员之间建立起来的人际关系是医患关系，最终目的是解决患者所面临的生命健康需求，而与其社会背景没有关系。

2. 直接性 人际关系是人们在直接而具体的交往过程中形成的，相关人不仅能切实感到它的存在，同时能清楚它的密切程度。

3. 情感性 情感性是人际关系的主要特点，不同的人际关系会引起不同程度的情感体验，或互相接近、吸引，或相互排斥、分离。

（四）人际关系的作用

人际关系的具体作用可以满足个人需求，有助于形成良好的人际环境，有利于正确认识自己，同时能够提高工作效率，促进人们的身心健康，也能够促使行为习惯的改变。

（五）人际关系的类型

根据李维奇的研究，人际关系分为主从性、合作型、竞争型、主从-竞争型、主从-合作型、竞争-合作型、主从-合作-竞争型、无规则型（少见）等基本类型。

（六）人际关系的维护与改善

维护与改善人际关系，是每个人生存、成长、发展所离不开的。人际关系是不断向前发展的，维护起来很不容易；如果不注意维护，当人际关系出现问题时，改善也变得更加困难。由此说来，掌握并运用一些技巧对于维护、改善人际关系显得十分重要。

1. 正确认识自己 正确认识自己是建立人际交往的重要前提，只有认清自己，才能确定自己交往的对象。

2. 虚心学习别人 学习别人的长处，弥补自己的不足，能够博得别人的尊重与信任，易于建立起人际关系。

3. 学会自我批评 承认错误会为自己卸下沉重的思想包袱，并使对方认识到你的勇气，双方都会进一步扩大容忍性，进一步稳固人际关系。

4. 赞美鼓励他人 赞美给予人信心与温暖，鼓励给予人勇气与感激。

5. 尽量避免争论 讨论、协商是解决观点不一致的最好途径。

6. 懂得保留意见 过分争执无益自己且又有失涵养。通常，应不急于表明自己的态度或发表意见，让人们捉摸不定。谨慎的沉默就是精明的回避。

7. 积极适应环境 适者生存，不要花太多精力在杂事上，要维护好同事间的关系。不要每天炫耀自己，否则别人将会对你感到乏味。必须使人们总是感到某些新奇。每天展示一点的人会使人保持期望，不会埋没你的天资。

二、医患关系

医患关系（doctor-patient relationship）是一种常见的人际关系，是医务人员与患者之间在医疗卫生服务过程中形成和建立起来的人际关系，它是医疗服务活动中最重要、最基本的人际关系。

（一）医患关系的定义

狭义的医患关系是指医生与患者之间的关系，这也是医患关系的核心；广义的医患关系包括医疗服务机构各类人员同患者及其家庭或有关人员的关系；更为广义的概念，"医"已由单纯医学团体扩展为参与医疗活动的医院全体职工；"患"也由单纯求医者扩展为与其相关的每一种社会关系。

（二）医患关系的类型

早于 1956 年，美国医生萨斯（Szasz）和霍伦德（Hollender）就对医患模式进行研究分析，并最终根据医生和患者在医疗措施的决定和执行中的主动性大小，归纳总结出医患关系的三种基本模式。

1. 主动-被动模式（active-passive model）这是一种传统的医患关系，它是生物医学模式的具体表现，长期以来占据医患关系的主要地位。它强调医生是完全主动的，医生完全按自己的意志行事，其权威性不会受到病人的怀疑；患者则处于被动的地位，病人及其家属不会、也不能提出任何异议。这种医患关系虽然适用于危重或昏迷的病人、休克的病人、全瘫的病人、严重损伤中和不能主动表述意见的患者，但是将各类患者的主观能动性完全排除在医疗过程中。

2. 指导-合作模式（guidance-cooperation model）这是构成现代医学实践中医患关系基础的模型。医生是主动的，病人也有一定的主动性。患者在医生为主的指导下，配合医生完成诊疗护理和康复等任务，可以对医生的决定提出疑问并寻求解释，医患关系比较融洽。在这种模式中，医生仍处于主导地位，并具有权威性。在这种医患关系中医生位于权威地位，医患权利仍然存在不平等，它适用于清醒状态的急性病人，由于对疾病的了解很少，要依靠医生的诊断和治疗，主动配合医生并寻求医生帮助。

3. 共同参与-协商模式（mutual participation model）　这是一种新型的平等合作的关系模式，医生和患者具有基本同等的主动性，一同参与医疗方案的制订和实施。在这种模式下，患者的独立性进一步增强，医生扮演帮助者、教育者或指导者的角色，而患者及其家庭在医生指导下主动去执行，并参与诊治，主动承担起维护健康的责任。医患双方彼此了解，相互协商，最终寻找到双方都满意的、有效的疾病防治措施，这种双向、平等合作的模式能够使患者达到生理、心理、社会三方面最佳的健康状态。

这三种医患关系都存在于在具体的医疗活动过程中，对于不同患者、不同疾病、病症的不同发展阶段，需要医务人员根据实际情况加以灵活运用，有时还要随着病情变化和治疗的发展而相互转换、相互渗透。

（三）影响医患关系的因素

医患关系是建立在一定的社会、文化、经济、伦理道德和宗教信仰的基础之上的一种社会关系，因此必然受到这些社会要素的显著影响。影响医患关系的因素很多，一般包括医疗服务的管理水平、医德医风建设、医疗服务技术、医患沟通技巧、法律法规及医疗观念等多种因素，其中最为直接的在于医患双方的态度。

1. 医疗观念　随着生物-心理-社会医学模式的建立与发展，人们的健康观、医疗观都发生了重大变化，广大医务人员理应与时俱进，然而，一部分医务人员不能自觉、主动、积极地转变观念，忽视甚至漠视包括情感、思想、意识等心理因素和社会因素对诊治的影响，医疗技术的发展、高新设备的广泛应用，见病不见人、依赖辅助检查、忽视心理情感服务，一方面导致医患关系被"物化"，另一方面更加强化他们的单纯技术观点，坚守医务人员的绝对主动地位，将广大人民群众、患者置于完全服从的被动角色，导致医患关系的"分解"，造成医患彼此期望值上的较大差距。患方较为常见观点是：相当数量的患方认为出钱买健康、买服务，既然花了钱，肯定就要把病看好，否则，就认为自己的切身利益受到伤害，与医方（包括医疗机构、医务人员、医疗管理部门等）打官司已经成为常态。这些都严重影响了医患关系。

2. 医务人员　在医疗实践过程中，医务人员的专业技术水平对医患关系有一定程度的影响，但是，其关键的决定性因素在于包括医务人员的道德水平、人格特征、服务意识、服务模式、交际能力、心理状态、对医疗过失与纠纷的处理方式、自制能力等综合因素。

在多数情况下，绝大部分患者并不根据医学专业技术属性来判断医疗质量。有研究表明，病人选择医生的前四位因素分别是：医生解释病情和选择治疗方案所花的时间；预约接诊的能力；医务人员的态度；医生履行预约服务的能力。由此可见，患者对医院、医生是否满意，主要在于医生是否耐心、认真、具有同情的态度，是否为诊治工作尽到最大的努力。因此，取得患者的信赖并建立良好的医患关系，医生必须在工作中表现出亲切、关怀、真诚与负责任的态度。

3. 患方（包括患者及其家属）　医患关系是双向行为，患方的道德价值观、文化背景、社会地位、人格特征、病情、人格特质、个人品质与交际能力、对疾病的认知状况与主观意愿、就医目的、对医疗服务的要求与参与能力、心理状态、患病体验与就医经验、治疗的结果与满意度等，都会不同程度地影响医患关系。当然，我们也应该认识到：以医学科学的角度认为是正确的事情，有时未必能获得患方的认同与配合。

4. 制度与管理　医院的制度与管理来自于医疗管理机构、医疗机构与医疗保险制度等外部因素，作为影响医患关系的第三者，并非医患双方的力量所能控制。相对医疗机构而言，其影响作用可能更大，因此不可忽视。第一，从宏观管理角度看，医疗卫生法制不完善，特别是规范医疗行为、医患关系的法律、法规不健全，不利于调节医患关系，也不利于维护正常的医疗秩序、文明行医与文明就医。第二，医院管理工作不力、未端正思想，缺乏对医务人员的教育、管理，存在"大处方"、"重复检查"或"非必要检查"等经济化倾向，增加了患者的经济负担，医疗质量低下，医疗事故频发，致使医院和医生在群众中的可信度降低，从而影响到医患关系。第三，医疗保险制度在经济层面上的限制，对医患关系的影响更为直接。因此，在深化医改的过程中，有关部门应加紧完善和理顺各种体制与机制，出台制订相应的配套政策与措施，逐步平衡与协调各方的利益与关系，促进医患关系健康地向前发展。

（四）改善医患关系的对策

1. 加快医疗体制改革，增加卫生经费投入，优化资源配置　改善医患关系，需要有物质保障作基础。随着我国经济的不断增长，国家应进一步完善财政补偿机制，保证定项补助经费的到位，以支持医疗机构持续健康地发展。在加强医疗卫生投入时，在加强宏观调控的同时，应着重增加对基层医疗卫生机构基础设施、医疗设备等硬件的投入，优先解决基层医疗卫生技术人员的福利待遇、社会地位，切实按照《关于城镇医药卫生体制改革的指导意见》，积极实施区域规划，调整存量，控制增量，坚持以需求方为导向的资源配置原则，构建合理的三级医疗服务体系，使医疗服务市场供求关系平衡。

2. 坚持"以人为本"，加强医院管理，提高服务能力 以人为本，建立新的补偿机制，建立健全各项规章制度，对干部人事制度、全程医疗责任制、服务价格体系等进行彻底改革。认真总结、落实和完善体现责、权、利相结合的综合目标责任制，实施标准化质量控制，不断提高医疗质量和服务水平，为改善医患关系创造有利条件。

3. 加强医德医风建设，增强医务人员的服务意识 加强医德医风建设，处理好功利选择与道德选择、经济效益与责任指标、短期行为与长远利益的矛盾。一方面，要在医院建立自我发展（以改善医患关系、优质服务为宗旨，增强自我补偿、激励的动力）与自我约束（包括精神自律、规章调控、法纪监督、社会监督等）的双重机制，旨在落实医德规范，改善医患关系，推动医德医风建设。另一方面，加强医院文化建设，搞好医患关系是提高医院服务质量的关键。要创建反映在服务态度、职业道德、医疗质量、对医生的信赖度之中的优秀医院文化，形成以优良文化促进医患关系，以良好医患关系促进医疗工作效率和质量的良性循环。优秀的医院文化给患者以信心、希望、信任、寄托，可以提高患者战胜疾病的主观能动性，能导向患者对诊治的完善配合，还可以使医患获得终生难以忘怀的友情，从而对于医疗效果和医患关系起到意想不到的促进作用。

4. 完善卫生政策法规，加强政策法规宣传 在医疗活动中，医生行医和患者就医都受到法规的保护和制约，这是社会文明进步的重要标志。在积极运用教育、疏导的方式来调节、协调医患关系的同时，要着力把医患关系纳入规范化、法制化轨道，运用法律手段调节医患关系，通过制定、完善并有效落实各项相关法律法规，加强卫生执法工作，明确医患双方的权利与义务，规范医患双方的行为，使医患双方都能做到"有法可依、违法必究"，维护良好的医疗秩序。

总之，有许多影响医患关系的内在因素、外在因素，它们之间相互联系、相互作用。改善医患关系，不仅要靠医患双方，更要靠政府、社会、医院、医务人员、患者的共同努力。

（五）全科医疗中的医患关系

1. 特点 全科医学中的医患关系是全科医生立足于社区的工作基础，是指全科医生与患者及其家庭之间建立的"相互信任、相互尊重、平等相处、互相帮助"的人际关系，与社区居民在日常生活中建立的亲密伙伴关系，是一种朋友式的医患关系。它主张坚持"以人为本"，即以患者、健康居民为本，针对不同对象选取相应的模式，并充分调动其主动性、积极性，共同实现最优化的医学目的，增进人类的整体健康。这种关系不受时间和空间的限制，与患病与否完全无关。

2. 重要性 全科医学的基本观点和全科医疗的基本特点决定了全科医生与患者及其家庭乃至社区的成员之间必须具有良好的医患关系。

（1）良好的医患关系是开展全科医疗服务的基本保障：全科医生是基层医疗卫生保健的"守门人"，主要职责就是解决广大人民群众的基本健康问题。全科医生是以系统整体论的方法从生物、心理、社会层面去理解患者的问题，掌握患者多方面的资料，所有这些资料获取的完整性、有效性归根结底依赖于患者及其家属对医生的信任，因此建立良好的医患关系格外重要。此外，医生还需要调动患者及其家属对于方案选择、临床决策的积极性、责任意识，从而建立双方都接受的健康目标和健康管理计划。

（2）全科医疗全程需要贯穿良好的医患关系

1）良好的医患关系直接关系到健康档案资料、信息搜集的真实性、完整性、全面性：全科医生的重要职责之一是与患者及其家庭成员、社区服务对象主动沟通，尽可能收集大量、有效的关于疾病、健康危险因素、健康管理信念等方面的相关信息，结合体格检查和实验室结果，进行分析和评价，最终作出诊断，提出与保健、预防、康复有关的建议和指导。医患关系处理得越好，沟通就越通畅，获得的信息就越全面，据此作出诊断的正确率越高，健康指导才有更强的针对性。

2）良好的医患关系能够保证个性化、持续性照顾有效落实：个体化照顾要求全科医生从各个方面了解自己的病人，熟悉其生活、工作、社会背景和个性类型，良好的医患沟通是为患者提供更加完善的个性化服务的基本途径。全科医疗是为患者提供从生到死的全过程卫生保健服务行为，由全科医生对患者开展持续性照顾。健康档案从一个人出生开始建立，并伴随其身体生长发育、心理发展成熟、家庭及社会环境影响等不断得到丰富、完善，患者的全部信息基本上在全科医生的掌控之中，没有良好的医患沟通，信息来源受限、有效信息量缺乏，头脑中就形不成全面、正确、科学的分析，更提不上准确、及时的服务。

3）良好的医患关系是促进健康教育针对性、实效性的前提：健康教育是全科医生医疗实践的重要组成部分。全科医生只有掌握患者的生活习惯、生活方式、健康观念、心理状态、社会认知等方面的真实情况，才能为患者转变健康信念模式、改善生活方式、调整心理状态、积极参与社会等行为或思维提供有针对性的健康教育指导，健康教育指导工作才能真正取得实效。

4）提高全科医疗的干预治疗效果：语言具有抚慰、激发、调节等方面的作用。无论是古希腊医学之父希波克拉底的名言"医生有三件法宝，第一是语言，第二是药物，第三是手术刀"，还是特鲁多医生概括的医生对患者要"有时去治愈，常常去帮助，总是去安慰"，都对全科医生如何更好开展工作具有强烈的启示，那就是与患者建立良好的沟通，而良好的沟通需要建立在良好的医患关系基础之上。

3. 良好的医患关系是改善患者就医、遵医行为的重要因素　医患关系是影响行为的最重要因素之一。患者和家庭行为习惯和生活方式的改变、预防措施的落实程度及其效果等都与医患关系密切相关。与医务人员的专业技术相比，医患关系的改善更能有效拉近医患距离、增强医患信任，更加有利于改善患者的就医、遵医行为，从这个角度讲"良好的医患关系是最好的治疗手段"。

第二节　全科医疗中的沟通

一、人际沟通

沟通（communication）是一切人际关系赖以建立和发展的前提，是形成发展人际关系的根本途径。人际关系是在人际沟通（interpersonal communication）的过程中形成和发展起来的，离开了人际间的沟通行为，人际关系就不能建立和发展。任何人际关系的形成，都是人与人之间相互沟通的结果。美国前总统罗斯福说过："成功公式中，最重要的一项是与人相处。"通过沟通，人们之间互相认知、互相吸引、互相作用。通过沟通，人们学到生存和自我发展的技巧。沟通越有效，人们在人生各个领域成功的机会就越大。

医学是一门实践性极强的学科，医学实践更离不开沟通。医患沟通是人际沟通的特殊类型，它贯穿于整个全科医疗活动过程中。它使医患双方能充分、有效地表达对医疗和健康活动的理解、意愿和要求。

（一）人际沟通的概念

人际沟通泛指人与人之间的信息传递与交流。多数情况下系两个人或多个人之间面对面的语言或非语言的信息交流和感情交流，是人际交往的起点，是建立人际关系的基础。如果把人的观念、思想、感情等看作信息，人际沟通就可看做是信息沟通的过程。

（二）人际沟通的类型

1. 按对媒介的依赖程度分类

（1）直接沟通（direct communication）：运用人类自身固有的手段，不需特殊沟通媒介作载体的人际沟通，如谈话、演讲、讲课等。直接沟通是人际沟通的主要方式。

（2）间接沟通（indirect communication）：除依靠传统的语言、文字外，还需要信件、电话、电报、网络等中间媒介进行沟通。间接沟通极大地拓宽了人们的沟通渠道，扩展了人际沟通的范围，在现代社会发展进程中占愈加重要的地位。

2. 按照沟通所使用的符号形式分类

（1）语言沟通（verbal communication）：以语词符号为载体来进行沟通，是人们最常使用的交流方式，分为口头沟通（oral communication）和无声沟通（noiseless communication）。口头沟通是指直接使用口头语言进行交流，如演讲、咨询、交谈等，具有亲切、反馈快、双向性等特点；无声沟通包括书面沟通、电信沟通，借助文字材料或电子媒介进行沟通，包括阅读、写作、合同、协议、电子邮件、上网交谈等。随着现代信息和通信技术的发展，电子媒体在信息沟通过程中将扮演越来越重要的角色。

（2）非语言沟通（nonverbal communication）：指沟通者不以自然语言为载体，而是通过倾听、表情、动作、姿势等行为实现信息交流。非语言沟通比语言沟通更具生动性、真实性。有研究认为，高达93%的沟通是非语言的，其中55%通过面部表情、形体姿态和手势传递，38%通过音调传递。英国心理学家米歇尔研究发现，当语言信号与非语言信号不一致时，人们更加相信非语言信号所代表的意义。因此，非语言沟通也是一种不可忽视的沟通形式。

语言沟通与非语言沟通在人际沟通中同时进行，只有将两者有机地结合起来，才能真正实现心理沟通。

3. 按照沟通的组织程度分类

（1）正式沟通（formal communication）：指在一定的组织机构中，通过组织间的会议召开、公函往来、工作汇报、学习进修等明文规定的渠道进行信息的传递。在诊所内的医患沟通应属于正式沟通。

（2）非正式沟通（informal communication）：是以个人身份进行的人际沟通活动，人们可以自由选择非正式的沟通渠道来进行，例如，人们私下交换意见、议论某人某事、传播小道消息等。

4. 按照沟通信息有无反馈分类

（1）单向沟通（one way communication）：指沟通双方地位不变、方向单一的信息流动。一方只发送信息，另一方只接收信息，而不向对方反馈信息，如作报告、大型演讲等。单向沟通具有速度快、干扰少、秩序好的特点，但效果和准确性较差。单向沟通在实际工作中较少见。

（2）双向沟通（bidirection communication）：指沟通双方地位不断变换、信息发送与反馈往返多次的双边信息交流活动。如交谈、协商、谈判、病史采集、健康指导等。因有沟通反馈，接收者也可表达意愿，故可调动双方的积极性，还可增加沟通容量，提高沟通信息的准确性，利于搞好人际关系。人际沟通中的绝大多数属于双向沟通，其中医患沟通属于双向沟通。

（三）人际沟通的功能

1. 传递和交换信息 完成信息交流是人际沟通最基本的功能。通过沟通可以收集、整理和储存各种资料，如数据、图片、意见和病史等，通过掌握这些信息，作出进一步的反应和决定。不仅如此，通过相互沟通交换观念、知识、思想、情感，才能较全面地了解对方。

2. 心理调节功能 人类与外界环境始终处于相互作用、相互影响的过程中，人类必须接受外界的各种刺激，并对各种刺激作出反应，才能维持正常的生命活动；否则，就可能产生心因疾病，甚至本能的行为也会受到严重的影响。通过沟通人们可以诉说自己的喜怒哀乐，化解不良情绪与心理危机，对于保护、维持和调节人类正常的心理健康有重要的作用。

3. 社会功能 每个人都生活在社会的不同群体之中，并按照一定的社会规范从事活动，通过人际沟通，了解他人的同时也被他人了解，认识自己的同时也被别人所认识。更为重要的是，我们还会用发展的眼光看待这一切变化，进而保持或发展、暂停或中断已经形成的关系。

4. 决策功能 在作出最后决策的过程中，人们总会受到相关信息的影响，而信息正是通过沟通得来的，于是被人影响或影响他人。因此，要想作出正确决策或落实好决策，就必须进行有效的沟通。这对于医务工作者来讲尤其重要。

5. 认识自我、肯定自我功能 在现实生活中，人们常常采取与他人相互沟通不断认识自己，促使自己作出行动，来进一步完善自己。例如，医务工作者通过与患者的沟通来了解医疗措施的有效性，通过患者的反馈和同事的评价来全面、深入地认识自己工作的情况等。

（四）人际沟通的影响因素

人际沟通受到许多主、客观因素的干扰。

（1）客观因素：包括噪声干扰、环境氛围、隐私条件、生理功能状态（如疼痛、饥饿、疲劳等）、社会性因素（如个人认识差异、文化传统等影响）。

（2）主观因素：包括情绪状态、性格特征、沟通技能等方面的影响。

（五）人际关系与人际沟通的相互作用

（1）沟通是一切人际关系赖以建立和发展的前提，是形成和发展人际关系的根本途径：人际关系是在人际沟通的过程中形成和发展起来的，离开了人际间的沟通行为，人际关系就不能建立和发展。

（2）人际关系的状况是由人际沟通的状况决定的：如果人们在思想感情上能保持着良好的沟通关系，就意味着他们之间已经存在着较为密切的人际关系。如果在感情上相互对立，行为上疏远，缺乏沟通机制，则表明他们之间关系紧张。

（3）人际关系一旦建立，又会影响和制约人际沟通的频率和沟通态度，俗话说"远亲不如近邻"就是这个道理。

（4）人际关系与人际沟通的研究有着不同的侧重点，人际沟通的重点是人与人之间联系的形成和程序，人际关系研究的重点则是人与人沟通基础上形成的心理关系。

二、医患沟通

医患沟通是一种人际沟通。医患之间的沟通，就是医患双方为了治疗患者的疾病，满足患者的健康需求，在诊治疾病过程中进行的交流。如果没有这种交流，医务人员就不能全面地了解病情，患者也无法满足追求健康、解除病痛的需要。

（一）医患沟通的目的

1. 充分了解患者健康的危险因素　随着疾病谱的改变，慢性非传染性疾病成为当前人类健康的主要障碍，这些疾病的病因、发病机制通常较为复杂，如医患沟通不良，则无法建立有效的疾病管理方案，难以取得满意疗效。

2. 改变患者健康的信念模式　降低生活方式疾病发病率的关键是建立健康的生活方式。医生对病人提出关于健康生活方式的建议能否发生效用，在很大程度上取决于医患沟通。

3. 改善医患关系　患者对医生是否满意不仅取决于医生服务技能和疗效，而且取决于医生服务态度、医德，沟通改善医患关系的基础。交谈不足往往是使病人对医生产生不满的根源。这或许可以解释在一些诊疗量大、技术水平高的医院病人的满意率反而低的现象。医生的关心、对病情的详细解释、让病人了解在治疗康复中应注意的事项能够给病人极大的安慰、温暖，更容易取得信任，交谈不足则病人对医生的信任感降低。疗效并不仅仅在于治疗的手段，还夹杂着感情的因素，相同的疗法被不同的医生使用，疗效可能大相径庭。

4. 协助治疗和促进康复　医患之间的沟通不仅为诊断所必需，也是治疗中不可缺少的一个方面，有效的沟通能显著地改善患者的依从性，提高疗效。

（二）医患沟通的特征

1. 双向性　医方与患方相互依赖、共同参与、双向互动，同时充当着沟通者和接受者的双重角色，构成有机的整体。

2. 信息传递与情感传递双重性　人际沟通具有双重手段的特点，医患沟通并不限于传递观念、思想和情感的某一方面，而可能同时涉及多个方面。当你告诉患者化验报告要延期一周才能出来时，患者恳求你尽早完成报告。他表达的内容可能并不止这些，从语调中医务人员可以了解、发现其所表达的重要内容，他的行为、表情，甚至与你的距离，都能表露出他发出的信息。

3. 互动性　医患沟通是医方与患方互动的行为，通过互动，双方的心理与行为发生交往，实现相互沟通了解的目标。

4. 情境性　医患沟通在一定场合、特定的时间与地点所进行，并有参与者、共同选择有目的性的话题等，这些因素构成沟通的情境。

5. 接近性　人际沟通要求所有的沟通者在空间上接近。医患沟通不仅借助于语言沟通，在相当大程度上也依赖于非语言的沟通，在诊疗过程中，患者会努力配合医生共同寻找影响健康的危险因素，医患之间基本上已不存在心理戒备，在取得对医生的信任以后自己愿意承担一定的医疗风险。

（三）医患沟通的影响因素

1. 对沟通的重视程度不够　在传统的生物医学模式影响下，医生忽视生物医学以外的一切干预手段，在医患沟通过程中，他们常常以自我为中心，只愿向患者或家属谈及病情，而缺乏社会、心理层面的沟通，从而忽略患者的就医目的及其所关切的事情。

2. 沟通基本知识、技能缺乏　我国的医学教育中，严重缺乏对于沟通的基本理论知识学习；在许多高等医药院校的课程体系中也没有相关的课程安排；在学校及医院的技能训练与临床实践过程中，也缺少相关培训；医务人员很少有意识地在工作中自我学习、总结。这些环节学习、培训的缺失，导致医务人员沟通能力较低。

3. 性别障碍　当患者因与医务人员存在性别差异时，患者往往因留意性别差异而发生交流障碍。医务人员应尽量通过情境的安排，以职业化、中性化的角色出现，通过语言及非语言的交流，与患者实现良好沟通。例如，当需要女患者脱衣或穿衣时，医生应该自觉回避以消除患者的心理负担，等待其动作完成后再进行下一个程序。

4. 医务工作者的自信心　缺乏经验的医生担心患者提出过多的问题，其中有些问题难以回答，造成自信心不足。对此，医务工作者应坚持终身学习的理念，不断完善自己。

5. 医患双方在认知、健康信念、疾病观念、优先顺序、期望等方面存在的差异　这种差异是现实存在的，它可以导致交流障碍。医务人员对此应持开放而宽容的态度，设法有效处理双方的差异，以耐心的引导逐步实现双方的沟通。

6. 诊疗环境　诊疗环境（包括诊室环境，其他患者交谈的噪声，同事、朋友等他人干扰等）时刻影响医患间的正常交流。

以上因素均应引起全科医生的关注，需营造良好的沟通环境。此外，还包括因地区医疗资源有限或分配不均，造成医务人员因工作紧张而缺少交流时间等，都在不同程度上影响医患沟通的实际效果。

（四）医患沟通能力培养的主要方面

中华民族博大精深的中医四诊"望、闻、问、切"（望指观气色，闻指听声息，问指询问症状，切指摸脉象），对于医务工作者如何提高沟通能力同样具有重要的指导意义。

1. 观察 "眼睛是外界信息的探视器，是传递心灵信息的窗口"。医务工作者通过自己的眼睛能够捕捉到患者一定数量的信息，同时又能将自己某些方面的信息传递给患者。因此，充分利用眼睛的功能，认真、细致、全面观察患者，从病人的面色、表情、病变或创伤的部位和检验结果来获得信息，并运用病理知识对这些信息进行分析、综合、比较、概括，在此基础上，与患者积极、深入地进行沟通，从而得出符合实际的诊断结论。

2. 倾听 倾听是心理的一种定向反射，诉说者能够从倾听者的姿态、表情、肢体反应感觉到对方的态度、心理、反应。这对于医务工作来说尤其重要。掌握好倾听的认同、复述、澄清、确认等主要细节，向患方传达出尊重、信任、重视、积极等信息，医患间的交流会更为通畅、深入。认同是在倾听时以点头表示同意，或发出"嗯"、"噢"表示赞同的声音，引导患方继续表达；复述是要重复患方使用过的一些词汇，以表示对其的关注及其所言的重要性；澄清是对病人说过的话存有疑问和困惑时，要寻机提问，以掌握每一个细节，把握问题的特殊性；确认是在仔细倾听后，对患方信息的全面性、完整性再次确认。在倾听过程中，切记不要随意插话，打断病人的思路，或误导病人，以免出现诊断失误。

3. 询问 医务工作者有针对性地提出问题并请患方回答。目的是为了探视患者心中的"秘密"或"情结"，引导、启发患者倾诉衷肠，主动回答医务工作者的疑问。在询问过程中，应注意语气平缓温和，语调适中，用词慎重，策略性发问，使用有利于病人回答的开放性的询问方式（如"你感觉是怎样的"、"你采取过哪些治疗措施"等），要循序渐进地发问。这样的询问才能体现相互信任的医患关系，有利于作出科学诊断。

4. 说明 医生将自己的诊断结果、临床印象以适当的方式告诉患者，并告诉其治疗措施、方案及可能带来的危险程度和治疗结果，使患者在明确病情的情况下，积极配合治疗。对于某些不能直言相告的诊疗问题，应以有利于病人的治疗与康复为宗旨。

在临床实践中，上述四个环节交互联系，或前后交替，或同时进行，贯穿于沟通的全过程。

5. 共情 共情就是一个医生认识患者内心世界的态度和能力。医务人员自觉转换角色去感受病人的感受、揣摩患者的内心世界和需要，运用倾听技术与之交流，对感觉到的信息进行清理、解释、理解和概括，并用语言和非语言的表情、动作适时作出回应。共情是医患之间获得相互理解的共同前提，是连接医患关系的最重要环节。

（五）医患沟通的技巧

医患沟通要想获得好的沟通效果，必然要依赖于良好的沟通技巧。这些技巧包括语言沟通技巧（verbal communication skill）、非语言沟通技巧（non-verbal communication skill）、倾听的技巧和提问的技巧。掌握这些基本技巧，对改善医患关系大有益处。

医患沟通最重要的是医生的态度。医生必须诚恳、平易近人，有帮助病人减轻痛苦和促进康复的愿望和动机。说沟通能力是医生必不可少的能力并不为过。

1. 语言沟通技巧 语言是人类最重要的沟通工具。运用一定的技巧进行语言沟通，沟通的效果显著不同。在医疗实践中，医务人员掌握一些基本的语言沟通技巧，对改善医患关系、加强团队成员间的合作、提高社区卫生服务的质量，都具有较为重要的现实意义。

（1）使用语言的一般原则：包括医务工作者应努力寻找与患者间的共同语言，保持平缓语调，语言充满自信，多使用鼓励性语言、简单通俗的语言。

（2）倾听的技巧：在人际沟通中，倾听的技巧对沟通的效果有直接的影响。医务人员掌握了适当的倾听技巧就能够准确地理解服务对象的感受，把握其存在的问题。而服务对象感到医务人员在认真地倾听自己的倾诉，也就会主动地将自己的真实感受与想法告诉医务人员，使沟通得以顺利进行。因此，学会倾听是沟通中关键性的第一步。

1）聚精会神：集中精力倾听，目光集中在患者的面部，时刻保持眼神的交流，并适时用点头或手势给予肯定，让患者感到你对他（她）的谈话十分重视。这样可以清楚地了解患者的状况，打开沟通的大门。

2）不轻易打断患者：患者在陈述病史时，医务工作者宜保持安静，既能听清患者谈话内容，又表示对患者的尊重。即使有些患者谈话时思路不太清晰，也应该无条件地接受病人，不能有任何拒绝、厌恶、嫌弃和不耐烦的表现；病人出现急躁时，医务工作者则需要心平气和、冷静对待，努力营造一种使病人感到自在和安全的气氛；当病人叙述离题时，医务工作者可以择机适当的引导，将谈话拉回主题。

3）及时反馈：在倾听过程中，医务人员要不断地对患者所述内容给予反应，通过语言渠道（如"是的"、"对"、"嗯"、"我明白"）或非语言渠道（如身体微前倾、点头、微笑、眼神等行为或表情）表达出对患者健康问题的十分关注，由此将沟通不断引向深入。对于未听清楚、没能理解或需要证实的内容，医务人员应利用重复服务对象的语言等方式，确认自己的理解。如认为确有必要，还可以在谈话快要结束时，对服务对象的谈话进行一个简短的小结，使双方对某一问题达成一致的认识。

（3）提问的技巧：提问是沟通时重要的、常见的交流方式，通过提问并且善于提问，可以得到更多的需要信息。提问的技巧对于达到提问目的特别重要。

1）封闭型提问：是指答案一般基本限定，患者直接从中选择即可的提问方式。如"饮酒对身体有害，对不对"、"你是哪个地方的人"、"你的年龄多大"等。

2）开放型提问：是指回答者用开放性思维进行回答，答案可以非常灵活，患者完全主动、自由表达自己，而不是用简单的"是"、"否"等回答。例如，"您知道饮酒对身体的害处吗"、"您知道饮酒都有哪些害处吗"、"您觉得您的头痛可能是什么原因引起的"等。开放式提问体现了医生对病人独立自主精神的尊重，也为全面了解病人的思想情感提供了最大的可能性。病人越是感到受尊重，感到无拘束，他就越是可能在医生面前说清楚健康问题的深层次背景信息。

3）追问式提问：指接着患者的叙述进行追问。通过追问可以进一步澄清一些事实。例如，对于因受到强烈刺激后，精神方面出现一些问题的患者，心理医生可以采取追问的方式，请病人将近期刺激最大的一次事件作出详细的描述，从而形成全面的了解。

4）倾向型提问：带有明显的倾向性或诱导性，例如，"我们都认为饮酒对身体有害，你同意吗"。

5）试探型提问：是估计或推测某种结果，例如，"社区卫生服务中心人员举行过健康知识讲座吧"。

6）启发式提问：在概括与正确反应对方的感受以后，使用语言、非语言沟通的方式鼓励对方进一步反馈信息、谈出更多的情况，如身体前倾、微笑、点头等，同时用一些未完成句（如"经常待在家中，你是不是觉得……"）。

为了提高提问效果，一般应注意以下事项：一般开始阶段使用封闭式提问，特别是初诊患者和彼此不太了解时，可以减少紧张、缓解气氛，有利于交流的继续进行，但应尽量少用，且提问也不宜按照格式化的形式进行，从而限制患者的主动性；在会谈开始后可以适当方式提出追问性、开放式问题，从更广阔的空间捕捉需要的信息；提问时注意患者的背景，根据患者的职业、受教育程度等采取科学、合理的方式进行提问；少用诱导型提问，尽可能让服务对象自己将真实的感受表达出来；一般一次只提出一个问题；避免用"为什么"开头提问，否则患者有可能认为自己做错或说错了什么，使谈话气氛紧张，甚至导致谈话无法进行下去；患者对于提问不能理解时，应变换简单、易懂的语言继续提问。

2. 非语言沟通技巧　非语言沟通技巧指人们在沟通过程中，还可以通过姿势、表情、目光等非语言技巧进行同步沟通。研究表明，"人们沟通信息的总效果=7%的书面语+38%的音调+55%的面部表情"。因此充分认识、利用非语言沟通，对促进医患沟通有重要价值。

（1）表情：指人们表现在面部的思想感情。表情是非常丰富的，体现出人们内心世界的复杂性。面部表情在人们沟通信息的总效果中占有相当重要的位置，而医务人员恰恰能够从患者的面部表情中获得病情的重要信息来源，因此，医生要善于识别与解读患者的面部表情；反过来，患者也可以从医务人员的表情中了解医生的内心活动，这就要求医护人员学会善于应用微笑、和蔼、庄重、专注等有利于与患者沟通的面部表情。

（2）身体姿势：常能传递个体情绪状态的信息，反映交谈双方彼此的态度、关系和交谈的愿望。如微微欠身表示谦恭有礼、低头表示沉默、扭头表示不予理睬等。在面对面的交流过程中，医生的身体姿势时刻都在被患者观察、理解。因此，医务人员应充分了解身体姿势的含义，采取端正、舒适、自然、大方的姿态，给患者以良好的第一印象，以利于有效沟通。

（3）手势：在人际沟通中，人们常常以手势语符号表情达意。手势语伴随口语共同作用时，感情表达更为强烈，对事物的描绘更加形象生动，使患者的视觉系统受到信息的刺激更强。医务人员使用手势时，要注意动作的幅度和频率要适度，做到明确精练、自如和谐。

（4）目光：在各种器官对刺激的印象程度中，眼睛对刺激的反应最强烈，视觉所占比例达87%，由此可见，目光接触在人际沟通中有极其重要的作用。一般而言，目光接触次数多少、时间长短及目光转移等，都能反映双方对会谈的兴趣、关系、情绪等许多方面的问题。对医生来说，一方面要善于发现目光中所提示的信息，感觉到患者的反馈信息，并能予以正确理解；另一方面要善于运用目光反作用于患者，使其受到鼓励和支持，促进良好交往与双方的关系。不同的目光表达不同的含义：俯视会给人一种高高在上的感觉；斜视表明轻视；目光乱扫引起患者惶恐不安；目光游离让患者感到你另有所图或心不在焉等。要清楚患者对医务人员的凝视多是求助性的，而医务人员与患者保持目光交流、维持目光接触也是必要的，但不应长时间盯着患者不放。庄重、友善、和蔼、亲和是医务人员目光的内涵，充分理解并能熟练运用目光，是每个医务工作者进行医患沟通的基本功。

（5）距离：美国人类学教授、心理学家爱德华·霍尔提出一般人常用的四种界限：亲密距离（0～45cm）、私人距离（45～75cm）、礼貌距离（120～210cm）和公众距离（360～750cm 或更远）。医患会谈的距离应根据双方的关系和具体情况来掌握。正常医患之间的会谈，双方要有适当的距离（约一个手臂的长度）；对患者表示安慰、安抚时，距离可近些；患者谈及隐私时，应保持在朋友距离内，侧身倾听表示尊重和保密；与传染病、性病患者交谈时，应保持在社交距离内，把距离拉得太远会加重患者的心理压力，不利于医患交流和合作；若男医生需检查女患者的身体，必须有女护士在场，如需解开衣扣之类，应要求其本人或女护士来做。

（6）身体接触：可以引起巨大的心理沟通作用。医务人员与患者之间的身体接触对改善医患关系十分重要，但是医生必须注意这方面的技巧和分寸。拒绝触摸患者的身体，不为患者做检查，患者就会产生严重的焦虑、不安全感、不被重视和不被接受的感觉；触摸患者时手的温度、轻重、柔和或粗暴、频率也会影响患者的情绪。伴随着现代化医疗仪器的广泛、大量使用，医患间的身体接触越来越少，患者许多感情需要无法得到满足，主观上形成了患者满意度降低的现实。

（7）正确反应：医务人员应努力培养在与患者的交流过程中、结束时及时作出正确反应，将患者的问题和感受作出概括和总结，并提出一系列可采取的措施提供患者选择。

这是一种帮助患者领悟自己真实情感的会谈技巧，是医生与患者表达共鸣和反响的极好方式。医生首先通过倾听患者的叙述和观察其非语言表达，设法领悟患者的真实感受或意图；接着努力搜集和想象自己或临床经历中类似情况下的感受，设身处地从思想上接受、承认并理解其感受；然后通过讲述自己对患者感受的理解与表述（如"如果我处在你的位置，我也会很难受"、"我能理解同事们的这种言行对你造成的伤害"等），使患者从心底里产生感激之情，并取得患者的信任；最后帮助患者正视目前的局面，并向其列出解决问题可能采取的措施，帮助患者作出选择。如此来促进会谈的顺利进行。

（8）仪表：相貌和身材是人天生的身体特征，而衣着、打扮却体现每个人的审美观和标准。医务工作者着装应该得体（包括在夏季宜着长裤，不穿拖鞋等），工作服装需要整洁、头发应梳理整齐、手术操作必须戴帽等，使自己保持整洁、美观、大方、朴实的仪表。

（9）时间控制：任何人际沟通总是在一定时间和空间内进行的，因此时间和空间也就成为医患沟通过程不可分割的组成部分，在诊室里面对着排队等候的患者，医务人员应显得工作精练，有时间观念和有效率，但具体到某一正在诊疗的过程时，又应显得耐心和细微。在诊疗或交谈的过程中，医生应该专注地倾听和真诚地交谈。频频接听电话、未告知患者后起身暂离等都不利于有效沟通。

（10）沉默：在交谈中恰当地运用沉默，也是一种很有用的沟通技巧。沉默既可以表示接受、关注和同情，也可以是表示委婉的否认和拒绝，视其时机、场合及如何运用沉默而定。

3. 与特殊患者的沟通

（1）患儿：儿童的心理发展是渐进的，在每个年龄阶段各有其典型的、稳定的心理特征，并表现出本质的、典型的心理活动特点。掌握不同年龄阶段儿童对疾病的心理及情绪的不同反应，把握儿童心理需求，与他们建立平等友好的关系对于沟通十分重要。在沟通过程中，一方面，医务人员应该用简单易懂的词汇，用他们熟悉的事情作比喻。另一方面，在与患儿沟通时，应同时注重与家长沟通，因为家长作为其监护人，能够提供、反映更加全面、真实的情况。

婴儿（0～1岁）的医患沟通主要发生在医护人员与患儿家长或其监护人之间。适度的关爱与鼓励、了解儿童的兴趣爱好，对于拉近与儿童的沟通距离往往是最有用的方法。幼儿（1～3岁）需要医务人员在言语鼓励的同时，给予一些他们喜欢的玩具来分散患儿的注意力，以减少对病痛的感受，同时注意保持诊室环境安静，特别是远离其他哭闹的儿童，可以减少患儿对诊室环境和诊疗过程的恐惧，取得对体格检查和治疗的配合。为学龄前儿童（3～6、7岁）准备一些图画、故事书，提出问题的同时要根据他们的表现及时给予表扬和鼓励，需要做进一步检查和处理前，首先作出一定的解释。入学儿童（6、7～11、12岁）的思维、认知、语言、情感、意志、个性发育迅速，同时渴望得到尊重，更喜欢被表扬与鼓励，对医生能帮助患者解除病痛深信不疑，就诊时应注意儿童的感受，采用诱导启发和鼓励的方式，结合其家长的观察，获得较为准确的病史资料。

（2）青少年患者：青少年期儿童生理、心理发育的速度快，情绪不稳，易激动，逆反心理加强，性心理不断成熟均为其特征。他们的自主性不断增强，通常不喜欢父母在旁或代其发言，也不喜欢被当做儿童对待。因此，在与青少年会谈时，应征询是否希望家长回避、保护其隐私、适度认同其想法、鼓励其尽量发挥，并说明现实状况及最有利于他们的做法，努力与其建立良好的人际关系，并取得高度信任，从而积极参与到诊断及治疗计划中。对于那些因害羞而不愿启齿的事项，医生应有充足的认知及敏锐的观察力，利用会谈的技巧来发掘及探讨问题。有时需要与其确定随访计划，进一步拉近关系，为彻底、快速解决问题奠定基础。

（3）老年患者：多数老年人除了受到慢性病的困扰外，还会面临诸如丧失亲人、儿女赡养、家庭矛盾、经济情况、空巢等很多影响健康的问题，怀有孤独感、失落感、要求尊重、考虑自己的经济保障、要求儿女孝顺等心理活动特点。医务人员应表现出发自内心的尊重、同情、关心，并耐心倾听患者的心声与诉求，肯定其过去的经历与成功，增强现实生活的勇气与信心，必要时积极动员家庭及其所在社区的资源，给予心理、精神方面的慰藉，提供医疗、经济方面的帮助。

（4）预后不良患者：对于处在疾病晚期、预后不良的患者，医务人员应充分表达同情心，更加注重倾听他们的感受，坚持正向的态度来谋求最佳处置方案，努力减轻患者身体的痛苦，不向患者提供难以预料的治疗保证，通过给予精神与心理方面的持续支持，提高患者面对一切的勇气。

（5）有疑病症倾向的患者：这类患者总是过分关心身体的状况，担心身体某个或某些部分患有某种疾病。当一项疑点解除后，他们会将将注意力转移到另外的疑点，对检查结果心存怀疑，推测是否得了某种疑难杂症（如癌症），进而产生不必要的担心。对此，医务人员应耐心、认真地倾听他们的陈述，在对躯体情况做全面细致的评估、排除是否有其疑虑疾病的同时，从心理上给予安慰、引导，帮助患者正视自己在现实中所遭遇的困难。

（6）临终患者：医务人员应表现出同情、热忱、支持及尊敬的态度，在积极进行治疗的同时，给予心理安慰、精神支持，从而提供连续性、综合性的服务。此外，还应对患者家属进行情绪与心理调适，健康状态观察，关心、照顾过度悲伤反应的人，并帮助其进行适度的心理宣泄。

（7）愤怒的患者：对于那些因为遇到治疗效果不佳，或者个人理想受挫、生活压力过大等诸多因素而情绪愤怒的患者，医务人员应该在力求不与其发生冲突的前提下，首先努力使其冷静下来，主动关心其困难和要求，以坦诚的态度表达积极协助的意愿，设法找出患者受挫折的原因或压力的来源，让患者认识到自己的愤怒状态及其危害，有礼有节、有理有力地帮助病人解决实际问题。

（8）依赖性强的患者：这样的患者认为医生可解决所有问题，将所有希望与期望都寄托在医务人员的身上，从而给医务人员加以一定的心理负担。这需要医务人员在建立医患关系的早期，告知患者医生的职责与能力，鼓励他们主动地解决问题，协助其利用各种有效的资源，减少依赖程度。

（9）抱怨的患者：这类患者多主诉有多系统、多器官的症状，但这些症状含糊不清，如头晕、乏力、酸痛等，有时也抱怨生活、工作、社交等方面的事情。这类患者通常人际关系不良、常有焦虑和不满的心理、缺乏家庭和社会资源等，因此，医务人员应探索引起多重抱怨的真正原因，寻求家庭和社区资源，调整其生活方式和行为习惯等。

（10）残疾患者：对于这一弱势群体，医务人员首先应展示出更多尊重、爱护与同情，尽量减少他们就医的困难。例如，为因肢体残疾行动不便的患者免费上门出诊；对于视听障碍的患者，语言应条理清晰、必要地重复，有时需要书写在纸质上方便老人随时查看等。更重要的是倾听他们曾经的辉煌，了解他们现在的成绩，及时有针对性地给予鼓励、表扬等，激发他们的历史使用感、社会责任感，唤起他们主动、积极的参与意识，通过双方积极配合，努力改善其健康状况、提高其生活质量。对于一些无法解决的困难，医务工作者有义务向其所在居委会、残疾人联合会及民政部门反映，通过积极协调认真加以解决。

第三节 全科医疗服务团队的沟通

全科医疗服务团队一方面承担着以全科医生组成核心的团队成员为改善个体与群体健康状况和生命质量而共同工作，另一方面肩负着与各级各类医疗保健机构、居民社区之间密切的合作关系等（如双向转诊、继续医学教育、社区健康教育宣传等）。这就决定了全科医疗团队的沟通并不仅仅是医方（医务人员）与患方（患者及其家庭、亲属等）的沟通，应包括医务人员之间的沟通、全科医疗相关部门之间的沟通等。

一、全科医疗服务团队的沟通

（一）内部沟通

全科医疗服务团队的组成人员基本包括全科医生、社区护士、社区医生、康复医生、营养师等。医务人员与患者的沟通也不仅仅是单纯一名医务人员与所接触患者进行的沟通，宏观来讲应包括整体医疗工作者与患者的沟通。实现全科医疗服务的目标，需要全科医疗卫生服务队伍的共同努力，这就需要团队成员间保持良好的沟通，相互支持配合，实现优势互补。

1. 注重倾听内部意见 团队领导在团队成员间加强交往并建立互信的基础上，将听取内部意见作为首要任务，使第一线的团队和组织建立直接联系。重视成员的意见能够极大地提高他们的积极性、主动性。

2. 沟通渠道多样化 采取小型会议、小组讨论、案例分析、录像或电视、内部网络平台等多种渠道进行立体沟通、全景交流，努力实现沟通的预期效果。

3. 明确角色职责、鼓励双向交流 团队领导应善用沟通的力量，使得团队成员在准确把握自己的工作性质、工作范围、工作责任、较好地完成本职工作的基础上，鼓励大家双向交流。如护士除了完成自己的业务外，还应帮助医生发现病人的问题，缓解医生与病人之间的矛盾；社区保健工作者由于其经常深入社区家庭中提供服务，比较了解病人的家庭状况，他们可以为全科医生提供一些病人的家庭的信息，以帮助诊断。只有这样既分工又合作，才能实现全科医疗服务团队的共同目标。团队领导要尊重成员的意见，切忌公开批评，即使队员所提建议不能被采纳，也要肯定其主动性。如果建议可行，则要公开表扬，以示鼓励。

4. 及时反馈 对于团队成员之间交流的信息，要及时反馈，当员工未能及时得到反馈时，他们常常会往最坏处设想，从而影响他们的工作情绪和积极性。不及时反馈信息有时还会产生谣言，造成人际关系的紧张。

5. 建立和谐关系 团队成员工作性质、分工不同，所处角度、所持立场也会有所不同，团队领导应及时消除产生的误解，通过利益再分配等手段平衡各方关系，通过及时沟通、学习培训实现成员之间的相互欣赏、尊重、理解、宽容、帮助，增强团队战斗力。

（二）外部沟通

1. 与专科医生的沟通 区域医疗中心与社区卫生服务中心存在双向转诊的联系通道，其专业技术人员也可为全科医疗工作提供业务指导，这就需要全科医疗服务人员与区域医疗中心的专科医生保持密切的联系与交流。如在转诊前准备好详细的病情介绍的文字材料，并向专科医生介绍病人的情况；转诊后经常主动与专科医生保持联系，及时了解病人的情况；转回时取得完整的回诊资料，指导病人更好地康复或继续治疗。

2. 与其他卫生服务机构之间的合作与沟通 社区卫生服务中心应加强与卫生行政部门的联系，主动定期汇报工作，认真接受监督和管理，努力争取行业主管部门对自己工作的具体指导与帮助，按照发展规划与实施计划完成好各项工作；与地区疾病控制中心、预防保健部门沟通，加强对全科医疗工作的指导与业务培训，增强社区卫生服务工作中的协调性、互补性。

3. 与社区的合作与沟通 国家、地方政府、基层政府部门就社区卫生服务工作对社区、街道提出了明确的要求，专门成立了相关的组织机构、确定专门人员负责具体工作。这就需要全科医疗服务人员与社区有关机构、人员密切联系，通过其积极参与协助开展好卫生宣教、建立健康档案、计划生育等社区卫生服务工作。

二、全科医疗服务团队沟通的评价

在全科医疗实践过程中，医生与病人之间的沟通对于建立良好的医患关系十分关键，沟通的效果主要可以从两个方面进行比较、总结。

（一）全科医疗服务团队沟通的评价依据

1. 治疗的顺从性（compliance）　顺从性越佳的患者，说明医患沟通的效果越好。

2. 关系的持续性（continuance）　医生如果能够与病人建立持续的、良好的关系，表明医患沟通的效果良好。

（二）影响沟通效果的因素及对策

1. 影响因素　当治疗的顺从性不佳及病人满意度差时要考虑有无沟通的困难，病人满意度差常因以下因素引起。

（1）主观与客观因素的影响：包括来自情绪状态、性格特征、沟通技能等主观因素，以及隐私条件、环境氛围、生理功能、认识差异、文化传统等客观因素的影响。

（2）医务人员只谈病情，却缺少社交上的沟通。

（3）医务人员仅仅从医学的立场处理病情，忽略病人的感受甚至对病人所重视的事却漠不关心。

2. 对策　对于不同的影响因素，应积极采取积极的对策。

（1）因前两项因素引起的沟通效果不佳时，医生应自觉加强沟通能力的培养，通过学习、借鉴团队成员中良好的沟通技巧，实现取长补短；完善个性特征，利用人际交往的相容、理解原则，克服困难，实现与个性特征迥异患者的沟通，经过努力确实不能沟通的患者，才考虑转诊；调节自己的情绪状态，同时尽量改善患者的情绪状态，促进双向交流等。

（2）由于第三项因素导致沟通效果不良，医务人员应从"生物-心理-社会医学模式"出发，主动、积极并善于从患者的角度出发，关切患者就诊时的心理感受、关注重点等，遵从医患之间"共同参与-协商模式"开展全科医疗工作。

（刘铮然）

第八章 健康档案的建立与管理

全科医学有一整套系统、完整、规范的理论和模式，健康档案则是其中一项重要内容。我国积极推进基本公共卫生服务逐步均等化，2009年卫生部制定《国家基本公共卫生服务规范（2009年版）》，逐步在全国统一建立居民健康档案，并实施规范管理。为进一步规范国家基本公共卫生服务项目管理，卫生部又于2011年在原规范的基础上，组织专家对服务规范内容进行了修订和完善，形成了《国家基本公共卫生服务规范（2011年版）》，到2020年，初步建立起覆盖城乡居民的、符合基层实际的、统一的、科学的、规范的健康档案建立、使用及管理制度。建立健康档案是开展社区卫生服务的基础性工作，是深入了解服务对象的主要方法之一，也是取得社区卫生科研工作的第一手资料的根本途径。以健康档案为载体，更好地为城乡居民提供连续、方便的公共卫生服务和基本医疗服务。社区居民健康档案管理得好，可使社区卫生服务机构和疾病预防、保健机构能更好地了解和掌握辖区内居民的基本健康状况及其变化和趋势，作出正确的社区诊断，从而更有效提供医疗、预防、保健、康复、健康教育和计划生育技术指导等服务，开展重点人群、重点疾病的防治管理工作。

第一节　全科医疗健康档案概述

健康档案是全科医疗服务中不可缺少的日常工具。由于全科医疗的服务模式与我们所熟悉的以疾病为中心的专科医疗服务模式不同，因此全科医疗健康档案记录的方式和内容与原来传统的住院病历、门诊病历或其他保健卡相比，既有区别又有很多相同之处。在我国全科医疗的健康档案除了对患者的健康状况及诊疗情况进行记录外，其内容还涵盖了患者的家庭及其成员的基本资料、全科医生所服务社区的一般状况及影响健康的相关因素。一个好的健康档案是病人照顾的基础，也是全科医生扩大和加深临床经验及科研的工具。

一、健康档案的定义

健康档案（health record）：是医疗卫生机构为城乡居民提供医疗卫生服务过程中的规范记录；是对居民的健康状况及其发展变化，以及影响健康的有关因素和接受卫生保健服务过程进行系统化记录的文件；是居民健康管理（疾病防治、健康保护、健康促进等）过程的规范、科学记录。

健康档案是以居民个人健康为核心，贯穿整个生命过程，涵盖各种健康相关因素、实现多渠道信息动态收集，满足居民自我保健和健康管理、健康决策需要的信息资源；同时它为社区医生提供了完整的、系统的居民健康状况数据，是社区医生掌握居民健康状况的基本工具，也是进行社区卫生服务管理的重要前提。

健康档案是记录居民健康状况的系统化文件或资料库，包括个人基本信息表、健康检查记录、各年龄段的保健记录、病历记录及家庭和社区一般情况记录等。包括每个人生物、心理、社会等有关的健康状况和资料，以及每个家庭的经济、成员之间、邻里之间的关系等方方面面的内容。为社区医生提供了完整的、系统的居民健康状况数据，是社区医生掌握居民健康状况的基本工具，也是进行社区卫生服务管理的重要前提。

居民健康档案和以疾病为中心的病历有着显著的区别，体现在服务对象、诊疗方法、资料来源、健康问题诊断结论、记录内容需求分析及利用等多个方面。以生物医学模式为中心的病历是医疗机构对门诊、住院患者（或保健对象）临床诊疗进行指导干预的卫生服务工作记录，着眼于描述疾病自然史、患病主诉症状、体征及实验室检测结果，以解决疾病生物学诊断和治疗为目的；而以问题为中心的社区居民健康档案则记载与个人及其家庭健康问题相关的所有资料，包括生物、心理及社会因素对健康的影响，以及预防、治疗、保健和康复一体化卫生服务的全过程，其目的和用途是多方面的。同时健康档案与病历之间还存在密切的联系，病历是健康档案的主要信息来源和重要组成部分，但健康档案对病历的信息需求并非病历的全部，而是从病历中概括出来的具有高度的目的性和抽象性的记录内容，能够满足全体居民生命全程的自我保健、健康管理、健康决策的需要。

二、建立社区居民健康档案的目的及意义

健康档案是全科医生开展全科医疗卫生服务的重要工作内容，也是全科医生循证医疗的基本工具之一。社区卫生服务主要强调卫生工作要适宜社区的特点，要求服务区域化、系统化、综合化，全科医生要为社区居民提供连续性、综合性、协调性和完整的医疗保健服务，就要求通过建立居民健康档案，详细了解和掌握社区居民的健康状况和疾病构成，了解社区居民的主要健康问题和卫生问题的流行病学特征，为筛选疾病高危人群、开展疾病健康管理、采取针对性预防措施等奠定基础。因此，建立完整而系统的健康档案具有重要的目的和意义。

（一）掌握居民的基本健康状况

健康档案非常重视居民的生物、心理、行为等方面的基本背景资料，注重记录各健康问题的形成、发展及转归过程中与健康相关的危险因素、干预措施及效果。而完整、系统的健康档案，能够帮助全科医生全面系统地了解居民和家庭的健康问题及其健康问题的相关背景信息，有利于全科医生全面掌握居民个人及其家庭的健康问题发生、发展相关背景等的基本情况和健康现状，通过长期管理和照顾病人，比较一段时间来所检查的资料和数据，以及对居民健康状况变化、疾病发展趋向、治疗效果等情况的掌握，有利于医生主动发现居民现有的健康危险因素和病患情况，有利于及时为居民及其家庭提供具体规范的预防保健服务，为制订临床预防、诊断治疗、预防保健和康复计划提供可靠的依据。全科医生利用健康档案可以掌握和利用社区与家庭资源为患者服务。

（二）开展全科医疗实践的必备工具

全科医生的临床策略和治疗方法是由全科医疗中问题的性质，全科医生的职责、服务方式、服务场所及拥有的资源状况所决定的，是全科医疗特定环境中的特殊产物。居民健康档案详细记录了居民个体、家庭的健康状况，以及影响健康的相关危险因素，可作为全科医生沿生命周期照顾并及时开展连续性卫生保健服务的工具，有利

于主动发现健康问题，是作出正确临床决策的重要基础；对社区育龄妇女、儿童、老年人、慢性病患者、残疾人等重点人群建立的居民个人健康档案，为解决社区中主要的卫生问题、满足居民基本卫生服务需求提供了可靠的资料；围绕居民个体、家庭和社区建立的健康档案能够详细了解掌握社区及家庭的卫生问题和卫生资源，为制订社区卫生保健计划及合理利用卫生资源提供依据；还可利用系统、客观、准确的健康档案开展双向转诊、会诊服务，为协调性医疗服务提供条件。

（三）提供解决社区居民主要健康问题的依据

社区健康档案的建立是全科医生主动挖掘并掌握社区存在的主要卫生问题及采取有效资源配置的最佳途径。通过社区健康档案可以对社区居民的疾病谱、死因谱等相关健康资料进行统计分析，全面系统地了解社区居民的主要健康问题，根据社区内外一切可利用的卫生资源，制订出切实可行的卫生服务计划，从而提供系统性、协调性和连续性的医疗卫生服务，解决社区居民的主要健康问题。

（四）提供全科医学教育和科研资料

我国发展全科医疗社区卫生服务是解决社区普通居民健康问题的根本途径，是实现人人享有基本医疗卫生保健的基础。建立规范、完整而系统的社区居民健康档案可以为全科医学教育提供生动的教材内容。以问题为中心的健康记录，重视背景资料的作用，反映了心理社会方面的问题，具有连续性、系统性和逻辑性，并且重视生物、心理、社会问题描述，以及相关背景资料的收集，利于培养学生的临床思维和处理病人的能力；通过社区居民健康档案，全科医生可以了解疾病的自然史，以及评价自己诊断的正确性和治疗效果，可以帮助全科医生不断地回顾和积累临床管理病人的经验和学识，不断提高自身服务能力；同时还可以作为医生团队继续教育、培训的重要资源，按照规范进行全科医疗活动和病人健康问题的记录，有利于对社区卫生服务人员的业务培训，以及全科医学模式的建立并顺利发展；完整而系统的档案记录，也是良好的参考资料、从事科学研究的良好素材和证据。

（五）社区卫生规划的资料来源

完整的健康档案除了记载社区居民健康状

况，以及与之相关的健康信息外，还记载了有关社区卫生机构、卫生人力、社区卫生资源配置等社区资源的信息，可作为政府、医疗管理机构及社区服务中心收集基层医疗信息的重要渠道，从而为社区卫生诊断、制订社区卫生服务计划等提供基础资料。

（六）评价全科医疗服务质量和技术水平

全科医疗的卫生服务模式与其他专科医疗的卫生服务模式有着显著性的区别，全科医疗健康档案完整、准确、规范地记载着全科医疗服务的主要路径和实施过程，在很大程度上能够反映全科医生的思维判断、理论知识与实践能力等综合素质，所以全科医疗健康档案可作为考核与评价全科医生服务质量和技术水平的重要依据。

（七）建立全科医疗制度的需要

在我国，发展全科医学理论，实施全科医疗，兼顾个人、家庭及社区，强调社区分范围的照顾，为居民提供综合性、连续性、协调性的保健。所以应重视社区卫生档案的建立，这是因为我国正处在第一次卫生交替阶段，各个地区的发展不平衡，不同地区经济、卫生事业发展有很大的差异，其卫生资源，主要的卫生问题也不尽相同，即可能存在着第一次卫生革命的问题如传染病、寄生虫病仍可能是社区所面临的主要问题，也可能是慢性非传染性疾病上升为主要的卫生问题，控制慢性疾病成为重要的工作内容，前者应立足于社区，着眼于人群，控制疾病的流行，而后者应将重点放在改变人们行为方式、生活习惯，开展社区健康促进工作，以达到提高健康水平及卫生健康质量的目的。只要建立完整、真实的健康档案，社区卫生服务工作者才能了解居民对社区卫生服务的所需，从而能够提供优质、综合、连续的社区卫生服务，提高社区居民的健康水平，改善社区卫生状况。

（八）处理医疗事件的法律依据

健康档案记录居民个人长期的各种医疗记录和相关预防保健资料，具有全面性、客观性和公正性，可以为解决医疗纠纷或某些司法服务提供客观的依据，严格翔实的医疗记录资料不仅可以服务于病人，同时也可以为医护人员提供有利的保护。

三、建立全科医疗健康档案的基本要求

建立居民健康档案不仅对全科医疗重要，对基本公共卫生服务也非常重要。因此，全科医疗居民健康档案必须具备以下基本要求。

（一）体现全科医学的理念

全科医疗健康档案记录的内容和形式与专科医疗的病历有明显的不同：在记录内容上，应体现以个人为中心、家庭为单位、社区为基础的基本原则；在记录形式上，要体现以问题为中心进行资料收集并记录，体现全科医学的"生物-心理-社会"医学模式的三维思维观，与专科医疗病历记录中以各器官系统为单元、以疾病为中心的记录方式进行区别。

（二）资料的真实性与科学性

居民健康档案的记录是由各种原始资料组成的，这些原始资料应能够真实地反映患者当时的健康状况，要如实地记载患者的病情变化、诊疗经过、康复状况等详细的资料。在记录时，所记录内容一定要通过调查，获取真实的结果，绝不能想当然地加以描述。已经记录在案的资料，绝不能出于某种需要而任意改动。居民健康档案作为医学信息资料，应按照医学科学的通用规范进行记录。各种图表制作、文字描述、计量单位使用都要符合有关规定，做到准确无误。健康问题的名称要符合基层医疗国际分类（International Classification of Primary Care，ICPC-Ⅱ）的标准，健康问题的描述应采用 SOAP 格式。

（三）资料的完整性与连续性

社区医疗中使用的居民健康档案，在记录内容上要求必须完整，这种完整性一是体现在各种资料必须齐全，包括基本资料、健康状况、诊疗情况、预防保健情况等；二是所记录的内容必须完整，包括病人的就医背景、病情变化、评价结果、处理计划等，并能从生物、心理、社会各个层面去记录。在完整性基础上健康档案还应具有逻辑性和连续性，在管理上要求条块、上下之间要有良好的协调，保证档案整体的利用价值。要保持资料的连续性，社区医生必须善于观察，勤于记录。

（四）定期、及时更新

全科医疗居民健康档案是一种持续、动态变

化的信息，需要根据为居民提供的全科医疗卫生服务进行定期总结及时更新。全科医生可以通过定期地总结健康记录和病例回顾，及时掌握患者的健康状况与疾病的影响因素，及时发现患者现存的或潜在的生理、心理及家庭等问题，从而能够更好地为患者服务。

（五）计算机信息化管理

全科医疗居民健康档案包含个人、家庭和社区三个方面，具有连续、全面和系统性等特点，要充分发挥其教学、科研等作用，因此，一份理想的健康档案不应成为一叠被隔离在柜子里、长期储存起来的"死"资料，而是保管简便，查找方便，能充分体现其使用价值的"活"资料，其信息的积累与管理就是一个庞大的系统工程，必须依靠现代先进的计算机信息管理系统。通过建立城乡居民电子健康档案，可使人民群众享受连续、跨机构、跨地区、全生命周期、集预防保健和医疗救治为一体的医疗卫生服务。

四、建立健康档案的基本原则

（1）政策引导、居民自愿：要加大宣传、加大引导，积极引导城乡的居民来自愿地参与建立健康档案的工作。

（2）突出重点、循序渐进：优先建立老年人、婴幼儿、孕产妇和慢性病病人的档案。

（3）建立档案、有效使用：积极合理地利用已有的档案。

（4）资源整合、信息共享：在信息电子化的基础上，进行资源共享。

第二节 全科医疗健康档案的内容

全科医学由于其特有的医疗卫生服务特色，使得全科医疗所使用的健康档案与其他专科医疗病例的记录方式有所不同，它除了记录居民的健康状况、疾病发展情况及诊疗情况外，还对其家庭和所在社区的一般状况及影响健康的相关因素进行记录。因此，全科医疗居民健康档案包括三个部分，即个人健康档案、家庭健康档案和社区健康档案。为了准确记录这些资料和进一步利用这些信息，全科医生对于健康档案的记录多采用以问题为导向的记录方式，而这种记录方式普遍用于个人健康档案和家庭健康档案中。

卫生部 2011 年 4 月印发的《国家基本公共卫生服务规范（2011 年版）》对健康档案的主要内容作出了要求，主要包括四个方面：一是个人基本信息，包括基础信息和基本健康信息，个人基本信息相当于登记表；二是健康体检信息，即主要健康问题记录，包括一般健康检查、生活方式、健康状况、用药情况及健康评价等；三是重点人群健康管理记录，主要是国家基本公共卫生服务项目所要求的管理对象服务记录；四是其他医疗卫生服务记录，包括接诊、会诊、转诊记录等。这四个方面的信息相互关联，共同组成健康档案。

一、全科医疗健康档案的记录形式

全科医疗健康档案的内容和记录形式，应取决于全科医疗卫生服务的模式和建立健康档案的目的。传统专科医院的健康档案（病历）是以疾病或医生为导向进行记录的，而全科医疗健康档案应能够体现出全科医疗卫生服务的原则和全科医疗卫生服务的特点，能够满足医疗、保健、教学、科研、管理、法律等多方面的需要。

（一）以疾病/医生为导向的记录方式

以疾病/医生为导向的记录方式（disease/doctor oriented system，DOS），即传统的病历记录，是以前专科医院的病历最常用的医疗记录方式，这样的记录方式使得病历所记录的资料是依不同的来源分开记录的，分为病人提供的主诉，以及病史、医学检查、疾病诊断及治疗措施等内容，造成针对某一个健康问题的资料比较分散，不能集中反映某一特定问题，在实际工作中常暴露很多缺点：①病历内容繁杂，不容易迅速掌握患者某个健康问题的进展情况及病情；②病历资料分散，不容易集中考虑和判断患者潜在的健康问题及影响因素；③因不同医生的记录格式不同，从而使不同医生间难以相互理解其记录的内容和思维方式，造成同行交流的困难等。

随着医学的发展、居民健康观念的改变及对医疗卫生保健需求的不断增加，使得以往较简单的、以生物学问题诊断为主的诊疗思维系统变得越来越复杂；医学模式的转变也使得医生的诊疗模式由原来的生物医学诊疗模式逐渐转变成生物-心理-社会医学的诊疗模式；病人的病情趋向多重性和复杂性，更显露出以疾病/医生为导向的记录方式所存在的问题，从而促使以问题/医生为导向的记录方式逐渐得到了广泛的应用。

（二）以问题/病人为导向的记录方式

以问题/病人为导向的记录方式（problem/patient-oriented medical record，POMR），首先是由美国医生 Weed 在 1969 年提出的，1970 年 Bjorn 添加了暂时性问题目录，1997 年 Grace 等又添加了家庭问题目录。由于这种记录方式记录的资料简单明了、条理清楚、重点突出、便于统计及适于计算机管理数据等特点，在美国引起了同行的关注和推崇，后在美国及其他国家的家庭医学住院医师培训中被广泛采用。目前，世界各地的基层医疗和大医院的病历记录广泛使用 POMR 方式。在全科医疗中，它不仅用于个人健康档案，也用于家庭健康档案，是建立以问题为中心的居民健康档案的基本方法。

以问题/病人为导向的记录方式（POMR）是将有关病情的所有资料，经过整合归类于各个问题之中，各个问题都有其自己的资料库，易于鉴别诊断及跟踪，具有资料的完整性和连续性优点，可提高对患者医疗卫生服务的品质。

POMR 的一般内容：包括病人的基础资料、主要问题目录、问题描述、病程流程表等项目，其中主要问题目录和以 SOAP 形式的问题描述是体现以问题为导向记录的模式的最主要内容。

二、个人健康档案

个人健康档案（personal health record）主要是指病人的病程记录，但其内容还涵盖了患者个人及家庭成员的基本信息。在全科卫生服务健康档案中，个人健康档案使用频率及利用价值最高，是社区全科医生开展连续性全科医疗卫生服务的基础，也是评价社区居民个人健康状况，并针对个体进行预防、医疗、保健和康复的重要依据。

全科医疗卫生服务个人健康档案包括两部分，一是以问题为导向的健康问题记录（problem-oriented health record）；二是以预防为导向的健康问题记录（prevention-oriented health record）。

（一）以问题为导向的健康问题记录

1. 个人基本信息

（1）人口学资料：包括年龄、性别、出生日期、民族、身份证号、出生地、教育程度、职业、婚姻状况、宗教信仰、社会经济状况、医疗费用类型、居住地址、联系电话等。

（2）健康行为资料：包括吸烟、饮酒、运动方式、饮食与卫生习惯、药物依赖、行为与气质类型及就医行为等。

（3）临床基本资料：一般包括以下几个方面。

1）生物学基本资料：包括身高、体重、腰围、血型、血压及心率等。

2）个人史及既往史：包括病人主诉、目前的健康状况、主要疾病及医疗事件（如住院史或手术史）、各种健康检查及结果、药物过敏史、暴露史、月经史、生育史、心理精神评估资料等。

3）家族史：家族性或是遗传性问题的发生历史，家庭成员的重要疾患，家庭状况及家庭中的重要生活事件等（表 8-1、表 8-2）。

表 8-1 个人基本信息表

姓名：				编号□□□-□□□□□		
性　别	0 未知的性别　1 男　2 女　3 未说明的性别　□			出生日期	□□□□ □□ □□	
身份证号				工作单位		
本人电话		联系人姓名		联系人电话		
常住类型	1 户籍　2 非户籍　　　　　　□		民　族	1 汉族 2 少数民族＿＿＿		□
血　型	1A 型　2B 型　3O 型　4AB 型　5 不详 / RH 阴性：1 否　2 是　3 不详					□/□
文化程度	1 文盲及半文盲　2 小学　3 初中　4 高中/技校/中专　5 大学专科及以上　6 不详					□
职　业	1 国家机关、党群组织、企业、事业单位负责人　2 专业技术人员　3 办事人员和有关人员　4 商业、服务业人员　5 农、林、牧、渔、水利业生产人员　6 生产、运输设备操作人员及有关人员　7 军人　8 不便分类的其他从业人员					
婚姻状况	1 未婚　2 已婚　3 丧偶　4 离婚　5 未说明的婚姻状况					□
医疗费用支付方式	1 城镇职工基本医疗保险　2 城镇居民基本医疗保险　3 新型农村合作医疗　4 贫困救助　5 商业医疗保险　6 全公费　7 全自费　8 其他＿＿＿＿＿					□/□/□
药物过敏史	1 无　2 青霉素　3 磺胺　4 链霉素　5 其他					□/□/□/□

续表

暴露史		1 无　2 化学品　3 毒物　4 射线	□/□/□
既往史	疾病	1 无　2 高血压　3 糖尿病　4 冠心病　5 慢性阻塞性肺疾病　6 恶性肿瘤_____ 7 脑卒中　8 重性精神疾病　9 结核病　10 肝炎　11 其他法定传染病　12 职业病_____ 13 其他_____ □ 确诊时间　　年　月/ □ 确诊时间　　年　月/ □ 确诊时间　　年　月 □ 确诊时间　　年　月/ □ 确诊时间　　年　月/ □ 确诊时间　　年　月	
	手术	1 无　2 有：名称 1 _____ 时间 _____ / 名称 2 _____ 时间_____	□
	外伤	1 无　2 有：名称 1 _____ 时间 _____ / 名称 2 _____ 时间_____	□
	输血	1 无　2 有：原因 1 _____ 时间 _____ / 原因 2 _____ 时间_____	□
家族史	父　亲　□/□/□/□/□/□_____		母　亲　□/□/□/□/□/□_____
	兄弟姐妹　□/□/□/□/□/□_____		子　女　□/□/□/□/□/□_____
	1 无　2 高血压　3 糖尿病　4 冠心病　5 慢性阻塞性肺疾病　6 恶性肿瘤　7 脑卒中 8 重性精神疾病　9 结核病　10 肝炎　11 先天畸形　12 其他		
遗传病史	1 无　2 有：疾病名称 _____		□
残疾情况	1 无残疾　2 视力残疾　3 听力残疾　4 言语残疾　5 肢体残疾 6 智力残疾　7 精神残疾　8 其他残疾_____		□/□/□/□/□/□
生活环境	厨房排风设施	1 无　2 油烟机　3 换气扇　4 烟囱	□
	燃料类型	1 液化气　2 煤　3 天然气　4 沼气　5 柴火　6 其他	□
	饮水	1 自来水　2 经净化过滤的水　3 井水　4 河湖水　5 塘水　6 其他	□
	厕所	1 卫生厕所　2 一格或二格粪池式　3 马桶　4 露天粪坑　5 简易棚厕	□
	禽畜栏	1 单设　2 室内　3 室外	□

资料来源：《国家基本公共卫生服务规范（2011 年版）》。

表 8-2　健康体检表

姓名：　　　　　　　　　　　　　　　　　　　　编号□□□-□□□□□

体检日期		年　　月　　日	责任医生	
内　容		检　查　项　目		
症状		1 无症状　2 头痛　3 头晕　4 心悸　5 胸闷　6 胸痛　7 慢性咳嗽　8 咳痰　9 呼吸困难　10 多饮 11 多尿　12 体重下降　13 乏力　14 关节肿痛　15 视力模糊　16 手脚麻木　17 尿急　18 尿痛 19 便秘　20 腹泻　21 恶心呕吐　22 眼花　23 耳鸣　24 乳房胀痛　25 其他 _____ 　　　　　　　　　　　　　　　　　　　　　　□/□/□/□/□/□/□/□		
一般状况	体　温	℃	脉　率	次/分钟
	呼吸频率	次/分钟	血　压	左侧　　　　/　　mmHg 右侧　　　　/　　mmHg
	身　高	cm	体　重	kg
	腰　围	cm	体质指数（BMI）	kg/m²
	老年人健康状态自我评估*	1 满意　2 基本满意　3 说不清楚　4 不太满意　5 不满意		□
	老年人生活自理能力自我评估*	1 可自理（0~3 分）　　2 轻度依赖（4~8 分） 3 中度依赖（9~18 分）　4 不能自理（≥19 分）		□
	老年人认知功能*	1 粗筛阴性　2 粗筛阳性，简易智力状态检查，总分_____		□
	老年人情感状态*	1 粗筛阴性　2 粗筛阳性，老年人抑郁评分检查，总分_____		□

续表

生活方式	体育锻炼	锻炼频率	1 每天 2 每周一次以上 3 偶尔 4 不锻炼	□
		每次锻炼时间	分钟　　　坚持锻炼时间	年
		锻炼方式		
	饮食习惯		1 荤素均衡 2 荤食为主 3 素食为主 4 嗜盐 5 嗜油 6 嗜糖	□/□/□
	吸烟情况	吸烟状况	1 从不吸烟 2 已戒烟 3 吸烟	□
		日吸烟量	平均　　　支	
		开始吸烟年龄	岁　　　戒烟年龄	岁
	饮酒情况	饮酒频率	1 从不 2 偶尔 3 经常 4 每天	□
		日饮酒量	平均　　　两	
		是否戒酒	1 未戒酒 2 已戒酒，戒酒年龄：＿＿岁	□
		开始饮酒年龄	岁　　　近一年内是否曾醉酒	1 是 2 否　□
		饮酒种类	1 白酒 2 啤酒 3 红酒 4 黄酒 5 其他＿＿＿	□/□/□
	职业病危害因素接触史		1 无 2 有（工种＿＿＿从业时间＿＿年） 毒物种类 粉尘＿＿＿＿＿　防护措施 1 无 2 有＿＿ 放射物质＿＿＿＿　防护措施 1 无 2 有＿＿ 物理因素＿＿＿＿　防护措施 1 无 2 有＿＿ 化学物质＿＿＿＿　防护措施 1 无 2 有＿＿ 其他＿＿＿＿＿＿　防护措施 1 无 2 有＿＿	□ □ □ □ □
脏器功能	口腔		口唇 1 红润 2 苍白 3 发绀 4 皲裂 5 疱疹 齿列 1 正常 2 缺齿 ┼ 3 龋齿 ┼ 4 义齿（假牙）┼ 咽部 1 无充血 2 充血 3 淋巴滤泡增生	□ □
	视力		左眼＿＿＿右眼＿＿（矫正视力：左眼＿＿＿右眼＿＿）	
	听力		1 听见 2 听不清或无法听见	□
	运动功能		1 可顺利完成 2 无法独立完成其中任何一个动作	□
查体	眼底*		1 正常 2 异常＿＿＿＿＿＿	□
	皮肤		1 正常 2 潮红 3 苍白 4 发绀 5 黄染 6 色素沉着 7 其他＿＿＿	□
	巩膜		1 正常 2 黄染 3 充血 4 其他＿＿＿	□
	淋巴结		1 未触及 2 锁骨上 3 腋窝 4 其他＿＿＿	□
	肺		桶状胸：1 否 2 是	□
			呼吸音：1 正常 2 异常＿＿＿＿	□
			啰音：1 无 2 干啰音 3 湿啰音 4 其他＿＿＿	□
	心脏		心率＿＿＿＿次/分钟　心律：1 齐 2 不齐 3 绝对不齐 杂音：1 无 2 有＿＿＿	□ □
	腹部		压痛：1 无 2 有＿＿＿ 包块：1 无 2 有＿＿＿ 肝大：1 无 2 有＿＿＿ 脾大：1 无 2 有＿＿＿ 移动性浊音：1 无 2 有＿＿＿	□ □ □ □ □
	下肢水肿		1 无 2 单侧 3 双侧不对称 4 双侧对称	□
	足背动脉搏动		1 未触及 2 触及双侧对称 3 触及左侧弱或消失 4 触及右侧弱或消失	□
	肛门指诊*		1 未及异常 2 触痛 3 包块 4 前列腺异常 5 其他＿＿＿	□
	乳腺*		1 未见异常 2 乳房切除 3 异常泌乳 4 乳腺包块 5 其他＿＿＿	□/□/□/□

续表

		外阴	1 未见异常 2 异常_____	☐
		阴道	1 未见异常 2 异常_____	☐
	妇科*	宫颈	1 未见异常 2 异常_____	☐
		宫体	1 未见异常 2 异常_____	☐
		附件	1 未见异常 2 异常_____	☐
	其 他*			
辅助检查	血常规*		血红蛋白_____g/L 白细胞_____×10⁹/L 血小板_____×10⁹/L 其他_____	
	尿常规*		尿蛋白_____ 尿糖_____ 尿酮体_____ 尿潜血_____ 其他_____	
	空腹血糖*		_____mmol/L 或 _____mg/dl	
	心电图*		1 正常 2 异常_____	☐
	尿微量白蛋白*		_____mg/dl	
	大便潜血*		1 阴性 2 阳性	☐
	糖化血红蛋白*		_____%	
	乙型肝炎表面抗原*		1 阴性 2 阳性	☐
	肝功能*		血清谷丙转氨酶_____U/L 血清谷草转氨酶_____U/L 白蛋白_____g/L 总胆红素_____μmol/L 结合胆红素_____μmol/L	
	肾功能*		血清肌酐_____μmol/L 血尿素氮_____mmol/L 血钾浓度_____mmol/L 血钠浓度_____mmol/L	
	血 脂*		总胆固醇_____mmol/L 甘油三酯_____mmol/L 血清低密度脂蛋白胆固醇_____mmol/L 血清高密度脂蛋白胆固醇_____mmol/L	
	胸部X线片*		1 正常 2 异常_____	☐
	B 超*		1 正常 2 异常_____	☐
	宫颈涂片*		1 正常 2 异常_____	☐
	其 他*			
中医体质辨识*	平和质		1 是 2 基本是	☐
	气虚质		1 是 2 倾向是	☐
	阳虚质		1 是 2 倾向是	☐
	阴虚质		1 是 2 倾向是	☐
	痰湿质		1 是 2 倾向是	☐
	湿热质		1 是 2 倾向是	☐
	血瘀质		1 是 2 倾向是	☐
	气郁质		1 是 2 倾向是	☐
	特禀质		1 是 2 倾向是	☐
现存主要健康问题	脑血管疾病		1 未发现 2 缺血性卒中 3 脑出血 4 蛛网膜下腔出血 5 短暂性脑缺血发作 6 其他_____	☐/☐/☐/☐/☐
	肾脏疾病		1 未发现 2 糖尿病肾病 3 肾衰竭 4 急性肾炎 5 慢性肾炎 6 其他_____	☐/☐/☐/☐/☐

续表

	心脏疾病	1 未发现　2 心肌梗死　3 心绞痛　4 冠状动脉血运重建　5 充血性心力衰竭 6 心前区疼痛　7 其他＿＿＿＿＿＿			□/□/□/□/□
	血管疾病	1 未发现　2 夹层动脉瘤　3 动脉闭塞性疾病　4 其他＿＿＿＿			□/□/□
	眼部疾病	1 未发现　2 视网膜出血或渗出　3 视盘水肿　4 白内障　5 其他＿＿＿＿＿			□/□/□
	神经系统疾病	1 未发现　2 有 ＿＿＿＿＿＿＿＿＿＿＿＿＿＿＿＿＿＿＿			□
	其他系统疾病	1 未发现　2 有 ＿＿＿＿＿＿＿＿＿＿＿＿＿＿＿＿＿＿			□

住院治疗情况	住院史	入/出院日期	原　因	医疗机构名称	病案号
		/			
		/			
	家　庭 病床史	建/撤床日期	原　因	医疗机构名称	病案号
		/			
		/			

主要用药情况	药物名称	用法	用量	用药时间	服药依从性 1 规律　2 间断　3 不服药
	1				
	2				
	3				
	4				
	5				
	6				

非免疫规划预防接种史	名称	接种日期	接种机构
	1		
	2		
	3		

健康评价	1 体检无异常　2 有异常 异常 1 ＿＿＿＿＿＿＿＿＿＿＿＿＿＿＿＿＿＿＿ 异常 2 ＿＿＿＿＿＿＿＿＿＿＿＿＿＿＿＿＿＿＿ 异常 3 ＿＿＿＿＿＿＿＿＿＿＿＿＿＿＿＿＿＿＿ 异常 4 ＿＿＿＿＿＿＿＿＿＿＿＿＿＿＿＿＿＿＿

健康指导	1 纳入慢性病患者健康管理 2 建议复查 3 建议转诊 　　　　　　　　　　　□/□/□/□	危险因素控制：　　□/□/□/□/□/□ 1 戒烟　2 健康饮酒　3 饮食　4 锻炼 5 减体重（目标 ＿＿＿＿＿＿） 6 建议接种疫苗＿＿＿＿＿＿＿ 7 其他＿＿＿＿＿＿＿＿＿＿＿＿＿＿

　　*系在为一般居民建立健康档案时不作为免费检查项目，不同重点人群的免费检查项目按照各专项服务规范的要求执行。资料来源：《国家基本公共卫生服务规范（2011 年版）》。

2. 健康问题目录　问题目录是健康档案的主要内容，记录需要诊断或处理的任何健康问题、患者的任何不适或患者感受到会干扰其生活质量的事情，具有清晰体现就诊者的健康基本信息的作用，如疾病问题、家庭问题、环境问题、社会问题等。同样一个社会、家庭问题等，带来的影响不同，是否记录在健康问题中也因人而异。健康问题采用 WONCA 编码的基层医疗国际分类系统（international classification of primary care，ICPC）来命名，记录时要记录问题发生的时间、主要问题、解决的结果和时间，后两项如没有可不填。目录表中的所有问题，应是已经确定、实际存在的，还在猜测中的问题不放在问题目录中。

问题目录通常位于健康档案的前面，常以表格形式记录，将确认后的问题按发生的年代顺序逐一编号记入表中，一种问题只有一个序号，不同的问题有不同的序号，只有当问题的性质改变时，序号才改变。设立问题目录的目的是为了便于全科医生或其他相关人员能够在短时间内对患者患病的情况进行快速有效的回顾，能够快速了解患者过去和现在的问题所在，从而掌握病人总体的健康状况。使医生在照顾病人时不仅要照顾病人某种特定的问题或疾病，而且要照顾病人整体的健康。按照问题的性质，分为主要问题目录、暂时性/自限性问题目录和长期用药清单。

（1）主要问题目录：所记录的内容一般为过去曾经影响、现在正在影响或将来还会影响个人健康的异常情况，可以是明确的或不明确的诊断，无法解释的症状、异常体征、反常态度、健康危险因素或实验室检查结果，也可以是社会、经济、心理、行为问题等（表 8-3）。

表 8-3　主要问题目录

序号	问题名称	ICPC编码	诊断日期	问题处理	处理结果	记录时间	医生签字
1	2型糖尿病	T90	2013.6.17	控制血糖；调整饮食	好转	2014.3.12	
2	丧偶	Z15	2014.2.5	调整心态；转移注意力	好转	2014.3.12	
3							
...							

（2）暂时性/自限性问题目录：暂时性问题目录又称为自限性问题与目录，一般记录急性或短期问题。对暂时性问题的记录，有助于全科医生及时发现患者可能存在的健康问题（表 8-4）。

表 8-4　暂时性/自限性问题目录

序号	问题名称	ICPC编码	发生日期	就诊日期	处理（用药）	结果	解决时间	医生签字
1	普通感冒	R74	2012.4.2	2012.4.3	休息；多饮水	痊愈	2012.4.8	
2	脚踝扭伤	S93.4	2012.9.5	2012.9.5	热敷；休息	痊愈		
3								
...								

注：发生日期：指病人感觉到问题出现的日期；记录日期：指就诊日期；处理：主要指原则，如抗结核治疗、休息、增加营养等；结果：指本次处理的效果，如痊愈、好转、明显好转、稳定、恶化等；解决时间：指因症状完全消失而停止治疗的时间。

（3）长期用药清单：以健康问题/疾病发生的先后顺序，记录患者长期服用的药物情况，如抗高血压药、激素类药物、治疗糖尿病药物等，应将所服用药物的名称、剂量、起止时间等记录下来，以利于全科医生进行药物副作用的随访及监测。

3. 问题描述　问题描述，也可称为接诊记录，是 POMR 的核心部分，是病人就诊情况的详细记录，是指将问题目录里所列的问题或新接诊的问题，依问题的编号逐一针对该问题进行描述，所采用的形式是 SOAP。全科医生在每一次接诊的过程中都采用 SOAP 形式对病人的就诊过程进行记录。问题目录和 SOAP 形式的问题描述是 POMR 方法的精髓。SOAP 中的四个字母分别代表不同的含义，具体含义如下。

S（subjective data）：代表主观资料/主诉，是由就医者所提供的主诉、症状、对不适的主观感觉、疾病史、社会生活史、咨询问题和卫生服务要求等。医生对上述情况的描述要求尽量用病人自己的语言来对问题进行表述，避免将医疗者的看法加诸其中。

O（objective data）：代表客观资料，是指医生或其他医务人员在诊疗过程中用各种方法获得的各种真实资料，包括体检结果、生理学方面的问题、实验室检查结果、影像检查结果、心理行为测量结果，以及医生观察到的病人的态度和行为等，采用专业术语表达。

A（assessment）：代表对健康问题的评估/评价，根据就诊者的主、客观资料作出的初步印象、疾病诊断或健康问题评估，是问题描述中最重要的一部分，也是最难的部分。完整的评估应包括诊断、鉴别诊断、问题的轻重程度及预后。评估/评价不同于以往的以疾病为中心的诊断结果，其诊断可以是生理上的疾病、心理问题、社会问题，甚至未明原因的症状/主诉等。由于疾病资料的综合性，使得评估/评价的最后结论也可能不是唯一的，最后的诊断，有可能会因为症状或不适的完全消失而得不到生物医学的诊断结果。

P（plan）：代表对健康问题的处理计划，处理计划是针对健康问题而提出来的，全科医生对处理计划应体现以病人为中心、预防为向导、和生物-心理-社会新的临床诊疗模式，而不仅仅是给病人开出药物处方。内容包括进一步诊断计划、治疗策略（包括用药和治疗方式）、针对性的健康教育（对患者与家属的教育和各项保健指导）等。

对患者及家属的健康教育是全科医生的基本职责之一，医疗中健康教育的计划和内容，尤其是对长期接受医疗卫生照顾的慢性病尤为重要，主要包括遵守医嘱、药物副作用及药物相互作用、生活方式指导、控制与消除基本的危险因素、就医行为等。

采用 SOAP 格式进行问题描述时，应始终贯穿生物、心理、社会、家庭这条主线，全面地获取主客观资料，作出完整的评价和处理计划。在书写时要充分体现 SOAP 格式简洁、明快的特征（表 8-5）。

表 8-5 接诊记录表

姓名：	编号□□□-□□□□□

就诊者的主观资料：
　　体检时发现血糖增高、乏力、体重增加；
　　父亲死于脑卒中

就诊者的客观资料：
　　身高 170cm、体重 78kg、体型肥胖；
　　血压：142/90mmHg，尿糖++，空腹血糖 8.4mmol/ L

评估：
　　根据病人主诉资料和体检结果，首先考虑为 2 型糖尿病，但须除外其他原因引起的糖尿。本病可引起多种并发症，应注意血糖控制并追踪观察，鉴于目前体重增加、、血压偏高，应同时注意血压监测

处置计划：
　　诊断计划：查尿常规、尿糖、空腹血糖、血脂、眼底、胸部 X 线摄片、腹部 B 超
　　治疗计划：病情观察、糖尿病饮食、血压监测、口服降糖药物、胰岛素（应激、感染等情况下）
　　病人指导：糖尿病知识介绍、避免糖尿病病情加重的各种因素、控制饮食的意义及方法介绍、糖尿病并发症的预防和控制知识介绍、教病人学会自我监测尿糖和血糖、让病人了解使用降糖药物的注意事项、限制饮酒、保持适当的体育锻炼、控制体重

医生签字：

接诊日期：＿＿＿＿年＿＿＿月＿＿＿日

使用 POMR 中 SOAP 方式记录具有如下优点。

（1）格式简洁明了，信息连贯，重点突出，便于资料分类和统计，利于交流。

（2）此记录模式能够清晰地展示全科医生的临床思维、对问题的处理能力，有利于医疗质量的管理和评价。

（3）记录内容全面，涵盖生理、心理、社会及预防医学各个方面，体现了西医学服务模式。

（4）促进门诊服务中的教学与科研。

（5）便于计算机化的资料记录和分析管理。

4. 病情流程表 病情流程表是对某一主要问题在某一段时间内的进展情况的摘要，它概括地反映了与该主要问题有关的一些重要指标的动态变化过程，如主诉、症状、生理生化指标和一些特殊检查结果、用药方法、药物副作用、饮食治疗、行为与生活方式改变、心理测验结果、转会诊结果等。病情流程表主要应用于慢性病和某些特殊疾病的观察和处理记录，并非所有的健康问题都必须，对不同的健康问题，其流程表所记录的项目也可不同，可方便全科医生掌握所跟

踪问题的变化及处理过程，并进行适当的调整与评估（表 8-6）。

在实际工作中，对病情流程表中疾病一段时间的进展情况进行定期总结，可以系统观察病情的变化情况，了解疾病的变化规律，及时更新病情进展、修订治疗或处理计划。同时病情流程表还可作为全科医生加强自我临床经验的积累，有利于临床教学及科研。

表 8-6 病情流程表

问题名称：高血压

项目 日期	血压 （mm Hg）	心率 （次/分）	蛋白尿	眼底	用药及 建议	转归	医生 签字
2012. 7.2 9:00	180/110	96 律齐	（-）	动脉节 段性变 细缩窄	硝苯地平缓 释片 10mg 日 2 次		
2012. 7.3 9:00	160/90	90 律齐			硝苯地平缓 释片 10mg 日 2 次		
2012. 7.4 8:40	158/90	88 律齐			硝苯地平缓 释片 10mg 日 2 次		
...	...	...			...		

5. 转会诊记录　转诊和会诊是全科医疗卫生服务的重要任务之一，就是利用各种必要的医疗和社会资源为患者服务。全科医生可根据患者的具体情况在适当时机与其他基层医生、专科医生、护士、治疗师、社会工作者等实行双向转诊、会诊，对转诊的过程及其转诊后的病人一直负有管理的责任，并记录有关的问题进展情况。全科医疗实行双向转诊机制，即被转诊的患者在经诊疗后，要转回至全科医生。因此，全科医疗中的转诊记录也是双向的，包括原医疗机构发出的转诊请求与相关信息，以及接受转诊的医疗机构处理后的反馈信息（表8-7～表8-9）。

表 8-7　会诊记录表

姓名：　　　　　　　　　　　　　　　　　　　　　　　　编号□□□-□□□□□

会诊原因：

会诊意见：

会诊医生及其所在医疗卫生机构：

医疗卫生机构名称	会诊医生签字
＿＿＿＿＿＿＿＿	＿＿＿＿＿＿＿＿ ＿＿＿＿＿＿＿＿
＿＿＿＿＿＿＿＿	＿＿＿＿＿＿＿＿ ＿＿＿＿＿＿＿＿
＿＿＿＿＿＿＿＿	＿＿＿＿＿＿＿＿ ＿＿＿＿＿＿＿＿
＿＿＿＿＿＿＿＿	＿＿＿＿＿＿＿＿ ＿＿＿＿＿＿＿＿

责任医生：＿＿＿＿＿＿＿

会诊日期：＿＿＿年＿＿月＿＿日

填表说明

（1）本表供居民接受会诊服务时使用。

（2）会诊原因：责任医生填写患者需会诊的主要情况。

（3）会诊意见：责任医生填写会诊医生的主要处置、指导意见。

（4）会诊医生及其所在医疗卫生机构：填写会诊医生所在医疗卫生机构名称并签署会诊医生姓名。来自同一医疗卫生机构的会诊医生可以只填写一次机构名称，然后在同一行依次签署姓名。

表 8-8　双向转诊转出单

存　根

患者姓名＿＿＿＿＿　性别＿＿＿　年龄＿＿＿　档案编号＿＿＿＿＿＿

家庭住址＿＿＿＿＿＿＿＿＿＿＿＿

联系电话＿＿＿＿＿＿＿　于＿＿年＿＿月＿＿日因病情需要，转入＿＿＿＿＿单位

＿＿＿＿＿＿＿＿＿＿　科室＿＿＿＿＿＿＿＿接诊医生。

转诊医生（签字）：

年　月　日

续表

双向转诊（转出）单

＿＿＿＿＿＿＿＿＿＿＿（机构名称）：

现有患者＿＿＿＿＿＿＿＿　性别＿＿＿＿＿　年龄＿＿＿＿＿　因病情需要，需转入贵单位，请予以接诊。

初步印象：

主要现病史（转出原因）：

主要既往史：

治疗经过：

转诊医生（签字）：

联系电话：

＿＿＿＿＿＿＿＿＿＿＿（机构名称）

年　月　日

填表说明

（1）本表供居民双向转诊转出时使用，由转诊医生填写。

（2）初步印象：转诊医生根据患者病情做出的初步判断。

（3）主要现病史：患者转诊时存在的主要临

床问题。

（4）主要既往史：患者既往存在的主要疾病史。

（5）治疗经过：经治医生对患者实施的主要诊治措施。

表 8-9 双向转诊回转单

存 根

患者姓名＿＿＿ 性别＿＿ 年龄＿＿ 病案号＿＿＿
家庭住址＿＿＿＿＿＿＿＿
联系电话＿＿＿＿＿＿＿ 于＿年＿月＿日因病情需要，转回＿＿＿＿＿＿单位
＿＿＿＿＿＿＿＿接诊医生。
　　　　　　　　　转诊医生（签字）：
　　　　　　　　　　　　　年 月 日

双向转诊（回转）单

＿＿＿＿＿＿＿＿（机构名称）：

现有患者＿＿＿＿＿因病情需要，现转回贵单位，请予以接诊。

主要检查结果：

治疗经过、下一步治疗方案及康复建议：

　　　　　　转诊医生（签字）：
　　　　　　联系电话：
　　　　　　＿＿＿＿＿＿＿＿（机构名称）
　　　　　　　　　　　　年 月 日

填表说明

（1）本表供居民双向转诊回转时使用，由转诊医生填写。

（2）主要检查结果：填写患者接受检查的主要结果。

（3）治疗经过：经治医生对患者实施的主要诊治措施。

（4）康复建议：填写经治医生对患者转出后需要进一步治疗及康复提出的指导建议。

6. 居民健康信息卡 在《国家基本公共卫生服务规范》中设计了居民健康信息卡，信息卡分为正反两面（表 8-10、表 8-11），可为一式两份，在健康档案和患者中各保存一份，所填写的内容应与健康档案中所对应的项目一致，可方便全科医生及其他人快速了解患者重要的基本信息。

表 8-10 居民健康档案信息卡（正面）

姓名		性别		出生日期	年 月 日
健康档案编号			□□-□□□□□		

（续表）

ABO 血型	□A □B □O □AB	RH 血型	□Rh 阴性 □Rh 阳性 □不详

慢性病患病情况：
□无 □高血压 □糖尿病 □脑卒中 □冠心病 □哮喘
□职业病 □其他疾病＿＿＿＿＿

过敏史：

表 8-11 居民健康档案信息卡（反面）

家庭住址		家庭电话	
紧急情况联系人		联系人电话	
建档机构名称		联系电话	
责任医生或护士		联系电话	

其他说明：

填表说明

1. 居民健康档案信息卡为正反两面，根据居民信息如实填写，应与健康档案对应项目的填写内容一致。

2. 过敏史：过敏主要指青霉素、磺胺、链霉素过敏，如有其他药物或食物等其他物质（如花粉、酒精、油漆等）过敏，请写明过敏物质名称。

（二）以预防为导向的健康问题记录

根据全科医学的基本原则，全科医疗是对患者提供沿生命周期和疾病周期的健康照顾，全科医生要根据患者个体及家庭的健康状况，制订预防保健计划，提供一定的预防保健措施，做好预防服务，通过预防保健服务的实施，从而达到早发现疾患和危险因素，并采取措施加以干预的目的，能够更有效地防控疾病。以预防为导向的记录，可以帮助全科医生全面评价患者的健康水平。全科医疗以预防为导向的记录方法主要包括周期性健康检查记录、预防接种记录和健康教育记录。

1. 周期性健康检查记录 周期性健康检查记录是按照各人群不同的生理特点设计的格式化表格，有较强的针对性和连续性，便于系统观察，分析评价，及时发现问题，及时处理。周期性健康检查应定期进行，合理安排，将主要问题的检查结果记录在检查表上（表 8-12）。

表 8-12 成人周期性健康检查记录

项目名称 检查周期	① ②	①检查日期（年月日） ②检查结果：正常○，临界值△，异常× （转追踪管理）				追踪管理	
						异常问题描述	打 √
血压 每年 1 次							
体质指数（BMI） 每年 1 次							
心脏听诊 每年 1 次							
呼吸听诊 每年 1 次							
肝脾触诊 每年 1 次							
甲状腺 每年 1 次							
血常规 每年 1 次							
尿常规 每年 1 次							
胆固醇 每 3 年 1 次							
大便隐血试验 ≥45 岁每 2 年 1 次							
乳房（女） ≥35 岁每年 1 次							
巴氏涂片（女） 每 1～2 年 1 次							
前列腺特异抗原（男） ≥50 岁每年 1 次							
牙齿 每年 1 次							
视力 ≥40 岁每 2 年 1 次							
肿瘤（AFP/CEA） 每年 1 次							

2. 免疫接种记录 根据我国社区卫生服务"六位一体"的工作内容要求，现在大多数基层医疗卫生服务机构已经承担了计划免疫的接种工作，是基层公共卫生服务预防工作的重要内容之一。免疫接种是利用生物制品进行人群预防接种，以提高人群机体的免疫水平，达到控制及最终消灭相应传染病的目的。全科医疗社区卫生服务应该建立免疫接种档案，尤其是儿童，也包括部分成人和特殊人群（表 8-13）。

表 8-13 免疫接种记录

接种人群	疫苗名称	注射日期（年月日）
儿童	卡介苗	
	脊髓灰质炎活疫苗	
	百白破疫苗	
	麻疹疫苗	

续表

接种人群	疫苗名称	注射日期（年月日）
儿童	乙肝疫苗	
	甲肝疫苗	
	风疹疫苗	
	流感疫苗	
成人	破伤风-白喉类毒素	
	肺炎双球菌疫苗	
	流感疫苗	
	乙肝疫苗	
	甲肝疫苗	
	风疹疫苗	

3. 健康教育记录 健康教育记录是针对社区服务对象共同存在的健康问题、影响因素及需求，开展相应的健康教育活动，并对活动效果进

行评价的专用表格。

三、家庭健康档案

全科医疗是以人为中心、以家庭为单位的服务模式。家庭健康档案（family health record）是全科医疗居民健康档案的重要组成部分，记录其家庭成员和家庭整体在医疗保健活动中产生的有关健康基本状况、疾病动态、预防保健服务利用情况等的资料信息。家庭是个人生活的重要环境之一，是影响个人生长发育及健康/疾病的发生、发展、传播及康复的重要环境。以家庭为单位的医疗保健是全科医学专业的重要特色，全科医生在个体患者照顾中必须收集其家庭资料，记录患者家庭的相关资料及因素，建立家庭健康档案，从而能够深入了解和掌握家庭在疾病的发生、发展及传播过程中的作用。家庭健康档案信息的开发和利用，是全科医师实施以家庭为单位的医疗、预防、保健、康复、健康教育等服务工作的重要依据。

家庭健康档案主要包括家庭基本资料、家系图、家庭功能评估资料、家庭主要问题目录及描述、家庭健康指导计划和家庭成员的健康记录等。

1. 家庭基本资料 家庭基本资料是家庭健康档案的首要内容，能够反映出一个家庭的基本情况，尤其是与家庭人员健康相关的基本资料。家庭健康资料主要包括户主信息、家庭住址、电话、人数及家庭成员的基本资料、家庭居住情况、饮食情况、经济收入情况、建档医生和护士姓名、建档日期等（表 8-14）。

表 8-14 家庭基本资料

家庭一般情况	家庭档案号_____

一、户主姓名：_____ 电话：_____ 建档日期：_____

居住地址：_____ 电子邮箱：_____

户籍状况：社区户籍□ 常住但非社区户籍□

建档医生：_____ 建档护士：_____

二、居住状况

住房类型：楼房□ 平方□ 简易房□ 其他□

住房结构：单间□ 两间□ 简易套房□ 标准套房□

居住面积：____m² 厕所：居室内厕所□ 马桶□ 公共厕所□ 无盖坑厕□

卫生状况

  饮用水：自来水□ 自来水（二次）□ 经净化器过滤水□ 纯水/桶装水□ 井水□ 河水□ 其他□

  通风：好□ 一般□ 差□ 湿度：好□ 一般□ 差□

  采光：好□ 一般□ 差□ 空调或供暖设施：有□ 无□

生活环境：生活区□ 商业区□ 工业区□ 公路旁□ 其他□

污染源

  噪声：大□ 不大□ 粉尘：多□ 不多□ 工业废水、废气：有□ 无□

三、饮食状况

口感：咸□ 辣□ 油腻□ 一般□ 清淡□

人均月食油量：动物油____g 植物油____g

酱腌菜：不吃□ 偶尔吃□ 经常吃□

食用碘盐：是□ 否□ 人均月食盐量：____g

四、其他

家庭经济状况：好□ 一般□ 差□

宗教信仰：无□ 有□_____

家庭成员基本情况

编号	姓名	性别	关系	出生日期	学历	婚姻状况	职业	主要健康问题

2. 家系图 家系图（genogram 或 family tree）是以符号的形式对家庭结构、家庭遗传问题、家庭成员间相互关系、家庭重要事件及病患情况等的描述，是家庭健康档案的重要组成部分，是对家庭简单明了的客观评价的资料。它可以使医生快速掌握大量的信息，评判家庭成员的健康状况、家庭生活周期、家庭功能及家庭资源等资料（图 8-1）。

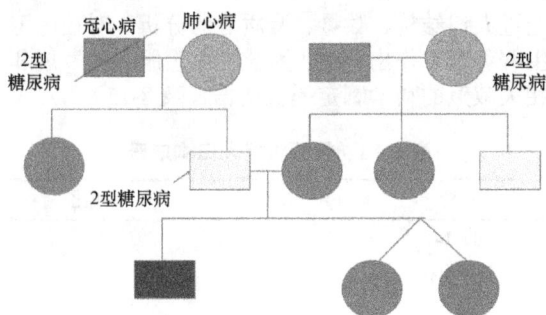

图 8-1 家系图

3. 家庭功能评估资料 家庭功能评估是通过进一步了解家庭结构和功能状况，分析家庭和成员健康之间的相互作用，从而为解决成员和家庭中的健康问题提供依据。家庭功能状况的好坏与家庭成员的身心健康及疾病的预后有很大的关系，其主要内容包括家庭的类型结构、家庭生活周期、家庭功能、家庭内外资源、家庭压力及家庭危机等。家庭功能评价的方法很多，常用的有家庭圈、家庭关怀度指数测评量表（APCAR问卷）等，两者均反映了家庭成员主观上对自己及其他成员的认识、对家庭的看法及相互关系的满意度。这种主观看法只代表当前的认识，会随时间而不断地发生变化，可以粗略、快速地评价当前的家庭功能。

4. 家庭主要问题目录及描述 家庭主要问题目录及描述主要记录家庭生活周期各阶段存在或发生的较为重大的生理、心理、社会、经济、行为问题，如家庭遗传性疾病、失业、丧偶、负债、子女教育问题等。对家庭问题的诊断需要征得患者的知情同意，对家庭问题的记录，可以参照基层医疗国际分类中对社会问题的分类。对家庭问题的具体描述可依次编号，以 POMR 中 SOAP 的方式加以描述。健康问题可涉及家庭结构、家庭功能及家庭生活周期各个方面，应详细描述其发生、发展、处理、转归等内容。

5. 家庭健康指导计划 全科医生根据家庭健康档案中所记录的信息，分析家庭中存在的主要健康问题，有针对性地制订出具体的家庭健康指导计划和干预措施，包括解决问题的方案、措施及建议等，既体现全科医学以家庭为单位的原则，也进一步拉近医患双方的关系，从而更加有利于开展全科医疗的各项工作。

6. 家庭成员的健康记录 家庭成员的健康记录即为个人健康档案，按照家庭健康档案中家庭成员的顺序，依次放入家庭健康档案中。

四、社区健康档案

社区健康档案（community health records）是社区医生以家庭为单位、以社区为导向，为社区居民提供连续性、综合性、协调性医疗卫生保健服务的必备资料，是居民健康档案的主要内容之一。社区健康档案是记录社区自身特征和健康相关问题的资料库。利用这些资料全面了解社区各种资源和对社区的健康需求进行评价，制订区域性卫生规划、充分利用和优化配置社区现有卫生资源，更好发挥其效能，确定社区卫生服务发展战略、指导社区卫生服务有效开展，最终实现为居民提供整体性、协调性和高质量的社区卫生保健服务的目的。

较完整的社区健康档案一般包括：社区基本资料、社区卫生服务资源、社区卫生服务状况、社区居民的健康状况等项内容。社区健康档案一般可通过社区诊断来获取。

（一）社区基本资料

社区基本资料一般包括社区自然环境及资源状况、社区文化环境、社区经济状况及动员潜力等。

1. 社区自然环境及资源状况 社区自然环境及资源状况包括社区所处的地理位置、范围、自然气候及环境状况、卫生设施和卫生条件、水源、交通情况、社区各类组织机构及社会团体（如街道办事处、居委会、派出所、学校、健康促进会、福利院、敬老院等）等。可绘制社区地形图直观地描绘社区地理位置、居民分布、社会组织结构位置等，并用符号或不同的颜色标明各个医疗单位所服务的区域。使用文字对社区的面积、地理环境、地形地貌及其状况进行介绍。不同社区的自然状况间可能存在着很大的差别，从而导致影响社区居民健康的危险因素及社区存在的卫生问题也有所不同，分析其中是否有存在影响社区居民健康的不良因素及危害。

2. 社区文化环境 社区文化包括社区居民的文化习俗、宗教信仰、特殊的民族习惯、民族家风等，这些也与社区居民健康状况有一定联系。

3. 社区经济状况及动员潜力 社区经济状况及动员情况包括社区的产业情况、人均收入、人均消费水平、人均住房面积等指标。社区动员潜力是指社区内可被动员起来参与和支持社区居民健康服务活动的人力、物力和财力资源。了解社区经济状况及动员潜力对全科医生开展社区健康促进和进行慢性病管理等服务会有所帮助。

社区基本资料的收集，有利于全科医生了解其所服务社区居民健康状况，对全科医生的个体化病人服务或群体服务具有较为重要的意义。

（二）社区卫生服务资源

社区卫生服务资源包括社区卫生服务机构和卫生人力资源两个部分。社区卫生服务机构是指社区内现存的、直接或间接服务于社区居民的专业卫生机构，如医院、社区卫生服务中心、门诊部、私人诊所、护理院、防疫站、妇幼保健院等医疗机构，健康教育机构，福利机构等。以上各机构的服务范围、服务项目、具体地点与全科医疗站的距离及交通方便程度均应记录在社区健康档案中。全科医生对这些资料的掌握，有利于患者的协调性服务，患者的转、会诊，也利于全科医生向同行进行业务咨询，充分利用社区各种资源更好地为社区居民服务。社区卫生人力资源是指在社区中各类医务人员及卫生相关人员的数量、年龄结构、职称结构和专业结构等。

（三）社区卫生服务状况

社区卫生服务状况包括一定时期内社区的门诊量、患者就诊原因分类、门诊疾病的种类及构成、社区常见健康问题的种类及构成、门诊均次收费、免疫接种覆盖率、妇科检查率、孕妇产前检查率、健康教育普及率等；转会诊疾病病种及转至单位和科室，转会诊率及转会诊的适宜程度分析等；住院情况包括住院率、住院患病种类及构成、住院时间、平均住院天数及住院费用等；家庭病床数、家庭访视人次、家访原因、家庭问题分类及处理情况等。

（四）社区居民的健康状况

社区居民健康状况包括社区的人口学特征、社区人群的患病与死亡资料、社区居民健康危险因素评估（饮食习惯、吸烟、饮酒、生活压力事件、就医行为、运动方式、获得社区卫生服务的障碍等）、社区居民健康问题的分布及严重程度、社区疾病谱及死因谱等。

1. 社区的人口学特征　社区的人口学特征包括社区的总人口数、年龄性别构成、职业、负担人口比例、教育程度、文化构成、婚姻构成、家庭类型、出生率、死亡率、人口自然增长率、平均寿命、种族特征等。通过对社区一定时期内人口的调查和统计，分别计算各种有关人口的指数，用数字或图表表示人口的年龄、性别、职业等构成，并在对比连续调查统计资料的基础上，

通过人口结构、数量、素质等的分析，对社区卫生服务需求作出评估，为社区卫生服务的发展和相关政策的科学制定提供依据（表 8-15）。

表 8-15　社区负担人口构成表

年龄	人数	构成比
0～14		
15～64		
65～		
合计		

$$总负担系数 = \frac{0\sim14岁人口数 + 65岁以上人口数}{15\sim64岁人口数}$$

$$少年儿童负担系数 = \frac{0\sim14岁人口数}{15\sim64岁人口数}$$

$$老年人口负担系数 = \frac{65岁以上人口数}{15\sim64岁人口数}$$

$$老龄化指数 = \frac{65岁以上人口数}{0\sim14岁人口数}$$

2. 社区人群的患病资料　社区人群的患病资料包括社区人群疾病的发病率、患病率、社区疾病谱、社区疾病分布等。

（1）发病率：是表示一定时期内（一般为一年），某人群发生某新病例的频数。

$$某病发病率 = \frac{某人群某年（期）内某病新病例数}{该人群同年（期）平均人口数} \times 100\ 000/10万$$

（2）患病率：现患率，是指某特定时间内某病的现患（新、旧）病例数与同期平均人口数之比。

$$某病患病率 = \frac{某特定时间内现患病例数}{同期平均人口数} \times 100\ 000/10万$$

（3）社区疾病谱：是指将社区居民所患疾病进行统计分析，然后根据各类疾病构成情况排出顺位。疾病谱对疾病尤其是对病程较长的慢性病、癌症等能反映出有价值的信息，通过疾病谱可以掌握社区内居民的主要疾病，可以为医疗设施规划、医疗质量评价和医疗经费的投入提供科学的依据（表 8-16）。

表 8-16　社区疾病谱

顺位	疾病名称	合计		男性		女性	
		人数	%	人数	%	人数	%
1							

续表

顺位	疾病名称	合计		男性		女性	
		人数	%	人数	%	人数	%
2							
3							
...							

（4）社区疾病分布：可以列出年龄、性别、职业分布。

3. 社区人群的死亡资料 常用的死亡指标有死亡率、死因构成、社区死因谱、社区死因分布等。

（1）死亡率：指某人群在一定时间内的总死亡人数占该人群同期平均人口数之比。

$$死亡率 = \frac{某人群某年死亡总人数}{该人群同期平均人口数} \times 100\,000/10万$$

（2）死因构成：是指某类疾病死亡数占总死亡数的百分比。

$$某死因构成比 = \frac{因某原因死亡人数}{同期总死亡人数} \times 100\%$$

（3）社区死因谱：是指将社区居民的死亡原因进行分析，根据各种死因构成情况排出顺位，反映某人群中的主要死亡原因。通过死因谱可以掌握威胁社区居民生命的主要疾病，了解死因顺位，可明确卫生保健工作的重点（表8-17）。

表8-17 社区死因谱

顺位	死因	合计		男性		女性	
		人数	%	人数	%	人数	%
1							
2							
3							
...							

（4）社区死因分布：列出年龄、性别和职业等分布情况。

4. 社区居民健康危险因素评估 通过问卷调查、个人健康档案资料的积累或其他形式收集社区人群中危险因素的情况，包括主要健康危险因素的种类、分布、频度及其与疾病的关系，来分析该社区居民健康危险因素评价结果。用表格的形式列出本社区吸烟的人数、缺乏体育锻炼的人数、冠心病及乳腺癌的危险因素评估结果等。其目的是用客观数据来提示患者，激励其改变不健康的生活方式和行为。

第三节 全科医疗健康档案的管理

全科医疗健康档案是实现全科医疗的基础，具有人性化、综合性、连续性、协调性的特点，记录社区居民整个生命周期和疾病周期的健康问题的影响因素、发生、发展及诊疗过程。对于全科医生来说，管理和利用好全科医疗健康档案是提高全科医疗服务水平和质量的关键。

一、全科医疗健康档案的建立管理

全科医疗的健康档案是由乡镇卫生院、村卫生室、社区卫生服务中心（站）的全科医生及其相关人员通过为居民提供社区医疗卫生服务或是入户服务（调查）、疾病筛查、健康体检等多种方式，征得服务对象同意后为居民建立健康档案，并根据其主要健康问题和服务提供情况填写相应记录，同时为服务对象填写并发放居民健康档案信息卡。

居民健康档案建立的基本原则：①逐步完善的原则；②资料收集前瞻性原则；③基本项目动态性原则；④客观性和准确性原则；⑤保密性原则。

居民健康档案建立时其内容要求真实、客观、准确，资料填写规范、认真，字迹清楚可读，其内容必须能够被其他医生或相关医疗照顾者读懂，记录须保持动态连续性。在复诊或入户提供服务时调取其健康档案，由提供卫生服务的医生根据复诊情况，及时更新、补充相应记录内容；对于需要转诊、会诊的服务对象，由接诊医生填写转诊、会诊记录，不断丰富和完善档案内容，并对档案中相关内容进行定期的总结和整理。通过阶段性总结和整理，理清居民的常见问题及其管理的思路，并制订进一步的管理计划，使档案具有较高的利用价值。已建立电子健康档案信息系统的机构应同时更新电子健康档案（图8-2）。

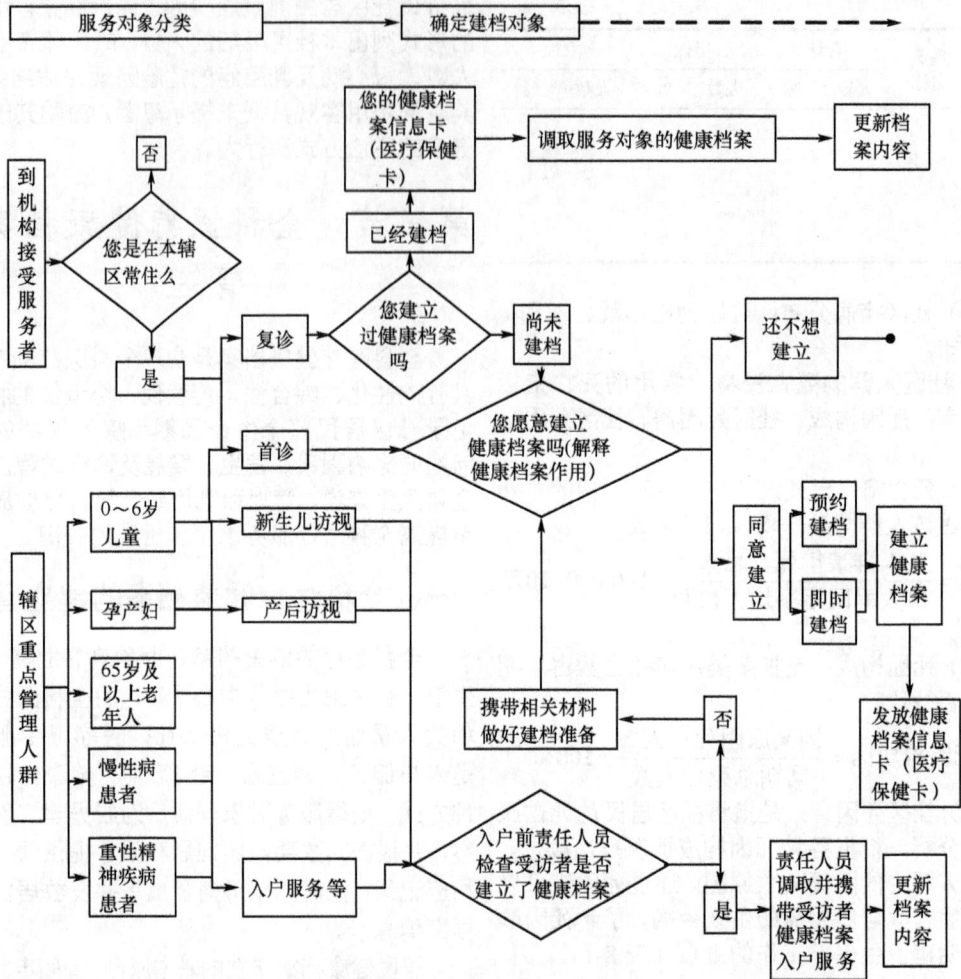

图8-2 确定建档对象流程图

社区健康档案主要来自社区调查，部分资料可来自卫生行政部门、政府部门、派出所、居委会等，也可来自居民反映、社区筛查及通过分析整理个人和家庭健康档案而获得。一般需要每年添补或更新一次，整理分析的结果应予以公布，并展示在社区卫生服务中心（站）的墙壁上，对一些社区动态指标，最好设置成活动专栏，便于更换。社区健康档案应该连续保存，以利于逐年追踪评价及动态研究，能够为更好地订制卫生服务措施提供依据。社区卫生状况每年进行一次全面评价，总结成完整的社区卫生诊断报告并保存，以考核全科医生的社区工作业绩，也是教学和科研最好的资料。

二、全科医疗健康档案的使用管理

居民健康档案是开展全科医疗工作的工具，也是教学、科研不可忽视的宝贵资料。根据卫生部指定的《医疗机构病历管理规定》，居民健康档案应存放在基层医疗卫生机构内，各基层医疗卫生机构应备有专门的档案室及档案柜，将健康档案按编号放置在档案柜中，方便查找及调取，并指定专人管理，保证安全完好。在条件允许的情况下，利用信息化系统建立电子健康档案，并建立计算机控制中心和局域网，为社区的每一位医生配备终端机，方便使用并提高健康档案资料的利用率。

在为居民建立个人及其家庭健康档案、设立健康档案编号后，应发给居民一张就诊卡，注明家庭和个人健康档案的编号。患者就诊时携带就诊卡，接诊护士按卡号提取所需档案，交给全科医生，每次使用完后，应放回原处。如果已建立居民电子健康档案，则应同时发放居民健康卡（医疗保健卡）。

为了保护患者的隐私，健康档案应只对个人或其健康照顾者开放，不准其他人员阅览或拿取。在患者需要转诊或会诊时通常只书写转诊或会诊单，十分必要时，才把相关的原始资料转交给接诊医生，用完后应交还回诊所，妥善保管。如果建立了居民电子健康档案，可以采取唯一标识符通过检索业务服务信息系统，获取其中已有的健康档案相关信息，对电子健康档案进行补充录入，以及上传至业务服务信息系统，保证信息的互联互通（图8-3）。

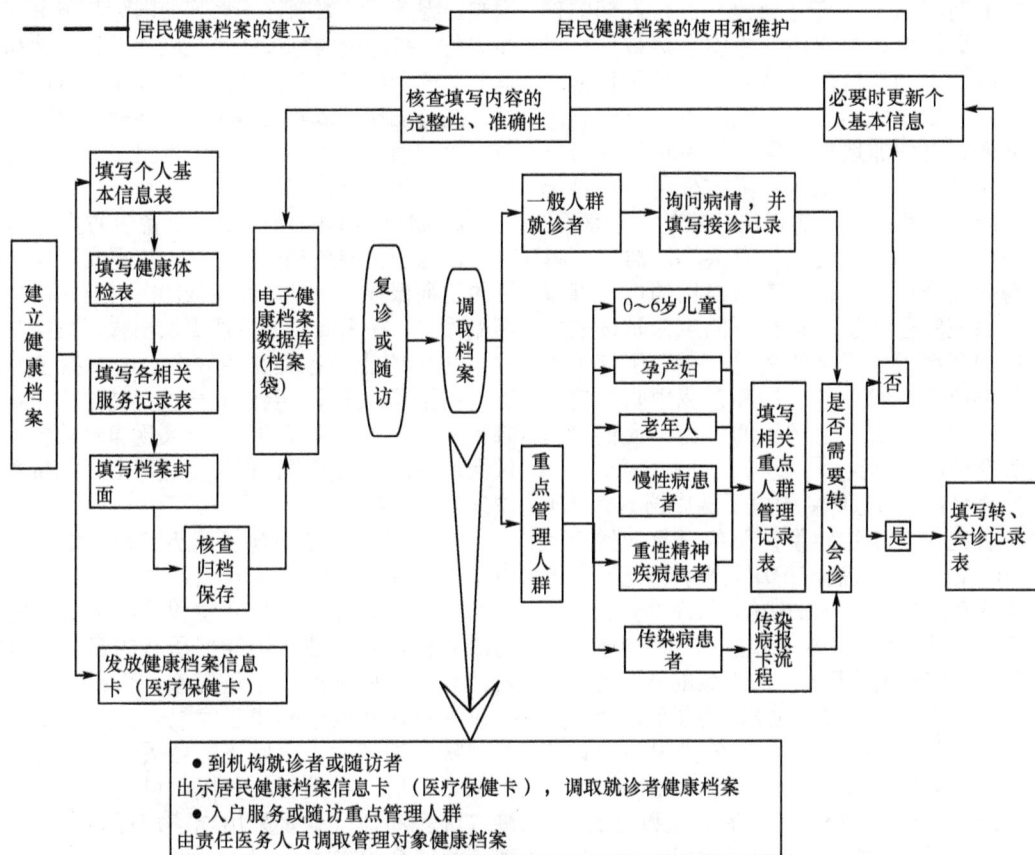

图 8-3 居民健康档案管理流程图

居民健康档案必须保证具有法律效力，因此在建立健康档案时，要考虑法律对记录内容严谨程度的要求。全科医疗健康档案记录了居民从出生到死亡一生的健康情况，应保证记录的真实性、可靠性、完整性、连续性，并按法律要求一经建立，要为居民终身保存至患者死后若干年。要遵守档案安全制度，不得造成健康档案的损毁、丢失，不得擅自泄露健康档案中的居民个人信息及涉及居民健康的隐私信息。除法律规定必须出示或出于保护居民健康的目的，居民健康档案不得转让、出卖给其他人员或机构，更不能用于商业目的。城乡基层医疗卫生机构因故发生变更时，应当将所建立的居民健康档案完整移交给卫生行政部门或承接延续其职能的机构管理。如果使用电子病历的记录形式，更要考虑具体的法律规定和资料的安全性、隐私性等。

三、全科医疗健康档案的信息化管理

我国社区卫生服务在 2000 年前后开始推行使用电子化健康档案，由于其具备操作快捷、效率高、资料存取查阅方便、能够实现信息传输与共享、进行数据统计与分析、开展远程会诊和干预、利于追踪提示与疾病管理等方面的特点与功能，故电子健康档案现在已经在部分基层医疗卫生机构中使用。

随着信息科技的进步，电子系统在医学中的应用越来越普及，各级医疗卫生机构已不同程度地建立了各类医疗信息管理系统。居民健康档案信息化是通过计算机技术将居民的健康管理全过程信息汇集到计算机中，通过计算机对其进行归纳、分析、整理形成规范化的信息，全科医生在基层医疗工作中合理使用电子信息系统，可方便快速调用服务患者的全科医疗健康档案，从而提高社区卫生服务质量和业务水平，为临床教学、科研和信息管理提供帮助。

电子健康档案系统完全建立后，人们的健康信息将更简单、更快捷、更安全地被计算机管理，减少了物理资源的消耗，扩展了传播途径，提供了更系统的管理方式和查看方式。能够更方便、更快速地融入医疗卫生机构的日常诊疗工作之中，一方录入，多方使用，各种记录的标准化和数字化，实现医疗机构、患者/常人、卫生管理部门之间的信息共享。居民可以通过身份安全认证、授权查阅自己的电子健康档案。系统完整地了解自己不同生命阶段的健康状况和利用卫生服务的情况，接受医疗卫生机构的健康咨询和指导，提高自我预防保健意识和主动识别健康危险因素的能力，人们将更好地管理自己的健康。

持续积累、动态更新的电子健康档案有助于卫生服务提供者系统地掌握服务对象的健康状况，及时发现重要疾病或健康问题，筛选高危人群并实施有针对性的防治措施，从而达到预防为主和健康促进的目的。基于知情选择的电子健康档案共享将使居民跨机构、跨地域的就医行为及医疗保险转移成为现实。完整的电子健康档案能及时、有效地提供基于个案的各类卫生统计信息，帮助卫生管理者客观地评价居民健康水平、医疗费用负担及卫生服务工作的质量和效果，为区域卫生规划、卫生政策制订及突发公共卫生事件的应急指挥提供科学决策依据。

电子健康档案信息系统要逐步与新型农村合作医疗、城镇职工和居民基本医疗保险信息系统，以及传染病报告、免疫接种、妇幼保健和医院电子病例等信息系统互联互通，实现信息资源共享，建立起以居民健康档案为基础的区域卫生信息平台。

随着医学的发展与医疗科技的进步，全科医疗的服务特点，健康档案中需要保存的资料越来越多，医疗各部门之间频繁的交流，以及教学科研的需要，计算机化的健康档案得到了广泛应用，居民健康档案信息系统也越来越受到重视。但是在电子健康档案中还存在一些问题，主要有以下几个方面。

1. 电子健康档案尚处于开发阶段，缺乏数据交换标准与方法 电子健康档案的优势之一是便于各医疗机构间信息交换，为达到这一目标，

需要制订标准信息交换格式，提供转换手段，可以将信息转换为标准的交换格式在网络上传输或存入可移动媒体。迄今为止，全科医疗中的电子健康档案还没有统一的国际和国家标准，各地的设计和管理模式都不尽相同，给交流带来一定困难。因此，需要制订一系列的国际和国家标准和规范，在记录内容和方式上应体现科学性和合理性，符合全科医疗的特点，既要填写方便又要满足统计学和计算机管理要求，并需要国家有关部门组织信息技术人员、社区卫生服务工作者及管理工作者等合作完成。

2. 健康档案的存储体系及备份方案还需完善 作为居民健康档案系统，不仅要实现居民信息的长期保存，而且在发生故障时，要求信息都不能丢失，在需要时还要能提取出来。数据归档方法与传统的以各类业务为中心的数据备份方法大不相同，为此，要建立分级存储结构，实现海量存储和实时存取的统一，实现自动归档，提供恢复联机状态工具，在发生故障后，能将数据恢复到断点状态。

3. 仍需同时使用电子病历和传统纸质病历 由于电子病历输入成本较高，收集资料的角度不同，以及计算机软件开发和程序更新时间上的滞后性，可能造成不能把所有的资料统统输入计算机。如到患者家里出诊，全科医生不可能每次将计算机带到患者家里。因此，必须用纸质病历来辅助，否则可能会丢失一些有用的信息。目前，在英国、美国、以色列、中国香港等国家和地区就是采用电子病历和传统纸质病历相结合的方式。

4. 系统安全性问题 由于患者的健康资料中可能会涉及个人隐私问题，特别是全科医疗的特殊诊疗模式，使得记录内容涉及社会心理和家庭问题，而电子病历内容容易被泄密和修改，给电子病历的管理带来一定困难。因此，电子病历系统的安全性与其他软件系统一样，是必须慎重考虑的。目前开发健康档案管理系统的软件，多从技术上加强用户权限和密码管理设计，使所有操作和使用者在获得认可后才能登录。使用计算机信息系统，必须设置审计跟踪功能，对所进入和对资料更改的操作者进行记录和认可，没有得到允许的人不应随便进入，更不能做任何修改。

（白　钢　刘文颖）

第九章 全科医疗中的慢性病与健康管理服务

健康是人类社会赖以生存的基础，也是人类发展的基本前提。有人说健康是一种状态，一种资源；也有人说健康是一种美德，一种生产力。健康又像空气和水，只有在失去的时候才深知其珍贵。21世纪的中国经济快速发展，竞争激烈，环境恶化，公民的精神压力不断增大，从而使得看似健康的人其实已经处于疾病的初期或者亚健康状态。高血压、冠心病、糖尿病、超重和肥胖等慢性非传染性疾病已经对人类健康造成了严重的威胁。人类的健康状况对全球经济和文化的发展尤为重要，与健康管理相关的学科也因此被提上日程、纳入国策，成为21世纪各国发展的一个重要战略目标。健康管理作为现代新型的卫生服务模式，它通过凭借较少的投入获得较大的健康效果，增加了医疗卫生服务的效益，提高了医疗保险的承受力，具有重大的理论意义和实践价值。健康管理不仅仅是一个概念，更是一种方法，不仅仅是一套周密的服务程序，更是人类认识自我的哲学思考。

第一节 慢性病与健康管理概述

一、健康管理产生的背景

（一）健康管理的产生

人类对健康的认识和理解经历了一个漫长的历史发展过程。起初，人们主要从医学角度来研究和定义健康，认为健康就是没有疾病。后来，不同领域的学者对健康相关问题的研究推动了现代多领域的健康观的形成。社会学家们认为，健康不仅仅要以生理功能的失调为依据，还应该纳入社会角色和能力的失调视角，以测量个体的社会常态为主。经济学家们认为，健康首先是一种经济物品，给人们带来效用和收益。另外，它更是一种资源。政治学家们认为，健康是人的一种基本权利，是人类社会普遍认同和追求的价值和目标取向之一。健康概念的内涵和外延不断拓展和深化，无疑将在很大程度上影响人类健康管理活动的领域和边界。

现代健康观及其内涵，经历了从个体到群体，从单维到多维，从疾病到健康，从个人到家庭、组织、社区、社会等多方面的拓展。更加重视群体健康管理，关注生命周期不同阶段的健康保护，将单纯的疾病管理，拓展到对亚临床、亚健康、健康等不同生命状态的健康管理。人们从只重视个体健康，转向重视群体及其生活的社会环境系统的健康，并提出了家庭、组织、社区、城市、社会和生态健康等新的健康概念，从而形成了个人-家庭-组织-社区-城市-国家-地区-全球健康系统。每一个子系统都是更大环境健康系统的一个组成部分，它们之间相互依存、互为因果、相互影响。

人类的健康除了受生物遗传因素影响外，很大程度上也受社会生活环境因素的影响。社会因素决定论进一步提示，单纯地依赖医学手段难以有效地根治由健康所导致的社会问题。从而，更加需要卫生服务系统内外、政府内外、多部门之间的协调行动，共同推动健康管理理论和实践的全面开展。

现代健康观内涵和外延的不断拓展，以及多层次健康社会决定因素理论的提出，使得人类健康管理活动从个体健康管理拓展到其工作与生活场所、社区、城市乃至国家或更大范围的健康管理（图9-1）。

（二）国外健康管理现状

西方发达国家对健康管理的研究与实践已有几十年的历史，寻求控制医疗费用并保证个人健康利益的措施，推动了健康管理的迅速发展。健康管理的概念最早是由美国密西根大学在1978年提出来的。1996年，WHO在《迎接21世纪的挑战》报告中指出："21世纪的医学，不应继续以疾病为主要研究对象，而应以人类健康作为医学研究的主要方向"。目前，越来越多的发达国家倡导"医检分离",由此产生世界三大健康检查中心——英国 BUPA 健检中心、日本 PL 东京健康管理中心和中国台湾美兆 MJ 诊所。部分发达国家的健康管理模式及现状见表 9-1。

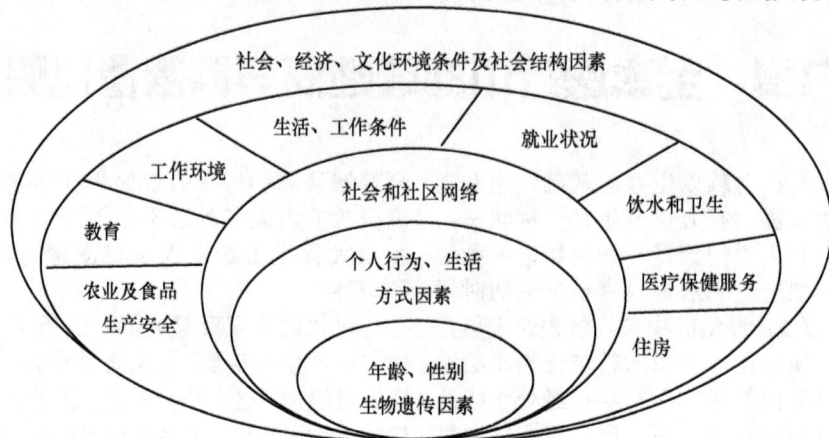

图 9-1　多层次健康影响因素

表 9-1　国外的健康管理模式及现状

健康管理模式	健康管理现状
美国模式	(1) 健康管理人人参与,覆盖面广 (2) 全国健康计划为健康管理提供了宏观政策上的支持 (3) 医疗保险机构与医疗集团的合作,确保了健康管理的财政来源 (4) 全方位的健康管理策略:包括生活方式管理、需求管理、疾病管理、灾难性伤病管理、残疾管理、综合的人群健康管理
德国模式	(1) 健康医疗保险与预防医疗的结合为德国健康管理的主要实施手段 (2) 德国医疗保险式健康管理带来的缺陷:如医疗服务机构、法律监管部门,且医疗保险的健康基金等相关部门由于自身利益之间的冲突,缺乏紧密合作,医疗保险系统难以有效维持
日本模式	(1) 健康手册开启了日本的健康管理:健康手册已经普及到日本全国国民,通过健康管理,日本的健康观念得以转变,更加追求一种身体的、社会的、精神的、心理的良好状态 (2) 健全的法律制度是日本健康管理的保障:日本居民在享受健康管理权利的同时,也主动履行健康管理的义务,日本许多健康管理的受益者,同时也是日本健康管理的志愿者 (3) 日本健康管理的成果显著:日本的健康管理不仅在疾病预防和国民健康促进方面取得了显著的成就,且日本的人均寿命已达 83 岁,位居世界第一
芬兰模式	(1) 芬兰健康管理源于慢性病的防治 (2) 有效与社区合作是芬兰模式成功的关键 (3) 芬兰模式的成果:芬兰的健康管理是一种通过改变人群生活习惯、发挥基层社区卫生服务组织的预防功能、从源头上降低疾病危险因素的新型健康管理模式

(三)国内健康管理现状

我国健康管理基础性研究不足,健康管理研究工作主要集中在慢性病患者群(如脑卒中、高血压、糖尿病等)的认知、态度和行为调查,以及健康教育及其效果评价。对我国民众健康水平监测等基础的数据库尚未建立,有关健康评估、健康需求、健康管理模式和系统的理论框架等研究也相对较少。随着我国慢性疾病患病率的迅速上升,科研机构与学者正在加快对防治慢性病的健康管理理论研究步伐,研究方法也逐步趋向规范化。

2001 年健康管理作为专有名词引入我国,并成立了首家健康管理公司。2003 年 8 月,华南地区首家健康管理中心——广州军区广州总医院健康管理中心开始营业。2003 年 12 月 25 日,卫生部、劳动社会保障部和中国保监会在北京召开了健康管理与医疗保障(险)高层论坛会,使健康管理受到广泛重视、取得共识,被推广应用并产生显著效果,同时在实践中有了进一步的认识。2005 年国家设立健康管理师职业,并于 2006 年成立健康管理师专家委员会,以规范健康管理师队伍的建设机构。在 2008 年初召开的全国卫生工作会议上,原卫生部提出"健康中国 2020"战略,并于 2008 年 8 月出台了《"治未病"健康工程实施方案(2008—2010 年)》,提出并确保治未病保健服务体系框架形成。到 2008 年上半年,全国健康管理机构已经达到 5744 家。2009 年 4 月出台的《中共中央国务院关于深化医药卫生体制改革的意见》明确提出了医疗信息化的改革方向,而对现代信息通讯技术高度依赖正是健康管理服务与其他服务的区别。2010 年 3 月,广州白云山和记黄埔中药有限公司主办的"中医药文化中国行,白云山和黄中药六位一体"首次为社区提供立体式升级服务,将"健康管理"理念引入并服务于社区居民。目前以健康为主题的各类会议、培训逐渐增多,各省分会都在纷纷成立健康管理学分会,先进的理念得到了社会的认可,但国内在健康管理的实践和理论研究方面与国外仍然存在着很大的差距。

(四)国内健康管理的需求

1. 人口老龄化速度快 我国的人口特征与世界上大多数国家一样,逐渐步入老龄化社会,2010 年人口普查排在前五位的省份和直辖市为重庆 11.56%、四川 10.95%、江苏 10.89%、辽宁 10.31%、安徽 10.18%。我国于 2000 年进入老年型国家的行列,虽然晚于发达国家 50~100 年,但我国人口老龄化速度惊人。2010 年 11 月 1 日,我国 65 岁及以上老年人口占总人口的比重为 8.87%,比 2000 年人口普查的 6.96% 上升了 1.91 个百分点,而从 1990 年到 2000 年,这一比重仅上升了 1.39 个百分点,说明我国人口老龄化速度加快并超过我国经济发展的速度。人口老龄化速度惊人,经济发展较难承受,西方发达国家人口老龄化出现在经济发达、国民生产总值较高的阶段,而我国在 20 世纪末成为老年型国家时,人均国民生产总值只相当于西方国家的 1/5,人口老龄化速度快,经济不发达,从而使得我国社会发展承受了巨大压力。

2. 慢性病患病率上升 近年来,我国慢性病死亡占总死亡的比例不断上升,给个人、家庭及社会带来了沉重的医疗和经济负担。例如,我国在癌症治疗方面投入高额的治疗费用,却没有达到令人满意的治疗效果。慢性病更导致很多国民"因病致贫"。慢性病患病率的不断上升造成我国居民医疗经济负担较重。

3. 医疗负担较重 医疗费用急剧上涨,不断加重个人及政府的经济负担,随着我国人口数量的持续增长,城镇化进程的加快,以及人口老龄化速度的加快,卫生服务的需求量不断增加。医疗水平的发展及医疗技术的提高也是造成医疗费用不断上涨的重要原因。研究表明,人口老龄化、疾病结构的变化与医疗费用增加关系密切。普通家庭及老年人的医疗费用已经远远超过了他们所能承受的范围,同时医疗费用过高也会带来一系列无法避免的社会问题。

4. 健康保障模式改变 劳保医疗制度改革造成我国社会医疗保险覆盖率较低,约 23% 的城镇人口失掉了社会医疗保险。健康保障制度改变的结果导致卫生费用的增加主要来源于居民个人,个人卫生支出占全国卫生总费用的比例不断增加。虽然我国居民的生活质量较从前有较大幅度的改善,但仍不能改变亚健康人群增多、新病种出现及老年性疾病发生年龄不断提前的现状。大量事实证明,现代医学对许多疾病无法根治,仅仅能做到有所缓解和控制。因此,WHO 指出:21 世纪,医学的重心将从治疗为主转向对亚健康控制。健康管理是要把在我国国民观念中根深蒂固的"不治未病治已病"的就医模式,转变为"未病先预防"的模式。我国中医倡导"治未病"的理念,而西方健康管理的目的则是有效地控制亚健康,中西方理论不谋而合。因此,健康管理事业在我国势在必行。

现代社会,在经济、就业等多重压力的作用下,很多人都处在疾病的威胁之下。因此,不仅仅要关注患者群,更应该加强健康危险因素的控制,只有如此才能从根本上降低医疗带来的经济负担。

(五)我国健康管理存在的主要问题

1. 健康管理的主流理论框架有待完善 我国目前在临床医疗方面有较大力度的投入,相比而言,健康管理的投入和重视则明显不足。当前,健康管理尚缺乏系统的、权威的理论支持,主流理论框架尚未形成。虽然健康管理理论已经出现并不断发展,但系统的理论仍不完善,因此健康管理行业也存在管理混乱的现象。

2. 健康管理理论研究发展滞后 虽然我国健康管理的发展过程是漫长而艰难的,但是健康管理经过其艰难的发展,以其先进的理念已获得我国社会一定的认同,经过不断的努力,健康管理在国内得到了较快的发展,健康管理服务质量也在不断地提高。但必须承认,目前国内的健康管理服务水平及内容都与国际水平存在一定差距,我国在健康管理的学术理论和技术研究方面还有许多工作要做。

3. 健康管理专业人才素质欠缺 健康管理工作的专业性较强,从业人员需要具备较强的专业知识,丰富的实际工作经验才能将健康管理工作做好。健康管理是一门综合性学科,涉及预防医学、临床医学、社会科学等领域，但国内至今尚无学校培养健康管理专业人才，各级医院全科医学专业的医务人员不足，现有专科医务人员的知识结构又不够合理，因此促进健康管理行业的健康有序发展及培养人数众多的高质量健康管理人才是我国健康管理发展的当务之急。

4. 急需建立适应我国社会现状的健康管理体系 由于健康管理发展在西方先于我国，因此我国的健康管理行业发展一直模仿西方发展模式，尚未形成独特的属于我国的健康管理发展模式。目前，随着健康管理不断被大众接受，众多的组织和机构都称自己从事的是健康管理，导致健康服务市场管理及竞争混乱。在我国健康管理行业仍处于发展初期这一特殊时期，建立具有中国特色、适应我国社会现状的健康管理体系至关重要。

二、健康管理的定义和特点

（一）健康管理的定义

综合国内外关于健康管理的几种代表性定义，结合我国实际情况，我们在此将健康管理定义为：对个体或群体的健康进行全面监测、分析、评估，提供健康咨询和指导，以及对健康危险因素进行干预的全过程。健康管理的宗旨是调动个体和群体及整个社会的积极性，有效地利用有限的资源来达到最大的健康效果。健康管理的具体做法就是为个体和群体（包括政府）提供有针对性的科学健康信息并创造条件采取行动来改善健康。

健康管理是健康管理循环、不断运行的内容过程，即对健康危险因素的检查监测（发现健康问题）—评价（认识健康问题）—干预（解决健康问题）—再监测—再评价—再干预，周而复始的过程（图9-2）。其中健康危险因素干预（即解决问题）是关键所在。

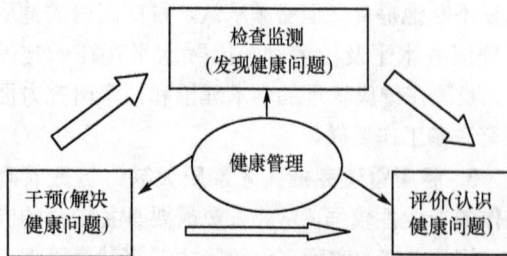

图 9-2 健康管理过程示意图

（二）健康管理的特点

1. 健康管理呈现多层次化，形成了多水平的健康管理系统 健康管理不再局限于微观管理，而是由微观、中观、宏观等多个层次的健康管理活动通过有机组合而形成的健康管理系统。其核心是对个体、群体的不良行为和生活方式的干预与管理；其基础是对家庭、单位、社区等人们生活和工作场所的健康问题及影响因素的综合管理；其支撑是对国家及全球范围内影响全体民众健康的宏观社会条件和结构因素的干预和管理。此外，不同层次的健康管理活动互为依托，相互影响和制约。个体的健康依赖其家庭和组织的健康，而家庭和组织的健康又在很大程度上依赖其生存的社区和城市，甚至国家和全球的健康；反之亦然。因此，它是多重水平健康管理行动有机整合而构成的系统。

2. 健康管理的内容、对象和范围不断拓展 健康管理的内容从患病后的被动治疗和管理逐步发展到对各种健康危险因素的主动监测、干预和管理；从个体不良行为和生活方式的管理逐步拓展到对各种健康社会决定因素的管理。健康管理的对象从患者拓展到全人群，并关注对不同健康状态、不同生命周期人群的健康维护，以及长期动态管理。健康管理呈现从关注健康结果转向关注影响健康的自然、社会环境和条件的管理的特点。

3. 健康管理手段日趋多样化 随着健康管理人群和范围的扩大，健康管理的策略和手段也发生了很大的变化，健康管理运用的手段从最初针对个体的临床医学和预防手段，到针对群体的公共卫生手段，后来又拓展到社会、经济、文化、政策、法律、制度等综合干预手段，健康管理越来越依赖专业技术之外的多种管理策略和手段的应用，更重视技术与管理手段的有机结合。

4. 强调横向和纵向健康管理和协调机制的建立 现代健康管理重视和依靠卫生行政部门和专业医疗卫生机构在健康管理中的作用，并在此基础上，注重不断探索将健康目标和健康管理纳入所有部门的有效路径，期望通过跨部门协调一致的政策和策略行动，推动健康管理的有效开展。为实现这一目标，它强调横向、纵向健康管理行动的有机结合，致力于通过多种协调机制的建立，推动合作管理的实现。

5. 健康管理实现三级预防 健康管理三级预防即通过健康教育和健康促进来改善人群的

健康状况，降低疾病发生率；通过早期诊断、早期治疗来促进患者的痊愈，降低病死率；通过规范化的治疗和康复措施来预防各种并发症的发生，降低患者的残疾率。国家"九五"攻关课题研究结果表明，在疾病预防工作上每投入1元，就可以减少85元的医疗费用和100元的抢救费用。如果再考虑由于投入增进健康而增加财富所得到的产出，这一减一增，将为我国全面建设小康社会增加数百亿元的资金保障。

6. 健康管理是预防医学与临床医学的结合　健康管理利用基础医学、临床医学、营养保健、中医养生、心理保健、康复医学、环境医学、运动医学及安全用药等多方面的知识，在进行健康信息管理的基础上，针对不同人群的不同特点，开展健康教育与健康促进、健康咨询与指导，使人群或个体在健康方面达到最佳状况，最终达到延长寿命、提高生活质量的目的。

7. 健康管理是全民参与的战略行为　健康管理的宗旨是调动个体和群体及整个社会的积极性，有效地利用有限的资源达到预防疾病、维护健康的最佳效果。健康管理的具体做法就是为个体和群体（包括政府）提供有针对性的健康信息并创造条件采取行动来改善并增进健康。

三、健康管理的理论与实践溯源

（一）健康管理的理论

1. 健康管理理论的背景

（1）人们健康需求的主要方面是医疗需求，目前的医疗服务主要针对的是这部分需求。

（2）要完成医疗服务供方高效率、需方低成本的总目标，不是单个医院或集团就可以实现的，而必须是医疗机构统一协调，密切合作，实行医疗一体化。

（3）医疗保险并不能覆盖所有的健康人群，尤其是一些妇女、儿童和老人乃至广大的农村人口，实际上他们是健康脆弱人群，需要适当的优先医疗照顾。

（4）人们健康需求中除了医疗需求以外，还有很多内容，如保健、提高生存质量、心理和营养支持等方面的需求，而后者正是现有医疗市场的有效补充，也是传统健康管理理论希望扩大医疗需求的着眼点。

2. 健康管理理论的主要内容　健康管理是对服务对象存在的与健康有关的因素进行全面管理的过程。基本内容有三点：①收集服务对象的健康信息，随时发现健康问题，为评价和干预

管理提供依据；②评价危害服务对象健康的有关因素，对服务对象目前的健康状况及发展趋势作出预测，起到对健康的警示作用；③实施健康规划，对不同的危险因素实施个性化的指导，改善健康状况。通过健康管理的全过程，改善健康状况，提高生活质量，节省医疗费用，有效降低医疗支出。

3. 健康管理的目的　通过健康管理能达到以下目的：一学，学会一套自我管理和日常保健的方法；二改，改变不合理的饮食习惯和不良的生活方式；三减，减少用药量、住院费、医疗费；四降，降血脂、降血糖、降血压、降体重，即降低慢性病的风险因素。通过对检测结果的评估并结合临床体检报告，从整体和平衡观的角度，首先明确了解自身处于何种状况，确定具有针对性和个性化的调理方案。

健康管理是通过健康评估对人群进行分类，患病者进入就医通道，由医疗机构（医院、卫生站）服务；另外一类高风险、亚健康、慢性病患者群进行健康促进（健康管理师），对这类人群实施定期跟踪干预，这类人群也可以通过网上个人健康管理空间查看饮食、运动、心理保健等方案，并记录最新健康状况，让每个人都随时随地看得见自己的健康状况，个人与健康管理师实时互动，最终目的是让这部分人不患病，不患慢性病。

4. 健康管理的意义　健康管理能有效调动个人改善不良行为与生活方式的积极性和主动性，在个体层面的意义在于：①实现个体健康危险性的量化评估；②获得控制疾病危险因素的健康干预策略；③有利于管理个人的健康状况，早期发现疾病并及时治疗；④改善病人的生活质量并延长其健康寿命。在群体层面，健康管理可以改善人群健康水平，提高群体健康干预的工作效率，同时，也可以有效降低医疗费用。

（二）健康管理的实践

1. 健康管理的主题——慢性病生活方式的预防和控制　慢性病已成为21世纪危害人类健康的主要问题。中国慢性病发病率正在迅速上升，据中国政府估计，全国高血压病人人数1.6亿多，人群高血压知晓率为30.2%，治愈率为24.7%，控制率为6.1%；估计成人超重人数为2亿，而肥胖人数为600多万，血脂异常人数1.6亿。2002年中国由超重和肥胖造成的高血压、糖尿病、冠心病和脑卒中等4种疾病的直接经济负担合计高达211亿人民币，四病合计占直接疾病

负担的 25.5%。来自哈佛卫生学院的研究报告称，5%的肿瘤是不健康的生活方式引起的，80%的糖尿病和脑卒中是人为引起的，70%的冠心病也是人为不健康习惯造成的。这些疾病随着生活水平、老龄化、城市化、文化程度的提高而持续升高。这些疾病又是心脑血管疾病、肿瘤和众多并发症的危险因素，严重危害人民健康和影响社会经济的发展。

2. 健康管理可以阻断慢性生活方式疾病发生的自然进程

（1）慢性生活方式疾病的自然进程是健康危险因素作用的长期积累、叠加、协同的过程。可改变的健康危险因素有：①不良生活方式，多吃、少动、吸烟、饮酒、熬夜、心理障碍等；②代谢异常，高体重、血压、血糖、血脂等。不可变的健康危险因素有遗传、性别、年龄等。

（2）健康管理阻断慢性生活方式疾病自然进程的机会，阻断慢性生活方式疾病必须贯彻预防为主、预防干预和临床干预相结合。

第二节　健康管理的基本步骤和常用服务流程

一、健康管理的基本步骤

健康管理是一种前瞻性的卫生服务模式，它以较少的投入获得较大的健康效果，从而增加了医疗服务的效益，提高了医疗保险的覆盖面和承受力。一般来说，健康管理有以下三个基本步骤。

（一）收集健康信息

通过调查、健康体检和周期性健康检查等方法，收集个人或人群的健康危险因素等有关健康的信息。健康危险因素是在机体内外环境中存在的与慢性病发生、发展及死亡有关的诱发因素。这些危险因素很多，概括起来有环境危险因素、行为危险因素、生物遗传危险因素和医疗服务危险因素。环境危险因素包括自然环境危险因素（如生物、物理和化学危险因素）和社会环境危险因素。行为危险因素是由个体所选择的生活方式所带来的危险因素，这些因素与心脏病、脑血管疾病、肿瘤、糖尿病的患病和死亡密切相关。生活方式是个体的选择，但实际上是一种集体的行为，如吸烟、饮酒、缺乏体育锻炼、静坐生活方式、饮食不合理等，实际上是某个体所归属的

社会群体所认可、所支持的行为。这些行为具有习惯的特征，一旦形成，难以改变。生物遗传危险因素是一些传统的危险因素。医疗卫生服务中的危险因素，是指医疗卫生服务系统中存在各种不利于保护与增进健康的因素，如医疗质量低、误诊漏诊、医院交叉感染等都是直接危害健康的因素。医疗卫生服务系统的布局、卫生保健网络的健全程度、人力的资格水平、卫生资源的配置合理程度等都是可能影响健康的因素。

资料收集应包括如下几个方面。

（1）疾病和生活方式：包括个人病史、家族史、膳食、吸烟、饮酒、体力活动及生活规律等情况。

（2）体格检查：包括身高、体重、臀围、腰围、血压、心电图、B 超、X 线检查等必要的物理检查项目。

（3）临床实验室检验：包括血糖、血脂、血清载脂蛋白、总蛋白、球蛋白、白蛋白、纤维蛋白原、血红蛋白、血黏度、血细胞计数、血小板计数和血小板功能、尿蛋白、尿肌酐等必要的检查项目。

（4）疾病治疗反应情况：包括药物有效性反应、药物副作用、非药物治疗效果、遵医行为等。

（5）环境危险因素情况：包括自然环境和社会环境等的危险因素。

（二）进行健康及疾病风险性评估

根据所收集的个人健康信息，对个人的健康状况及未来患病或死亡的危险性用数学模型进行量化评估。其主要目的是帮助个体或者人群降低健康风险，鼓励和帮助人们纠正不健康的行为和习惯，制订个性化的健康干预措施并对其效果进行评估。

健康风险评估是一个广义的概念，它包括了简单的个体健康风险分级方法和复杂的群体健康风险评估模型。在健康管理学科的发展过程中，涌现出了很多种健康风险评估的方法。传统的健康风险评估一般以死亡为结果，多用来估计死亡概率或死亡率。近年来，随着循证医学、流行病学和生物统计学的发展，大量数据的积累，使得更精确的健康风险评估成为可能。健康风险评估技术的研究主要转向发病或患病可能性的计算方法上。传统的健康风险评价方法已逐步被以疾病为基础的患病危险性评估所取代，因为患病风险比死亡风险更能帮助个人理解危险因素的作用，有助于有效地实施控制措施。

患病危险性的评估，也被称为疾病预测。可以说是慢性病健康管理的技术核心。其特征是估计具有一定健康特征的个人在一定时间内发生某种健康状况或疾病的可能性。健康、疾病风险评估及预测一般有两类方法（表9-2）。第一类方法建立在评估单一健康危险因素与发病概率的基础上，将这些单一因素与发病的关系以相对危险性来表示其强度，得出的各相关因素的加权分数即为患病的危险性。由于这种方法简单实用，不需要大量的数据分析，是健康管理发展早期的主要健康风险评价方法。目前也仍为很多健康管理机构和项目所使用，包括美国卡特中心（Carter Center）及美国糖尿病协会（ADA）。第二类方法建立在多因素数理分析基础上，即采用统计学概率理论的方法来得出患病危险性与危险因素之间的关系模型，能同时包括多种健康危险因素。所采用的数理方法，除常见的多元回归外，还有基于模糊数学的神经网络方法及 Monte Carlo 模型等。这类方法的典型代表是 Framingham 的冠心病模型。

表9-2　两类常用健康评价方法的比较

评价方法	定义	方法	结果显示
单因素加权法	判断个人死于某些特定健康状况的可能性	多为借贷式计分法，不采用统计概率论方法计算	多以健康评分和危险因素评分的方式
多因素模型法	判断一定特征的人患某一特定疾病或死亡的可能性	采用疾病预测模型法，以数据为基础定量评价，可用于效果评价（费用及健康改善）	患病危险性，寿命损失计算，经济指标计算

患病危险性评估的一个突出特点是其结果是定量的、可比较的。由此可根据评估的结果将服务对象分成高危、中危和低危人群，分别施以不同的健康改善方案，并对其效果进行评价。

在健康风险评估的基础上，我们可以为个体和群体制订健康计划。个性化的健康管理计划是鉴别及有效控制个体健康危险因素的关键。将以那些可以改变或可控制的指标为重点，提出健康改善的目标，提供行动指南及相关的健康改善模块。个性化的健康管理计划不但为个体提供了预防性干预的行动原则，也为健康管理师和个体之间的沟通提供了一个有效的工具。

（三）进行健康干预

在前两部分的基础上，以多种形式来帮助个人采取行动、纠正不良的生活方式和习惯，控制健康危险因素，实现个人健康管理计划的目标。与一般健康教育和健康促进不同的是，健康管理过程中的健康干预是个性化的，即根据个体的健康危险因素由健康管理师进行个体指导，设定个体目标，并动态追踪效果。如健康体重管理、糖尿病管理等，通过个人健康管理日记、参加专项健康维护课程及跟踪随访措施来达到健康改善的效果。一位糖尿病高危个体，其除血糖偏高外，还有超重和吸烟等危险因素，因此除控制血糖外，健康管理师对个体的指导还应包括减轻体重（膳食、体力活动）和戒烟等内容。

健康管理的这三个步骤可以通过互联网的服务平台及相应的用户端计算机系统来帮助实施。应该强调的是，健康管理是一个长期的、连续不断的、周而复始的过程，即在实施健康干预措施一定时间后，需要评价效果、调整计划和干预措施。只有周而复始，长期坚持，才能达到健康管理的预期效果。

二、健康管理的服务流程

一般来说，健康管理的服务流程由体格检查、健康评估、个人健康管理咨询三个部分组成。

1. 体格检查　健康管理服务流程中的体格检查以个人或群体的健康需求为基础，按照早期发现、早期干预的原则来选定体格检查的项目。体格检查的结果对后期的健康干预活动具有明确的指导意义。健康管理中的体格检查项目可以根据个体年龄、性别、工作特点等方面的不同进行调整。目前一般的体格检查服务所提供的信息应该能够满足这方面的要求。

2. 健康评估　通过分析个人健康史、家族史、生活方式，根据个人问卷信息资料及体格检查资料为服务对象提供健康评估报告，其中包括用来反映各项检查指标状况的个人健康体格检查报告、个人总体健康评估报告及精神压力评估报告等。

3. 个人健康管理咨询　在完成上述步骤后，个人可以得到不同层次的健康咨询服务。可以到健康管理服务中心接受咨询，也可以由健康管理工作者通过电话与个人进行沟通。内容可以包括以下几个方面：解释个人健康信息及健康评估结果及其对健康的影响、制订个人健康管理计划、提供健康指导、制订随访跟踪计划等。

4. 个人健康管理后续服务　个人健康管理后续服务的内容主要取决于被服务者（人群）的情况及资源的多少，可以根据个人及人群的需求提供不同的服务。后续服务的形式可以是通过互联网查询个人健康信息和接受健康指导，定期寄送健康管理通讯和健康提示；以及提供个性化的健康改善行动计划。监督随访是后续服务的一个常用手段。随访的主要内容是检查健康管理计划的实现状况，并检查（必要时测量）主要危险因素的变化情况。健康教育课堂也是后续服务的重要措施，在营养改善、生活方式改变与疾病控制方面有很好的效果。

5. 专项的健康及疾病管理服务　除了常规的健康管理服务外，还可根据具体情况为个体和群体提供专项的健康管理服务。这些服务的设计通常会按病人及健康人来划分。对已患有慢性病的个体，可选择针对特定疾病或疾病危险因素的服务，如糖尿病管理、心血管疾病及相关危险因素管理、精神压力缓解、戒烟、运动、营养及膳食咨询等。对没有慢性病的个体，可选择的服务也很多，如个人健康教育、生活方式改善咨询、疾病高危人群的教育及维护项目等。

第三节　社区及慢性病健康管理

一、慢性病健康管理概述

健康管理作为全新的卫生服务理念，对慢性病防治和社区卫生服务都具有重要的意义。健康管理与社区卫生服务具有相互促进、相互补充的关系，共同服务于慢性病防治工作，为健康管理和社区卫生服务提供了整合的平台。

（一）慢性病概述

1. 慢性病　慢性病（chronic diseases）又称慢性非传染性疾病，它是一类病程较长、病因复杂且有些尚未被确认的疾病的总称。

2. 慢性病的分类

（1）目前，对健康有重要影响的慢性非传染性疾病主要有以下几种类型。

1）心脑血管疾病：包括高血压、血脂紊乱、心脏病和脑血管疾病等。

2）肿瘤疾病：包括肺癌、肝癌、胃癌、食管癌、结肠癌等。

3）代谢性疾病：包括糖尿病、肥胖等。

4）精神疾病：包括精神分裂症、神经症（焦虑、强迫、抑郁）、老年痴呆等。

5）口腔疾病：包括龋齿、牙周炎等。

（2）按照国际疾病系统分类法（ICD-10）标准将慢性非传染性疾病分为以下几种类型。

1）精神和行为障碍：老年性痴呆、精神分裂症、神经衰弱、神经症（焦虑、强迫、抑郁）等。

2）呼吸系统疾病：慢性支气管炎、肺气肿、慢性阻塞性肺疾病等。

3）循环系统疾病：高血压、动脉粥样硬化、冠心病、心肌梗死等。

4）消化系统疾病：慢性胃炎、消化性胃溃疡、胰腺炎、胆石症等。

5）内分泌、营养代谢疾病：血脂紊乱、痛风、糖尿病、肥胖、营养缺乏等。

6）肌肉骨骼系统和结缔组织疾病：骨关节病、骨质疏松症等。

7）恶性肿瘤：肺癌、肝癌、胃癌、食管癌、结肠癌等。

3. 慢性病的特点及危险因素

（1）慢性病的特点：它是常见病、多发病；发病隐匿，潜伏期长；多种因素共同致病，一果多因，个人生活方式对发病有重要影响；一因多果，相互关联，一体多病；增长速度快，发病呈年轻化趋势。

（2）慢性病的危险因素主要包括：①不良生活习惯，饮食因素、运动因素；②自然环境及社会环境；③个人的遗传、生物及家庭因素，如高血压、糖尿病、乳腺癌、消化性溃疡、精神分裂症、动脉硬化性心脏病等都有家族倾向，许多慢性病可能与遗传因素或家庭共同的生活习惯有关；④精神心理因素，生活及工作压力会引起紧张、恐惧、失眠，甚至精神失常。处于精神压力下，可使血压升高、心率加快、血中胆固醇增加，还会降低机体的免疫功能。

（二）慢性病健康管理的概述

1. 慢性病健康管理的概念　慢性病健康管理（health management for the chronic disease）是指组织慢性病专业医师及护理人员，为慢性病患者提供全面、连续、主动的管理，以达到促进健康、延缓慢性病进程、减少并发症、降低伤残率、延长寿命、提高生活质量并降低医药费用的一种科学管理模式。该模式从生物-心理-社会医学模式出发，全方位、多角度为慢性病患者提供健康服务，注重对各种危险因素进行积极干预，传播医药卫生知识，为慢性病患者提供科学合理的健康促进、用药指导及人文关怀。

2. 慢性病健康管理工作流程

（1）对目标人群健康筛查、登记、造册、建档，并将相关健康信息录入管理系统。

（2）利用慢性病管理信息系统对管理人群进

行慢性病风险评估与人群分类，即按照标准分为一般人群、高危人群和慢性病患者。

（3）利用慢性病管理信息系统开展全人群慢性病管理，健康教育与促进，健康管理与疾病管理，以控制慢性病行为危险因素，达到平衡膳食，适量运动，维持健康体重和控制血压、血糖、血脂等。

3. 慢性病健康管理的管理规范

（1）符合三级预防原则。

（2）符合社区卫生服务能力现状。

（3）工作流程简便易行。

4. 合理安排慢性病健康管理经费预算需考虑的因素　①本地当年公共卫生服务经费总额；②慢性病管理对象的数量（包括慢性病筛查对象和病例管理形象）；③社区免费慢性病管理项目及项目执行标准。

5. 慢性病健康管理效果的影响因素　研究表明，慢性病的发生发展程度受到较多方面因素的影响：①受教育程度低的患者卫生资源利用率较低，患者所处的社会地位、收入情况、婚姻状况、受教育程度均对慢性病健康管理的效果产生较为重要的影响；②慢性病的治疗需要根据慢性病的疾病种类及严重程度，对慢性病实施不同水平的治疗手段；③我国目前从事慢性病管理的服务人员的技术水平差异较大，对慢性病的健康管理的效果也存在较为严重的影响。目前我国开展慢性病健康管理的场所主要在社区，但社区卫生服务人员的技术水平相对较差，医疗服务设施较为落后，社区卫生服务的功能水平无法满足居民的需求，种种因素导致居民更信赖城市的大医院。因此，对慢性病进行系统的健康管理，不仅可以改善患者的健康状况，更可以节约卫生资源，达到较好的健康管理效果。

（三）慢性病防治中存在的问题及健康管理对慢性病防治的意义

1. 当前慢性病防治工作中存在的问题　社区卫生服务是控制慢性病最有效的举措之一。但在我国对居民健康状况的影响并不理想，究其原因，不仅与我国传统的医疗模式及居民的观念有关，还与以下问题存在着紧密的联系。

（1）社区卫生服务方式传统，缺乏竞争力：我国社区卫生服务模式较传统，无法良好地适应市场机制，发展水平滞后，对于慢性病的预防和治疗效果较差。慢性病的病程较长，需不间断地进行治疗，而目前我国仍然只重视药物治疗，忽略了综合防治，这样就导致治疗费用较高的情况下却无法达到预期的控制效果。此外，社区卫生服务的服务内容既与大型医院的服务内容相似又无法达到大型医院的治疗效果，即使在服务价格差别较大的情况下，人们仍对医院具有信任感，更倾向于选择大医院就诊。

（2）专业技术人员及投入严重不足：我国的社区服务机构的资金来源大多依靠政府，但往往资金无法及时到位，导致我国社区卫生服务事业发展较为缓慢，服务设施较大型医院的服务设施相比较为简陋，在同等条件下，患者更相信大医院，导致经济效益无法达到预期的效果。因此，社区医护人员的经济利益得不到保障，缺乏工作积极性，从而导致社区卫生服务发展缓慢。

（3）我国社区卫生服务体系尚不完善：我国慢性病患者往往相信大城市大医院，而不相信社区医疗体系，导致慢性病的治疗费用居高不下，并且虽然对慢性病的治疗达到了一定的效果，但是对慢性病发展的控制效果较差。

2. 健康管理对慢性病防治的意义　根据我国特殊的国情，我国的医疗养老等方面都需要与时俱进，作出及时的调整，提高健康管理水平，适应我国目前的国情，对慢性病防治工作具有重要的意义：①自实施计划生育政策后，我国城市家庭结构出现了明显的变化，传统养老方式已经无法满足多数独生子女家庭的特殊情况，导致家庭护理不足，护理负担应更多地由家庭转向社会；②我国慢性病患病率不断提高，由于慢性病需要较长时间的治疗及恢复，如果仅仅依靠住院治疗不仅无法达到较好的治疗效果，同时也会造成医疗资源不必要的浪费及医疗负担的加重。因此，建立适合居民长期、便捷、费用合理的医疗服务模式是非常必要的。同时，由于生活工作压力及生活习惯、摄食营养等方面的不合理导致我国慢性病患病群体正在不断加大。建立较为合理的健康管理系统，可以更好地对人们的生活方式等方面进行干预，降低患慢性病的风险，从而提高居民健康水平。

二、社区慢性病健康管理的工作内容及意义

（一）社区慢性病健康管理的工作内容

1. 社区慢性病管理措施

（1）建立健康档案册：对辖区内 60 岁及以上老年人的基本情况，建立健康档案册，一年一次定期检查，筛选重点人群另册管理。

（2）开展咨询服务，指导如何合理用药，及时排除心理障碍。

（3）建立慢性病管理手册，定期进行家庭访视。

（4）开展居家护理。

（5）转诊服务。

（6）开展健康教育，提高自我保健能力。

（7）社区慢性病网络化管理。

2. 社区慢性病管理方法

（1）制度建设与政策支持：有资源和资金保证。

（2）建立社区首诊制。

（3）确定社区慢性病防治目标与规划。

（4）建立发展全科医师队伍的有关制度。

（5）开发慢性病社区防治、管理指南和规范。

（6）绩效管理。

（7）科学管理：信息系统、健康档案、诊疗辅助系统的支持。

3. 社区慢性病综合防治工作内容 社区慢性病综合防治工作内容包括社区动员、社区诊断、全人群健康教育、能力建设、高危人群管理干预、重点慢病、危险因素干预、慢性病的筛检与早期发现、生活环境改善。

（二）社区慢性病健康管理的服务模式分析

1. 社区慢性病健康管理的协调体系及运作程序

（1）社区慢性病管理的协调体系：社区慢性病健康管理主要由具有专业资质的健康管理师、社区全科医师、护士及具有社会学和心理学教育背景的专业人员，形成知识结构合理的多学科团队；社区卫生服务和其他医疗机构是相互补充及相互完善的关系，社区慢性病健康管理应以社区综合和专科医院为基础，形成适宜的转诊机制；加强社区管理部门的沟通协调，将社区的文化、卫生与体育活动的社会资源有效整合，构成社区慢性病管理的协调体系。

（2）社区慢性病健康管理的运作程序，见图9-3。

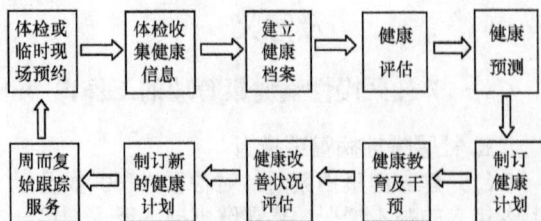

图 9-3 社区慢性病健康管理的运作程序

2. 社区慢性病健康管理的服务方式与内容

社区慢性病健康管理要求社区卫生服务机构根据不同的患者开展有针对性的患者照顾及康复活动，最终提高患者自我照顾的能力。社区慢性病健康管理的服务包括：①单位需要慢性病健康管理的雇主或员工；②医疗保险机构的投保人；③二、三级医院出院后需要后续管理的慢性病患者；④高档社区有组织的套餐式服务需求人员；⑤社区居民。针对慢性病患者及健康人群提供不同的健康干预及健康促进措施，社区慢性病健康管理的服务方式包括：电话咨询，网络咨询，健康管理工作人员到社区随访、干预及评估，开展家庭病床关照护理，利用社区卫生资源进行基本医疗、护理、康复、咨询服务工作，利用现有资源开展有利于健康的特色活动等。

（三）社区健康管理的意义

1. 社区健康管理是解决民众"看病贵、看病难"问题的最有效举措 慢性病是导致我国当前医疗负担加重的重要原因，因此，进行有效的健康管理，从健康危险因素入手，对健康危险因素进行有效的控制，并且逐步将卫生防治工作的重点由医院转向社区、家庭，是解决"看病难、看病贵"的有效举措。

2. 社区健康管理的大力发展是群众的迫切需要 目前，所有就诊患者中，需要专科医师治疗的患者占极少数，而大多数就诊患者的健康问题不需要专科医师进行诊治，这无疑造成医疗资源的浪费及医疗负担的加重。因此，培养高素质的全科医师及健康管理师作为社区卫生服务人员对于保障居民的健康及减少医疗资源的浪费具有至关重要的意义。

3. 社区健康管理对适应疾病模式改变有重要意义 由于居民生活方式的转变导致我国疾病谱发生了较大的变化，而生活方式不当导致的疾病可以通过健康管理进行有效的预防控制。因此，健康管理的有效推广可以更好地控制我国居民的健康水平。

第四节 健康危险因素及健康风险评估

一、健康危险因素评价

健康危险因素（health risk）是指能使疾病或死亡发生的可能性增加的因素，或者是能使健康不良后果发生概率增加的因素，包括环境、生物、社会、经济、心理、行为诸因素。

（一）健康危险因素的分类

1. 环境危险因素 环境危险因素又包括自然环境和社会环境两种。随着人类社会现代化、网络化、信息化步伐的不断加快，社会环境因素正在对人类健康施加越来越大的影响。除了宏观社会环境外，工作和家庭中的微观环境也会给人们的健康带来重要的影响。

2. 心理、行为危险因素 行为危险因素又称自创性危险因素，是由于人类不良的生活行为方式而创造出来的自我健康危害。由于人类疾病谱的改变，与不良行为生活方式密切相关的慢性病越来越成为人类健康的主要威胁。

3. 生物遗传危险因素 随着医学的发展及人们对疾病认识的不断深入，人们发现很多疾病尤其是慢性非传染性疾病的发生都与遗传因素和环境因素的共同作用密切相关。随着分子生物学和遗传基因研究的发展，遗传特征、家族发病倾向、成熟老化和复合内因学说等都已经在分子生物学的最新成就中找到客观依据。

4. 医疗卫生服务中的危险因素 医疗卫生服务中影响健康的危险因素，是指医疗卫生服务系统中存在的各种不利于保护并增进健康的因素。广义而言，医疗资源的不合理布局、初级卫生保健网络的不健全、城乡卫生人力资源配置悬殊、重治疗轻预防的倾向及医疗保健制度的不完善等都是可能危害人群健康的因素，应该引起人们足够的重视。

（二）健康危险因素的特点

1. 潜伏期长 在危险因素暴露与疾病发生之间常存在较长的时间间隔，人们一般要经过多次、反复、长期地接触后才能发病，潜伏期因人、因地而异，并且受很多因素的影响。

2. 特异性弱 由于许多危险因素的广泛分布及其他影响因素的存在，在一定程度上削弱了危险因素的特异性作用。加上存在个体差异，容易引起人们对危险因素的忽视，因此，健康促进显得尤为必要。

3. 联合作用明显 随着大量危险因素越来越多地进入人类的生产、生活环境，导致了人类健康危险因素的多重叠加性。

4. 广泛存在 危险因素广泛存在于人们的日常生活和工作环境之中，它与各种社会政治制度因素；经济、文化、人口、医疗服务因素；自然环境和社会环境因素；心理、行为等因素紧密伴随、相互交织。

（三）健康危险因素评价的应用及范围

健康危险因素评价是研究危险因素与慢性病发病及死亡之间数量依存关系及其规律的一种技术方法。健康危险因素评价按其应用的对象和范围，可以分为个体评价和群体评价；按照健康危险因素评价的应用目的又大体可分为用于健康促进和用于科学决策。

1. 个体评价 健康危险因素的个体评价，主要通过比较实际年龄、评价年龄和增长年龄三者之间的差别，以便了解危险因素对寿命可能影响的程度及降低危险因素后寿命可能延长的程度，有针对性地对个体进行健康教育，干预个体行为。根据实际年龄、评价年龄和增长年龄三者之间不同的呈现值，评价结果可以区分为四种类别。

（1）健康型：被评价者的评价年龄小于实际年龄属于健康型。如实际年龄为47岁的被评价者，其评价年龄为43岁，说明个体危险因素低于平均水平，预期健康状况良好，亦即47岁的个体可能经历43岁年龄者的死亡历程。当然，进一步降低危险因素并非没有可能，但进展有限。

（2）自创性危险因素型：这一类型的个体，评价年龄大于实际年龄，并且评价年龄与增长年龄的差值大，说明危险因素平均水平较高。

（3）难以改变的危险因素型：这一类型的个体，评价年龄也大于实际年龄，但是评价年龄与增长年龄之差较小，表明个体的危险因素主要来自既往疾病史或生物遗传因素，个人不容易改变或降低这些因素，即使稍有改变，效果也不明显。

（4）一般性危险型：评价年龄接近实际年龄，死亡水平相当于当地的平均水平，个体存在的危险因素类型和水平接近当地人群的平均水平。

2. 群体评价 群体评价是在个体评价的基础上进行的，一般可以从以下几个方面进行分析。

（1）不同人群的危险程度：首先进行个体评价，根据实际年龄、评价年龄和增长年龄三者之间关系将被评价者划分为四种类型，即健康型、自创性危险因素型、难以改变的危险因素型和一般性危险型。进行不同人群的危险程度分析时，可以根据不同人群危险程度性质区分为健康组、危险组和一般组三种类型。然后，根据人群中上述三种类型人群所占比重的大小，确定不同人群的危险程度，将危险水平最高的人群列为重点防治对象。一般而言，某人群处于危险组的人数越多，危险水平则越高。可以根据不同性别、年龄、职业、文化和经济水平等人群特征分别进行危险水平的分析。

（2）危险因素的属性：大多数与慢性病有关的危险因素由行为生活方式所致，是自我行为选择造成的。这一类危险因素可以通过健康教育和行为干预发生转变和消除。计算危险型人群中，难以改变的危险因素与自创性危险因素的比例，可以说明有多大比重的危险因素能够避免，以便有针对性地进行干预，提高人群的健康水平。

（3）分析单项危险因素对健康的影响：计算某一单项危险因素去除后，人群增长年龄与评价年龄之差的平均数，将其作为危险强度，以该项危险因素在评价人群中所占比例作为危险频度，以危险强度×危险频度反映危险程度指标，来表达危险因素对健康可能造成的影响。

健康危险因素评价结果可应用于以下领域：①全科医师在开展慢性病防治，尤其是进行危险度评估时，迫切需要一套符合我国实际情况的危险度评估软件；②帮助企业管理人员确定员工中最大的健康危险和最重要的健康问题，作为制订健康项目计划的基础；③确定人群有关健康生活方式的主要类型，以便有针对性地开展公共卫生和健康教育活动；④健康危险度评估在国际上已得到了逐步重视，并已在预防医学、职业卫生和临床医学等领域得到了广泛应用。

（四）健康计划和干预

1. 制订健康管理计划 健康干预计划的制订要根据现实的社会状况、不同人群的需求和特点，制订出有针对性的计划方案。在具体的制订过程中，必须遵循以下几点原则。

（1）目标原则：干预计划制订时坚持以目标为导向，紧紧围绕目标开展工作，以保证计划的整体性和特殊性，确保效益最大化。

（2）整体性原则：一是要保证计划的完整性，在提高综合健康水平、提高目标人群生活质量的目标上制订计划；二是要将健康干预与我国当前卫生保健重点领域适当结合，进而服务于卫生事业发展。

（3）动态性原则：在制订计划时要充分考虑到计划在实施过程中可能发生的变故，并做好应对准备，确保计划的顺利实施；计划在实施过程中，根据目标人群/个体的变化情况，对计划作出相应调整。

（4）前瞻性原则：计划目标要体现一定的先进性，若目标过低，计划将失去激励功能，在制订健康干预计划时需考虑未来可能的发展趋势和要求。

（5）从实际出发原则：第一，借鉴以往的经验与教训；第二，做周密细致的调查研究，要掌握目标人群的健康问题、认识水平、经济状况、行为及生活方式等资料，因地制宜地提出计划要求。

（6）参与性原则：鼓励卫生工作者、目标人群及其他相关部门积极参与干预计划的制订及确定适宜的干预活动，不断提高目标人群的参与度。

2. 实施健康干预 根据健康风险评价结果，提出健康改善策略与措施，制订个性化的健康促进计划及危险因素干预处方，充分调动个人、家庭和社会的积极性，帮助其实施健康计划，通过生活方式干预、膳食营养指导、心理健康干预、运动干预、健康教育与指导等个性化干预措施的综合运用来实现促进健康的目的。

3. 实施健康管理计划及实施效果的评估与督导 通过面授教育、实操教学、电话指导、门诊咨询、互联网系统等多种手段来实施健康管理计划，并进行随访和督导检测。定期对健康管理的效果进行评估，及时调整健康管理计划，提高健康管理的效果。

二、健康风险评估

（一）健康风险评估的定义

健康风险评估是一种方法或工具，用于描述或估计某一个体未来发生某种特定疾病或因为某种特定疾病导致死亡的可能性。这种分析过程的目的在于估计特定事件发生的可能性，而不在于作出明确的诊断。作为定义，我们可以说：健康风险评估是对个人的健康状况及未来患病和（或）死亡危险性的量化评估。这里的关键词包括健康状况、未来患病和（或）死亡危险、量化评估。

1. 健康状况 随着生物-心理-社会医学模式的产生和建立，人们对健康状况的认识和理解不断深入，简单地说，健康的多维性、健康的阶段性与连续性成为人们对健康认识的最重要的两个方面。健康的多维性是指健康包括躯体健康、心理健康和社会适应能力良好三个方面；健康的阶段性与连续性是指从绝对健康到绝对死亡，个体要经历疾病低危险状态、中危险状态、高危险状态、疾病产生、出现不同的预后等多个阶段，且各个阶段动态连续，逐渐演变。健康的这些特点，直接影响着健康风险评估的需要和发展趋势，如近些年来，健康风险评估的重点已从评估确定的健康结果，如患病、残疾、死亡等，扩展到评估个人的健康功能，如完成日常生活活动的能力、自报健康水平等。同时，越来越多的人认识到，健康风险评估需要阶段性地连续进行。也就是说，根据人群不同性别、各年龄段健康危险因素、易患疾病和高死亡原因等的差异，设计在不同年龄段应做的健康检查项目，进行周期性的健康检查及健康风险评估，可为个体积累连续的健康基础信息，以帮助个人进行有效的健康决策和健康维护。

2. 未来患病和（或）死亡危险　这是健康风险评估的核心，即依据循证医学、流行病学、统计学等的原理和技术，预测未来一定时期内具有一定特征的人群的病死率或患病率。传统的健康风险评估用于估计死亡的概率，即病死率。渐渐地，健康风险评估也被用于估计患病的概率，即患病率。事实上，如今的健康风险评估领域已经变得越来越复杂，一些机构推出了一系列的工具和量表，其实质是运用一些简化的尺度和标准，将人群按照健康危险水平进行分层或健康评分，这些方法具有结果表达简单、易于理解等特点，在某种程度上弥补了患病率、病死率由于在统计概念上的复杂性而给普通大众造成的"神秘"错觉，显示出了较强的生命力。然而究其根本，健康风险评估是在概率论的基础上，对未来患病和（或）死亡危险的预测。

3. 量化评估　这是健康风险评估的一个重要特点，即评估结果是量化的、可对比的。常见的健康风险评估评估指标有：患病危险性、健康年龄、健康分值等，其基本思想都是将健康危险度的计算结果通过一定的方法转化为一个数值型的评分。

例如，患病危险性可以用患病的概率值作为结果（一个介于 0 和 1 之间的小数，典型的例子就是死亡危险性，即死亡的概率，0=永生，1=死亡），也可以用某一个体在其所在的人群中根据危险性的高低排序而得到序位情况来表示（某人在人群中的患病危险性是 20%，表示他/她的患病风险位于该人群的第 20 百分位数）。

健康年龄则是指具有相同评估总分值的男性或女性人群的平均年龄。为得到健康年龄，受评估者的评估危险度要和同年龄同性别人群的平均危险度相比较。如果某个人的评估危险度与人群平均危险度相等，则他的健康年龄就是其自然年龄。如果某人的评估危险度高于人群平均危险度，则他的健康年龄大于其自然年龄；反之，若评估危险度低于人群平均危险度，则其健康年龄小于自然年龄。

（二）健康风险评估的原理与技术

健康风险评估包括三个基本模块：问卷、风险的计算、评估报告。今天，绝大多数风险评估都已计算机化。下面分别对这三个模块进行阐述。

1. 问卷　问卷是健康风险评估进行信息搜集的一个重要手段，根据评估的重点与目的不同，所需的信息会有所差别。一般来讲，问卷的主要组成包括：①生理、生化数据，如身高、体重、血压、血脂等；②生活方式数据，如吸烟、膳食与运动习惯等；③个人或家族健康史；④其他危险因素，如精神压力；⑤态度和知识方面的信息（有时候需要）。这些信息可由个人自行填报或由医务人员帮助提供，不论通过何种途径取得数据，其准确性都是首先需要保证的，它直接关系着后续的风险的计算及其结果，故应分清和强调各方提供问卷数据的责任和义务。

2. 风险的计算　健康风险评价是估计具有一定健康特征的个人会不会在一定时间内发生某些疾病或健康的结果。常用的健康风险评价一般以死亡为结果，由于技术的发展及健康管理需求的改变，健康风险评估已逐步扩展到以疾病为基础的危险性评价；因为后者能更有效地使个人理解危险因素的作用，并能更有效地实施控制措施和减少费用。

在疾病危险性评价及预测方面一般有两种方法。第一种是建立在单一危险因素与发病率的基础上，将这些单一因素与发病率的关系以相对危险性来表示其强度，得出的各相关因素的加权分数即为患病的危险性。由于这种方法简单实用，不需要大量的数据分析，是健康管理发展早期的主要危险性评价方法。目前也仍为很多健康管理项目使用。比较典型的有美国卡特中心（Carter Center）及美国糖尿病协会（ADA）的评价方法。很多健康管理公司都是在这些方法的基础上进行改进而推出自己的评价工具。

第二种方法是建立在多因素数理分析基础上，即采用统计学概率理论的方法来得出患病危险性与危险因素之间的关系模型。为了能包括更多的危险因素，并提高评价的准确性，这种以数据为基础的模型在近几年得到了很大发展。所采取的数理手段，除常见的多元回归外，还有基于模糊数学的神经网络方法及基于 Monte Carter 的模型等。这种方法的典型代表是 Framingham 的冠心病模型，它是在前瞻性研究的基础上建立的，因而被广泛地使用。Framingham 模型也被很多机构作为建立其他模型的基础，并由此演化出适合自己项目的评价模型。

了解风险的计算需要了解一些专业技术词汇。前期暴露因素（precusors）指行为生活方式危险因素（如吸烟）、临床检验值（如胆固醇值）、遗传因素（如乳腺癌的家族史）等，这些都是与一个或多个结局成数量关系的因素。以死亡率为基础的健康风险评估的结局就是死亡的各种原因。如果估算的是发病率，结局变量是疾病或状态。估算前期暴露和结局的关系有很多方法，但最常见的是相对危险性。

相对危险性反映的是相对于一般人群危险度的增减量。一般人群的危险度是按照人口的年龄性别死亡率来计算的。如果把一般人群的相对危险性定成 1，那么其他的相对危险性就是大于 1 或小于 1 的值。个人的相对危险性乘以一般人群的相对危险性就是若干年后死于某种疾病的概率。如果引起死亡的危险因素有多个，除了相对危险性外，还要用更准确的方法来估算。例如，在心血管疾病中，很多健康评估用基于弗雷明汉心脏疾病研究的 logistic 回归方程来计算危险性。

除用相对危险性来表示风险评估的结果外，按病种的评估方法一般都是以发病率为表示方法，也就是未来若干年内患某种疾病的可能性，又称为绝对危险性。

3. 评估报告 健康风险评估报告的种类和各种报告的组合千差万别，较好的情况是评估报告包括一份给受评估者个人的报告和一份总结了所有受评估者情况的人群报告，同时，与健康风险评估的目的相对应，个人报告一般包括健康风险评估的结果和健康教育信息。人群报告则一般包括对受评估群体的人口学特征概述、健康危险因素总结、建议的干预措施和方法等。

评估结果是健康风险评估报告的主要内容，其表达方式可以多种多样。为方便个人理解，评估提供者一般都会辅之以报告的简要解释和医生的详细解读，健康教育信息则依据个人的评估结果针对性地给出，其形式也可以是多种多样的。可以预见的是，随着互联网的不断普及，由于具有受众广、更新快、可及性强等特点，通过网络发布健康教育信息会成为一种重要的教育形式。

（三）健康风险评估的种类与方法

从不同的角度出发，健康风险评估可以进行多种分类。例如，按应用的领域区分，健康风险评估可分为：①临床评估，包括体检、门诊、入院、治疗评估等；②健康过程及结果评估，包括健康状况评估、患病危险性评估、疾病并发症及预后评估等；③生活方式及健康行为评估，包括膳食、运动等的习惯评估；④公共卫生监测与人群健康评估，从人群的角度进行环境、食品安全、职业卫生等方面的健康评估。

本节从评估功能的角度，对常见的健康风险评估种类及其方法进行了介绍。

1. 一般健康风险评估 即前面所述，通过问卷、风险的计算和评估报告三个基本模块进行的健康风险评估。

2. 疾病风险评估（disease specific health assessment） 疾病风险评估的目的区别于一般健康风险评估，疾病风险评估指的是对特定疾病患病风险的评估。其目的主要有以下几个方面。

（1）筛查出患有指定疾病的个体，引入需求管理或疾病管理。

（2）测量医生和（或）患者良好临床实践的依从性与有效性。

（3）测量特定干预措施所达到的健康结果。

（4）测量医生和（或）患者的满意度。

一般健康风险评估的特点对于疾病风险评估一样适用。此外，疾病风险评估还具有以下特点。

（1）注重评估客观临床（如生化试验）指标对未来特定疾病发生的危险性。

（2）流行病研究成果是其评估的主要依据和科学基础。

（3）评估模型运用严谨的统计学方法和手段。

（4）适用于医院或体检中心、健康/人寿保险中的核保与精算。

3. 疾病风险评估与健康管理策略 疾病风险评估作为健康风险评估的一个主要类型，与健康管理措施有着密切的联系。从某种程度上说，疾病风险评估起着健康管理分流器的作用，通过疾病风险评估可对人群进行分类，对处于不同风险类型和等级的个人或人群实施不同的健康管理策略，实现有效的全人群健康管理。

（1）疾病风险评估的方法：如同前面特点中所述，疾病风险评估的方法直接来源于流行病学的研究成果，其中，前瞻性队列研究和对以往流行病研究成果的综合分析及循证医学是最为主要的方法。前者包括生存分析法、寿命表分析法等；后者包括 Meta 分析、合成分析法（synthesis analysis）等，具体方法可参见相关流行病、统计和循证医学书籍，此处不再赘述。

（2）疾病风险评估的步骤：从大的方面来说，疾病风险评估主要有以下四个步骤：第一，选择要预测的疾病（病种）；第二，不断发现并确定与该疾病发生有关的危险因素；第三，应用适当的预测方法建立疾病风险预测模型；第四，验证评估模型的正确性和准确性。

要说明的是，首先，选择的疾病病种一般为人群高发、危害严重及现代医学对之已有较好干预/控制效果的疾病。其次，流行病学的研究成果对于发现和确定与该疾病发生的有关危险因素，并随之建立有效的疾病预测模型起着至关重要的作用，同时，危险因素的个数及其作用随着医学研究的进展和新发现，应能恰当地体现在预测模型中。第三，模型应具有较好的正确性和准确性，即预测的结果应和实际观测的结果具有一致的方向性和较好的相关性与敏感性。最后，不同的评估工具可能有不同的患病危险性表示方法，最基本的方法是通过①未来若干年内患某种疾病的可能性（概率值）；②与同年龄、同性别的人群平均水平相比，个人患病危险性的高低（人群中的百分位数）来进行。

（四）健康风险评估的目的与应用

如果用一句话来表述健康风险评估的目的，那就是，将健康数据转变为健康信息。众所周知，信息与数据的一个重要区别就是，信息是处理后的数据所形成的一种形式，它可用来辅助做决策或支持其他行动。健康信息是指与人的健康有关的信息，泛指一切有关人的身体、心理、社会适应能力的知识、技术、观念和行为模式等，表达了人们对健康的判断、观点、态度及情感。具体来讲，健康风险评估的主要目的如下。

1. 帮助个体综合认识健康危险因素　健康危险因素是指机体内外存在的使疾病发生和死亡概率增加的诱发因素，包括个人特征、环境因素、生理参数、疾病或亚临床疾病状态等。个人特征包括不良的行为（如吸烟、酗酒、运动不足、膳食不平衡、吸毒、迷信、破坏生物节律等）、疾病家族史、职业等；环境因素包括暴露于不良的生活环境和生产环境等；生理参数包括有关实验室检查结果（如血脂紊乱）、体型测量（如超重）和其他资料（如心电图异常）等。

健康危险因素在个体身上的发生和表现纷繁复杂，综合起来说，可以是多元化的危险因素并存且相互影响，可以出现病症也可以不表现病症。健康风险评估通过对健康状况及未来患病危险性的全面考察和评估，有利于帮助个体综合、正确地认识自身健康危险因素及其危害。

2. 鼓励和帮助人们修正不健康的行为　健康风险评估的概念最早是被当做健康教育的一个工具而提出来的，它为医生与病人之间沟通疾病预防方面的信息提供了一个很有说服力的工具。应该牢记的是，健康教育不是简单的健康宣教，它是通过有计划、有组织、有系统的教育活动和社会活动，促使人们自愿地改变不良的健康行为和影响健康行为的相关因素，消除或减轻影响健康的危险因素，预防疾病、促进健康、提高生活质量。可以说，健康教育的核心任务就是促使个体或群体改变不健康的行为和生活方式。健康风险评估通过个性化、量化的评估结果，帮助个人认识自身的健康危险因素及其危害与发展趋势，指出了个人应该努力改善的方向，有利于医生制订针对性强的系统教育方案，帮助人们有的放矢地修正不健康的行为。

3. 制订个体化的健康干预措施　通过健康风险评估，可以明确个人或人群的主要健康问题及其危险因素，接下来应对评估结果进行仔细的分析和判断，如区分引起健康问题的行为与非行为因素、可修正和不可修正因素（不可修正因素如年龄、性别、疾病家族史和遗传特质）；区分重要行为与非重要行为（行为与健康问题相关的密切程度及是否是经常发生的行为）；区分高可变性行为与低可变性行为（即通过健康干预，某行为发生定向改变的难易程度）等。由于健康问题及其危险因素往往是多重的，故健康干预的内容和手段也应该是多方位的。对健康风险评估结果的详细分析，有利于制订有效而节约成本的健康干预措施。

4. 评价干预措施的有效性　评价（evaluation）是指客观实际与预期结果进行的比较，其实质是不断地进行比较，包括结果的比较、实施情况的比较等，只有比较才能找出差异、分析原因、修正计划、完善执行，使工作取得更好的效果。而要进行评价，测量是必需而重要的手段，这里的测量包括对健康干预依从性的测量、对健康评价指标及经济评价指标的定量定性测量，以及对参与者满意度的测量等。准确的信息是评价成功的保障，必须具备完善的信息系统，准确地收集、分析和表达资料。健康风险评估通过自身的信息系统，收集、追踪和比较重点评价指标的变化，可对健康干预措施的有效性进行实时评价和修正。

5. 健康管理人群分类　健康风险评估的一个重要用途就是根据评估结果将人群进行分类。分类的标准主要有两类：健康风险的高低、医疗花费的高低。前者主要根据健康危险因素的多少、疾病危险性的高低等进行人群分组，后者主要根据卫生服务的利用水平、设定的阈值或标准等进行人群划分。不难理解的是，高健康风险的人群其医疗卫生花费通常也处于较高水平。

分类后的各个人群，由于已经有效地鉴别了个人及人群的健康危险状态，故可提高干预的针对性和有效性，通过对不同风险的人群采取不同等级的干预手段，可达到资源的最大利用和健康的最大效果。换句话说，健康风险评估后的各个人群，可依据一定的原则采取相应的策略进行健康管理。

6. 其他目的 健康风险评估还可满足其他的目的需求，如评估数据被广泛地应用在保险的核保及服务管理中，根据评估数据进行健康保险费率的计算，以使保费的收取更加合理化是一个典型的例子。另外，将健康评估数据与健康费用支出相联系，还可进行健康保险费用的预测，帮助保险公司量化回报效果。

健康风险评估的应用与健康风险评估的目的直接相关。健康风险评估通过对个人和（或）人群健康状况或未来患病风险的量化评估，筛查出个人/人群的主要健康问题及危险因素，并就危险因素对健康造成的危害程度与干预的重点及成效进行优先排序，为个人或人群的健康干预方案提供了信息基础，同时也为健康追踪和干预效果评价，包括经济方面的评价，提供了比照的基础，选用健康风险评估的原则主要有自愿参加、信息保密、在适当的人群中应用、保证质量。需要考虑的问题包括：评估的目的、对基础数据的要求、参加者的积极性、如何解释评估结果及是否提供相应的健康促进资源等。

（五）健康风险评估的主要应用形式

下面简要总结了健康风险评估的一些主要应用形式，以展现健康风险评估的主要用途和应用领域。随着时代的发展和社会的进步，其应用领域必将不断扩展和延伸，发挥出越来越大的作用和功效。

1. 识别主要健康问题及危险因素，确定健康管理方案 通过健康风险评估，可以有效地鉴别个人及人群的主要健康问题和危险因素，从而确定健康管理的目标所在。使用健康风险评估的数据进行人群分类后，即可对不同风险的人群采取不同等级的干预手段来达到资源的最大利用。如对于处于中低风险的大众人群，主要的目的是一级预防，进行的干预主要是生活方式和行为的矫正等旨在减少危险因素的个数和

降低危险因素危害程度等的措施；而对于高危人群和病人，则主要进行二级与三级预防，通过筛检和系统的行为干预，以及完整的疾病管理方案，来防止疾病的发生，减缓疾病的进程及并发症的发生。

2. 评价健康管理效果 这里的效果评价主要包括以下四个方面：①危险因素的控制，通过观察常见危险因素，如体重、总胆固醇、三酰甘油、血压、血糖等指标在健康干预前后的变化和差异，考察单个服务对象或群体服务对象中有多大比例的人其危险因素得到了控制，指标变化的方向和程度如何，以及预计的发展趋势如何等。②患病危险性的变化，针对特定的疾病，考察一年或连续几年中，服务对象患病危险性的变化方向和变化幅度，总结干预的有效性。③成本效果评价，运用卫生经济学的方法和手段，对个人和人群在健康风险评估及健康管理服务前后的健康效果（如危险因素的控制程度、患病危险性的下降幅度等）与经济投入进行比较，以评价干预措施和干预服务的成本效果比，了解个人和人群在经济上的回报。④满意度评价，通过对个人或人群调查，收集服务对象和服务医生的反馈意见或建议，了解大家对包括健康风险评估在内的健康管理服务各个流程与细节、效果方面的满意程度和期望改进的地方，以改善和促进今后工作的开展与提高。

上述这些形式，可以应用在各种组织机构和场合中，主要体现在以下三个领域。

（1）在医院、体检中心、社区卫生服务中心等医疗卫生服务机构，通过健康风险评估，可延伸目前已有的服务内容，开展个体化的健康教育与健康促进，以及有针对性的疾病管理等服务，有效地稳定和拓展服务人群。

（2）在企业等工作场所，可通过健康风险评估，引入适合自身的健康管理项目，提高本企业人群的职业安全系数，降低员工的健康风险，收获员工健康、企业医药费节约、凝聚力提高、竞争力增强等综合回报。

（3）在健康保险行业，则可通过健康风险评估，确定更合理的保险费率，量化投保人群的健康和医疗花费风险，帮助降低自身经营风险。同时，健康保险公司还可通过与相关机构的合作，开展专业化的健康管理服务，打造专业化的服务内容与经营模式。

（何金鑫 陈秋红）

第二篇 全科医疗常见问题及处理

第十章 社区急症的全科医学处理

日常生活中难免会遇到急症、自然灾害、外伤、中毒、车祸、溺水、电击伤、自杀等各种各样的导致呼吸心搏骤停的意外发生。复苏开始越早，存活率越高；突发创伤时，如果在创伤的第一时间能规范及时地止血、包扎、固定、搬运，将极大地减少伤者的死亡和伤残。全科医生作为社区居民健康的维护者和促进者，必须掌握各种社区常见急症的急救原则和现场急救措施，同时应充分掌握转诊指征和运送方法。全科医生应通过各种渠道广泛开展社区健康教育，向居民普及安全防范措施及急救知识，提高居民自救及互救能力。

第一节 社区常见急症及现场急救

一、社区现场急救的意义与基本原则

在日常生活中难免会遇到各种各样的意外，包括急症、自然灾害、外伤、中毒、车祸、溺水、电击伤、自杀等。上述突发的意外都是导致呼吸心搏骤停的常见原因。众所周知，呼吸心搏骤停即猝死，是危及人类生命最紧急、最危险的情况。如果没有医护人员参与抢救，很难有生存机会。复苏开始越早，存活率越高。突发创伤时，如果在创伤的第一时间能规范及时地止血、包扎、固定、搬运，将极大地减少伤者的死亡和伤残。

越是密集型人群所在地，意外发生率相对越高。应对突发身体伤害的急救，社区全科医生因其工作地点有时间上和地理上的优势，往往最先抵达现场，首先展开抢救。

社区现场急救的意义：通过规范专业的手段，最大限度地减轻病痛，降低死亡率和伤残率，提高伤者愈后的生存质量。轻症创伤无需转诊，在社区可得到解决，重症在社区进行基本处置后要及时转诊。

现场急救原则：①机智冷静，迅速稳妥，细致全面，分清轻、重、缓、急，果断实施救治方法；②先紧急处理危重的患者，再处理较轻的患者；③注意观察现场环境，确保自己和伤者的安全；④充分运用现场可供支配的人力、物力来协助急救。

二、社区常见急症及其现场急救措施的实施

（一）心肺复苏

心脏骤停一旦发生，如得不到即刻及时的抢救复苏，4～6分钟后会造成患者脑和其他人体重要器官组织的不可逆损害。如经现场及时进行心肺复苏，35%～40%的猝死人员有可能得到挽救。因此心搏骤停后的心肺复苏（cardiopulmonary resuscitation，CPR）必须在现场立即进行。呼吸心跳停止后4～5分钟为抢救的"黄金时间"。

2010年美国心脏学会（AHA）和国际复苏联盟（ILCOR）发布最新的心肺复苏和心血管急救指南，由五个链环来表达实施紧急生命支持的重要性：①立即识别心脏停搏并启动应急反应系统；②尽早实施心肺复苏，强调胸外按压；③快速除颤；④有效的高级生命支持；⑤综合的心脏骤停后治疗（图10-1）。

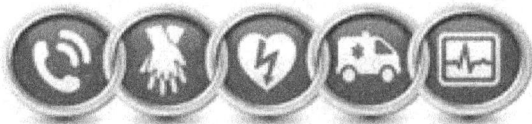

图10-1 紧急生命支持的五个链环

基础生命支持（basic life support，BLS）又称初步急救或现场急救，目的是在心脏骤停后，立即以徒手方法争分夺秒地进行复苏抢救，以使心搏骤停患者心、脑及全身重要器官获得最低限

度的紧急供氧（通常按正规训练的手法可提供正常血供的 25%～30%）。BLS 的基础包括突发心脏骤停（sudden cardiac arrest，SCA）的识别、紧急反应系统的启动、早期心肺复苏、迅速使用自动体外除颤仪（automatic external defibrillator，AED）除颤。

社区全科医生可最快到达现场进行急救。首先识别心脏骤停，2010 心肺复苏指南强调对无反应且无呼吸或无正常呼吸的成人，立即启动急救反应系统，拨打"120"，并开始胸外心脏按压。对于医务人员，呼叫患者的同时触摸患者大动脉有无搏动，通常以一手食指和中指触摸患者颈动脉来感知（以喉结为标志，沿甲状软骨向侧下方滑动 2～3cm 至胸锁乳突肌凹陷处）。检查脉搏的时间一般不能超过 10 秒，如 10 秒内仍不能确定有无脉搏，应立即实施胸外按压。2010 年 AHA 指南强调 C-A-B 抢救步骤，先进行胸外心脏按压（C），继而保持呼吸道通畅（A）及人工呼吸（B）操作。如果心脏骤停明确为窒息所致，采取 A-B-C 抢救步骤，先清理呼吸道，保持气道通畅。指南强调持续有效胸外按压，快速有力，尽量不间断，因为过多中断按压，会使冠脉和脑血流中断，复苏成功率明显降低。人工胸外按压时，患者呈仰卧位于平地上或硬板床上，成人按压频率为至少 100 次/分，下压深度成人为 4～5cm，小儿为 1～2cm，每次按压之后应让胸廓完全回弹。按压时间与放松时间各占 50%左右，放松时掌根部不能离开胸壁，以免按压点移位。为了尽量减少因通气而中断胸外按压，对于未建立人工气道的成人，指南推荐按压-通气比率为 30∶2。对于婴儿和儿童，双人心肺复苏时可采用 15∶2 的比率。如双人或多人施救，应每 2 分钟或 5 个周期心肺复苏（每个周期包括 30 次按压和 2 次人工呼吸）更换按压者，并在 5 秒钟内完成转换，因为研究表明，在按压开始 1～2 分钟后，操作者按压的质量就开始下降（表现为频率、幅度及胸壁复位情况均不理想）。现场急救有两种方法可以开放气道：仰头抬颏法和推举下颌法。开放气道的同时应该用手指挖出患者口中的异物或呕吐物，有义齿者应取出义齿。推举下颌法在怀疑头部或颈部损伤时使用，可以减少颈部和脊椎的移动。所有人工呼吸均应该持续吹气 1 秒以上，保证有足够量的气体进入并使胸廓起伏。在建立了高级气道后，每 6～8 秒进行一次通气，而不必在两次按压间才同步进行（即呼吸频率为 8～10 次/分），在通气时不需要停止胸外按压。心室颤动是引发心脏骤停的主要原因，有除颤器应尽

快电击复律，可提高抢救复苏率，除颤前后不要停止胸外心脏按压。

医务人员应遵循下述心肺复苏有效指标和终止抢救的标准。心肺复苏有效指标：每按压一次可触摸到颈动脉一次搏动，面色由发绀转为红润，可出现自主呼吸，或瞳孔由大变小，并有对光反射，甚至有眼球活动及四肢抽动。终止抢救的标准：患者呼吸和循环已有效恢复。无心搏和自主呼吸，心肺复苏在常温下持续 30 分钟以上，确定患者已死亡。有专业急救人员接手承担复苏或其他人员接替抢救。高级生命支持（ALS）及心脏骤停后治疗需要配备相应完善的急救设备及专业急救人员，需转诊至就近医院进行。

（二）急性冠脉综合征的急救

急性冠脉综合征（ACS）是指由于冠状动脉内不稳定性粥样硬化斑块破裂或侵袭，继发完全或不完全闭塞性血栓形成导致的心脏急性缺血综合征，包括急性 ST 段抬高性心肌梗死、急性非 ST 段抬高性心肌梗死和不稳定型心绞痛（UA）。急性冠脉综合征易并发心律失常、心功能不全、心脏骤停。如不及时处理，后果严重。社区发现疑似急性缺血性胸痛症状时应嘱患者立即停止活动、休息，简明扼要询问病史，查体，心电监护、监测血压变化、完成心电图检查，对无禁忌证的急性冠脉综合征病人应立即舌下含服硝酸甘油 0.3～0.6mg 或硝酸异山梨酯 5～10mg；立即嚼服阿司匹林 300mg，氯吡格雷 300mg；开通静脉通路。有条件可进行心肌损伤标志物及心脏超声检测，"时间就是心肌，时间就是生命"。对于 ST 段抬高急性心肌梗死（STEMI）患者，采用溶栓或介入治疗（PCI）方式尽可能早地开通梗死相关动脉可明显降低死亡率、减少并发症、改善患者预后。故社区全科医生应尽快联系转诊至距离近且最好有条件行急诊介入治疗的上级医院。

（三）急性脑卒中的急救

脑卒中俗称中风，是指各种原因导致脑组织失去正常的血液供应，从而导致的脑功能受损，包括缺血性脑卒中和出血性脑卒中。急性缺血性脑卒中的治疗关键在于发作后 3 小时内给予积极的溶栓治疗，对于社区全科医生来讲，必须掌握脑卒中的症状，才能对患者发病的症状作出及时准确的判断，并尽快转诊到有溶栓条件的医院。若患者突然出现一侧肢体无力或麻木、一侧面部麻木或口角㖞斜、说话不清或理解语言困难、双

眼向一侧凝视、一侧或双眼视力丧失或模糊、眩晕伴呕吐、既往少见的严重头痛呕吐、意识障碍或抽搐等上述症状之一，需考虑急性脑卒中的可能。遇到上述患者，社区医生积极联系转诊的同时，予患者吸氧，监测血压、血糖、呼吸、心率、体温，开放静脉通路，采集病史，强调准确记录患者发病的时间，患者到院后一旦影像学诊断缺血性脑卒中后，根据患者发病的时间就可明确是否有溶栓机会。对于考虑急性脑卒中患者，避免输入葡萄糖，以免加重脑水肿，血压增高也不急于降压治疗。转运途中需提前与急诊医生联系做好相关检查及救治准备，以缩短诊断检查时间，争取抢救时机。

（四）休克的现场急救

休克是机体遭受强烈的致病因素侵袭后，由于有效循环血量锐减，机体失去代偿，组织缺血缺氧，神经-体液因子失调的一种临床综合征。其主要特点是：重要脏器组织中的微循环灌流不足、代谢紊乱和全身各系统的功能障碍。有效循环血量依赖于：充足的血容量、有效的心搏出量和完善的周围血管张力三个因素。当其中任何一因素的改变，超出了人体的代偿限度时，即可导致有效循环血量的急剧下降，造成全身组织、器官氧合血液灌流不足和细胞缺氧而发生休克。在休克的发生和发展中，上述三个因素常都累及，且相互影响。

休克的诊断标准是：①有诱发休克的原因，如感染、失血、过敏、心功能不全等；②有意识障碍；③脉搏细速，超过100次/分钟或不能触知；④四肢湿冷，皮肤有花纹，黏膜苍白或发绀，尿量<30ml/h 或无尿；⑤收缩压<80mmHg；⑥脉压<20mmHg；⑦原有高血压者，收缩压较原水平下降30%以上。凡符合上述第①项，以及第②、③、④项中的两项和第⑤、⑥、⑦项中的一项者，可诊断为休克。

休克的抢救重点在于早发现、早干预。抢救原则是尽早去除引起休克的原因，尽快恢复有效循环血量，纠正循环障碍，增进心脏功能和恢复人体的正常代谢。社区医生能采取的措施包括：吸氧、保持呼吸道通畅；保持患者安静；避免过多搬动；体位一般应采取头低脚高体位；保暖；适当给予镇痛剂；建立静脉通路，扩容、改善微循环、激素及血管活性药物使用、抗凝剂应用，病因治疗。

（五）外伤出血的现场急救

社区医生经常会遇到外伤出血的患者。外伤出血的临床表现：动脉喷射状出血、静脉缓缓不断出血、毛细血管渗血，多能自动凝固止血。外伤引起的大出血，如不及时予以止血与包扎，严重者会威胁人的健康、生命，故需掌握一些基本处理方法。

（1）指压止血法：在伤口的上方，即近心端，找到跳动的血管，用手指紧紧压住。这是紧急的临时止血法，指头压不住，可以选用止血带在出血的近心端扎紧，须有明显标志，注明上止血带的时间、松止血带的时间，并将标记置于明显可见的肢体部位，防止血流阻断过久而发生肢体缺血。

（2）加压包扎止血法：用消毒的纱布、棉花做成软垫放在伤口上，再用力加以包扎，以增大压力达到止血的目的。此法应用普遍，效果也佳，严重出血需缝合包扎止血。

（六）骨折的现场急救

现场急救的目的在于用简单而有效的方法抢救患者生命，保护肢体，预防感染和降低损伤，安全而迅速地运送伤员，以便进行有效的治疗。急救的步骤：一般原则是就地包扎、止血和固定，同时判断伤员有无紧急情况，如心脏骤停、窒息、大出血、休克及开放性气胸等。若有，迅速建立静脉通道，快速输血、输液，保持气道通畅，给予氧气吸入等有针对性的急救，待伤员病情平稳后再进行骨折的处理。尽早彻底清创是防止伤口感染的关键。清创应越早越好，一般在伤后6～8小时内进行，个别情况下，全身和局部没有明显感染，在有效抗生素的保护下，虽超过时限，仍可进行。清创术简要步骤如下：①清洗去污，尽量去除血凝块和异物；②清理伤口至伤口比较清洁、显露出血循环较好的组织；③无菌敷料覆盖伤口，减少感染的风险。

骨折的处理：①骨折断端外露，应在其原位用消毒敷料或干净的布类临时包盖及固定伤口，不应立即将其复位，待送医院清创后再进行复位。②闭合性骨折的患者，若患肢肿胀较剧，可剪开衣袖或裤管以解除压迫；若有穿破皮肤、损伤血管和神经的危险时，应先用夹板固定，小心搬运患者，以防止骨折移位。③严重骨折移位、成角畸形或骨折端已顶于皮下将刺穿皮肤时，可沿肢体轴线方向用手法轻柔地牵引，以改善局部血运，初步纠正畸形压迫。骨折未经固定原则上不应随意搬动伤员或移动伤肢，如必须搬动而当时又确无适当的外固定物时，可利用躯干或对侧肢体固定。若怀疑脊柱骨折，伤员应就地静卧，就地取材固定伤处，切忌脊柱弯曲或扭转，以免造成终身截瘫。

（七）重危过敏反应的急救

严重过敏反应往往起病突然、多器官受累。皮肤症状多首先发作，出现皮肤潮红、红斑、瘙痒等。可出现呼吸道水肿，引起呼吸困难、胸部发紧、喘鸣，重症者可见发绀、窒息。心血管系统症状有低血压、心律失常、休克。胃肠道症状表现有恶心、呕吐、腹痛、腹泻。其他临床表现亦可见有眩晕、精神错乱、意识丧失等症状。大多数严重过敏反应常表现有呼吸系统和心血管系统症状。

社区医生急救处理原则：①判断为过敏反应，即刻脱离过敏原。②立即开通静脉通路，首选肾上腺素 0.5～1mg 静脉注射，予地塞米松 5～10mg 静脉注射，抗组胺药苯海拉明 20mg 肌内注射，过敏性休克时全身血量不足，需同时加强加快扩容补液治疗。③吸氧，患者采取头低足高位，以增加脑灌注，减轻脑缺氧。④给予患者安慰和鼓励，以消除其紧张和恐惧心理。⑤病情严重者，在积极救治的同时，呼叫"120"尽快转诊至上级医院。在积极救治 2～4 小时后，患者症状多可消退。不过仍应严密观察，在早期过敏反应消散后 4～8 小时，症状可能再次出现，故最好在医院留观 12 小时，以防迟发反应的发生。

（八）急性中毒的急救

急性中毒是指人体短时间内因接触大量毒物，迅速出现的中毒症状。其特点是发病急、变化快、对生命危害大。迅速正确的诊断是抢救治疗的基础。急性中毒一般会有明确的毒物接触史。在日常生活中我们最常遇见的是煤气（主要成分 CO）中毒和食物中毒。

1. 急性 CO 中毒 急性 CO 中毒俗称煤气中毒，煤、煤气等含碳物质不完全燃烧产生 CO，人体所吸 CO 与红细胞中的血红蛋白结合，形成碳氧血红蛋白，造成机体严重缺氧而死亡。社区居民煤气中毒常见于北方地区，冬季家里煤炉、煤气淋浴器、煤气灶等燃烧不充分，门窗紧闭，通风不好而发生 CO 中毒。CO 中毒后，最初感觉头痛、头昏、全身无力、恶心、呕吐，随中毒的加深而昏倒或昏迷、大小便失禁、面呈樱桃红色、发绀、呼吸困难，重者因呼吸循环中枢衰竭而死亡。社区医生可根据患者 CO 接触史、临床表现、皮肤黏膜樱桃红色等迅速作出诊断。社区现场急救措施：①立即打开门窗通风，迅速转移中毒者到通风好的房间或室外，撤离中毒环境，

松开患者衣领，保持患者呼吸道通畅，注意保暖；②有条件时尽可能吸入氧气，有利于稀释吸入的毒气，促使毒气的排出；③维持生命体征，如呼吸心跳停止，即刻进行心肺复苏。同时呼叫急救中心救治；④及早送高压氧舱治疗是 CO 中毒的特效疗法。

2. 食物中毒 食物中毒指吃了含有毒素的食物而引起的急性中毒性疾病，可引起腹痛、呕吐、腹泻，严重者可造成脱水、电解质紊乱、休克甚至死亡。食物中毒有暴发性、集中性、非传染性、地区性、季节性的特点。社区现场急救措施：①及时催吐、洗胃、导泻、灌肠，清除未被吸收的毒物；无论是否催吐，均应洗胃，发病 1 小时内洗胃效果最佳；每次灌洗胃液 500ml 左右。②即时补充丢失的水及电解质，鼓励多饮含盐饮料或糖盐水，通过利尿促进毒物的排泄；抢救过程中严密观察患者生命体征的变化。③重者送医院进一步救治。④及时上报卫生主管部门，多部门合作，做到早报告、早治疗，尽快稳定病情，延缓或控制事态进展。

（九）呼吸道异物的急救处理

气道是外界气体进出体内的必经之道，由于误吸异物入气道使得呼吸道堵塞，引起通气障碍，这种情况在日常生活中并不少见，多见于孩童及老年人，是临床急重症，可引起严重缺氧、窒息，短时间内可危及生命。因此，如果能立即施行现场急救操作可能会挽救患者生命。社区医生首先要会判断患者发生呼吸道异物梗塞典型的症状：患者可能会用一只手或双手抓住自己的喉咙，这是呼吸道梗塞的通用手势（哈姆立克信号），不能说话，不能呼吸，也不能咳嗽，出现面色发绀，有的昏迷。不完全梗塞的患者有呼吸费力，咳嗽，呼吸有喘鸣音。将异物尽早安全取出为首要治疗原则。现场常用方法是海姆利希（Heimlich）手法，是美国著名医学家亨利海教授（Henry J Heimlich）发明的。该法利用突然冲击腹部——膈肌软组织，产生向上的压力，压迫两肺下部，从而驱使肺部残留空气形成一股气流，长驱直入气管，将堵塞气管、喉部的食物块等异物驱除。立位腹部冲击法适用于意识清楚的患者。施救者站在伤患身后，以拳头之大拇指侧与食指侧对准患者剑突与肚脐之中点位置，另一手抓紧拳头，快速向上方猛击。要求不连贯的顿击，直至异物排出或患者出现昏迷。卧位腹部冲击法：适用于意识不清的患者。患者仰卧位，面朝上，施救者骑跨在患者的大腿部，一只手掌根

部置于患者的上腹部正中，另一只手叠放在上面，突然快速向前向下猛压腹部。婴幼儿梗塞推荐使用背部拍击法和胸部推击法，均采用头低脚高位。背部拍击法：婴幼儿取俯卧位，拍击双肩之间 5 次，若无效再选用胸部推击法，取仰卧位，位置大约在剑突上 1 指，快速推击 5 次，打开患儿口腔，手指取出异物。采取急救方法而异物不能排出时，急送就近医院耳鼻喉科直接经喉镜或支气管镜取异物处理，必要时外科开胸取异物。

第二节 社区常见急症的转诊和运送

一、全科医生适时转诊

对于急症患者，一部分诊断明确，在社区医院就可得到有效的治疗，无需转诊，如急性胃肠炎、轻度烫伤；但诊断不明、生命体征不稳定、随时有病情变化的患者需尽快转诊，接受进一步的检查及治疗，以免延搁病情，错失抢救时机，如突发晕厥、心电血压不稳定的患者需尽快转诊至就近医院的心血管专科接受治疗。转诊前全科医生需与家属告知患者病情及转诊的目的及转运途中可能发生的意外。

二、全科医生对危重患者的运送方法

全科医生在对危重患者进行现场急救处置后，应根据临床表现识别患者诊断归类，外伤很容易识别，涉及内科系统疾患如昏迷，脑卒中多见，肺性脑病、酮症酸中毒、低血糖、休克、中毒、癫症等均可出现昏迷症状，这就需要全科医生具备扎实全面的基本功和准确采集病史的能力，从而作出基本判断，给予相应处理，并转诊至合适的医院，如不能明确分类，选择去综合性三级甲等医院诊治。

一般来讲，遇有急危重症患者，全科医生作为首诊医生进行急救的同时，已能作出病情评估及初步判断，与"120"急救指挥中心联系，简明扼要说明病情，以便"120"急救车配备好患者所需的特殊抢救药品及设备以顺利转运，并能及时通知相关医院急救站做好救治准备。若需要，全科医生可跟随护送至专科医院，并把患者发病时的情况及检查资料、既往病史等信息及时提供给接诊医生。

转运过程中需注意患者安全，切不可因错误操作而加重病情。途中力求快速、平稳、安全，

避免颠簸。一般伤者的头部应与车辆行驶的方向相反，以保持脑部血供；患者的体位和担架固定稳妥，以免紧急刹车时加重病情。根据病情决定患者体位，外伤如腹腔内脏脱出的伤员，应保持仰卧位，屈曲下肢，腹部保温；骨折的患者需置于硬板床上，尽量固定伤处，避免牵拉或转动。昏迷、呕吐患者应取头低位且偏向一侧，防止呕吐物吸入呼吸道引起窒息、肺炎；鼻腔异物者，应保持低头姿势，以免异物掉入气管中。

三、全科医生对出院后患者的管理

患者出院后，全科医生须及时了解患者在医院的诊断治疗相关信息，翔实记录在患者健康档案中，以便督导患者之后的治疗。内科慢性病患者要嘱咐患者按时服药，定期复诊，注意观察患者的病情变化，以便早发现、早干预。鼓励患者进行适度的体力活动，逐步恢复正常的生活状态。因脑卒中或外伤导致机体功能障碍还要在社区继续功能康复锻炼。有的患者因害怕病情反复，时刻处于恐怖担忧中，有的因肢体的残疾变得焦虑抑郁，有的因花费过高而不愿继续治疗，导致其家庭气氛消除低迷，不利于患者病情恢复。社区全科医生在关注患者病情变化的同时，还需注意患者及其家庭成员的心理变化，协同心理咨询师及时给予心理疏导，树立战胜疾病的信心。遇有特殊经济困难的患者求助当地社保部门给予适度的照顾。

第三节 社区急症的防范和健康教育

一、全科医师在防范社区急症中的作用

灾害和外伤严重威胁人类的健康和生命安全。世界各国伤害的发生率、致残率、致死率均逐年上升。伤害在大多数国家排在死因顺位的前 5 位以内，而在我国已居死因顺位的第 4 位。我国 20 世纪 90 年代疾病监测和流行病学调查结果表明，全国每年有 60 万～70 万人死于各类伤害，约有 2000 万人以上因伤害需要急诊和入院治疗。减少因天灾人祸给家庭及个人带来的不幸，让社区居民防患于未然，全科医师责无旁贷。因此，全科医师既是院前急救的处理者和社区康复的施行者，又是伤害预防宣传教育和安全的促进

者。充分发挥全科医师的作用，是预防某些伤害和急症的有效途径。

全科医师在平时应通过社区专题讲座、公益广告、印刷和分发宣传资料、行为展示向社区居民进行防范某些急症的健康教育（health education），向社区居民普及急救知识，使他们学会应付突发性灾害和外伤，提高自救、互救能力。如在火灾现场要保持镇静，不要乱冲乱撞，切忌奔跑喊叫，应用湿毛巾捂住口、鼻，禁乘电梯。不要把时间浪费在穿衣服、寻找、搬运贵重物品上。尽量在易于被人发现的窗口、阳台上发出求救信号。如身边有绳索、床单、窗帘等可自制简易绳索，然后绑在窗架上逃生。全科医师应定期组织、指导居民进行心肺复苏模拟操作，以便在紧急情况下自行或协助急救人员对他人施救。全科医师亦应向社区居民倡导良好的生活方式及宣传勿滥用某些药物的知识。如对有消化性溃疡的患者而言，生活要有规律，劳逸结合，避免过度精神紧张；慎用阿司匹林、吲哚美辛（消炎痛）等易致溃疡病活动出血的药物。全科医师还应教育居民提高安全和自我保护意识，减少某些急症的人为危险因素：如开车或坐在汽车前排时应使用安全带、切勿酒后驾车；行人穿越马路应走"斑马线"；儿童上学途中戴黄色的安全帽、背黄色书包等。

二、社区常见急症的预防

急症的三级预防包括预防发生、院前急救和医院治疗、社区康复。此项工作大部分落实在社区，因此，降低危重病的危险因素、增加保护因素、控制意外伤害，已成为全科医师的重要任务之一。

（一）一般外伤、多发性创伤的预防

（1）严格遵守交通规则，乘机动车应使用安全带，骑摩托车者应戴头盔，切勿疲劳及酒后驾车。

（2）注意交通安全，行人穿越马路要走横道线。

（3）有视、听功能障碍及75岁以上的高龄老人，外出应有人陪同。

（4）一旦发生交通事故，一定要保持头脑冷静，切忌惊慌失措。

（5）卫生间、厨房地面及浴盆应防滑，浴盆应设有扶手。

（6）不让儿童独自在阳台上玩耍，在危险处应设防护栏。

（7）高空作业要遵守安全生产，勿违规操作机器。

（二）溺水的预防

（1）在社区内广泛宣传游泳常识，配合中、小学校做好初学游泳人员的安全教育。

（2）下水的人应熟知水域情况和救护设施，并尽量在有他人在场的情况下下水。下水前要做准备活动，以防下水后发生肌肉抽搐。一旦腓肠肌痉挛，应及时呼救，同时将身体抱成一团，浮出水面，深吸一口气，将脸浸入水中，将痉挛下肢的拇趾用力往前上方拉，使拇趾翘起来，持续用力直至剧痛消失。反复吸气和按摩痉挛疼痛部位，慢慢向岸边游。

（3）教育孩子不要在河边、池塘边玩耍，尤其是学龄前儿童。

（4）不会游泳者一旦落水，保持冷静，设法呼吸，等待他救机会。具体方法：采取仰面体位，头顶向后。尽量使口、鼻露出水面，切不可将手上举或挣扎，否则更易下沉。

（5）发现有人溺水时，若救护者不谙水性，可迅速投下绳索、竹竿等，让溺水者抓住，再拖上岸；谙熟水性者应从挣扎的溺水者背后游近，用一只手从背后托住其头颈，另一只手抓住其手臂游向岸边；救护时防止被溺水者紧紧抱住，如已被抱住，应放手自沉，使溺水者手松开，再进行救护。

（6）有关机构入夏前应检查游泳池、江、河、湖、海边浴场的深浅水情况；竖立标牌；对急救人员进行技术培训。

（7）针对水上作业人员的作业特点，进行安全教育，严格遵守操作规程。

（三）烧、烫伤的预防

（1）沐浴时应先放冷水后放热水，勿把幼儿单独留在浴缸内，以免开启水龙头而烫伤。

（2）切勿在做饭中途离家外出或睡觉，以免点燃中的火烧着附近可燃物品造成火灾。

（3）切勿在床上及沙发上吸烟，以免烟蒂燃着床铺或沙发，引致火灾。

（4）建筑物的安全通道应保持畅通，勿堆放杂物。平时应留心居住或工作处的疏散通道及楼梯方位，了解着火时的最佳逃生路线。

（5）使用电吹风、电熨斗、取暖器等家用电器时人不能离开。

（6）节日期间，燃放烟花爆竹应在规定的时间、区域内，小孩燃放烟火爆竹时应有大人监护。

（7）夏季外出应戴草帽遮阳；野外操作人员应穿长袖上衣、长裤，避免晒伤。

（四）意外中毒的预防

（1）加强中毒预防的宣传教育，向社区居民宣传防止各种生活源性意外中毒的防范知识。

（2）正确储存家庭中的潜在毒物，如家用洗涤剂、化学品、药物等，防止儿童误食。

（3）保持厨房空气流通，夜间睡眠时厨房内可开一扇窗。

（4）通风不良的空调车内汽车尾气产生的CO亦可使人中毒，应定时打开车窗，以使空气流通。

（5）冬季沐浴时小心使用燃气热水器，宜选择对流平衡式。尤其是年老体弱者应当趁家中有人时洗澡。

（6）室内用煤炉取暖，要设置外排废气的烟道。

（五）食物中毒的预防

（1）不吃毛蚶、泥蚶、炝虾、河豚等违禁生食水产品或有毒动物。

（2）切生、熟食品的刀具、砧板要分开使用，生、熟食物要分开存放。

（3）鱼肉类食物要煮熟煮透，防止外熟内生、不吃腐败变质的食物。

（4）从冰箱内取出的隔夜食物，要彻底加热后再食用。

（5）不去无证排档就餐。

（六）电击伤的预防

（1）普及安全用电知识，家庭或单位的电器用品应由专业人员正确安装，定期维护，应有可靠的接地及有短路保护装置的线路。

（2）雷电时，不要在露天场地或荒郊野外站立、工作，不要在大树下或金属顶棚下停留，应寻找室内避雨。如在山间旅游，可进入山洞避雨。

（3）幼儿应有专人看管，不要让儿童接触电线、插座。接上电源的电器尽可能放在儿童不能触及之处。

（七）狂犬病的预防

（1）劝阻饲养宠物，按章管理宠物。

（2）被犬、猫咬伤后，立即用清水反复彻底冲洗伤口。然后用消毒液、乙醇（酒精）或聚维酮碘（碘伏）彻底消毒伤口。冲洗时应充分暴露伤口，水量要大、水流要急，不可包扎伤口。

（3）随即注射狂犬病疫苗及抗狂犬病血清，或送上级医院做进一步处理。

（徐立松　刘可征）

第十一章　心、脑血管疾病的全科医学处理

心、脑血管疾病是威胁人类健康的慢性非传染性疾病，全科医生要了解心、脑血管疾病的流行病学特征，熟悉其主要危险因素，掌握心、脑血管常见疾病的诊断、治疗。在社区积极开展三级预防是全科医生的工作职责，并与专科医生配合，以保证心、脑血管疾病防治工作的连续性。定期对社区居民进行健康宣教，指导人们改善不良生活方式，开展周期性体检，及早发现和控制致动脉硬化的危险因素，完成心、脑血管疾病的连续性、综合性管理。

第一节　心、脑血管疾病严重威胁人类健康

慢性非传染性疾病（non-communicable disease，NCD）包括心血管疾病、脑卒中、糖尿病、肿瘤和慢性呼吸系统疾病，以其"高发病率、高复发率、高致残率、高死亡率及逐年递增的高医疗费用"已成为严重影响我国国民健康的重要公共卫生问题。在我国，每年达1030万各种因素导致的死亡中，慢性病所占比例超过80%。近30年随着我国经济的快速发展，心、脑血管疾病的发病率迅猛上升，居慢性病之首。基层是防治慢性病的主战场，当务之急，要在全国范围内提高全科医生对心、脑血管疾病的诊疗水平，增强群众防病治病意识，促进群众建立健康的生活方式。

一、心、脑血管疾病概述

心血管疾病（cardiovascular disease，CVD）包括冠心病、脑血管疾病、高血压、周围动脉血管疾病、风湿性心脏病、先天性心脏病和心力衰竭。其中，高血压、冠心病、脑卒中是严重危害人类健康的最主要疾病。冠状动脉粥样硬化性心脏病（简称冠心病），常见临床表现有心绞痛、心肌梗死、心律失常、心力衰竭、严重猝死。脑卒中是一组以脑部缺血及出血性损伤症状为主要临床表现的疾病，主要分为出血性脑卒中（脑出血或蛛网膜下腔出血）和缺血性脑卒中（脑梗死、脑血栓形成）两大类，以脑梗死最为常见，发病急，具有极高的病死率和致残率，死亡率也

有随年龄增长而上升的趋势。目前认为预防是最好的措施，心血管疾病的主要病因是吸烟、缺乏身体活动和不健康的饮食。因此，加强对全民普及心血管疾病的危险因素的教育，才会获得真实、有效的防治效果。

二、心、脑血管疾病流行病学现况及特征

（一）心、脑血管疾病流行病学现况

据WHO估计，世界上目前每年有3600万人死于心血管疾病。到2020年，这一数目要攀升到4400万。在慢性非传染性疾病中，心脏病和脑卒中是全球范围内第一位致死、致残原因。仅2004年，心血管疾病导致全球范围内1700万人死亡、1亿5千多万人致残；到2008年，这一形势并没有明显改观：全球范围内有1730万人死于心血管疾病，占全球总死亡人数的30%。

我国心、脑血管疾病流行趋势尤其严峻，WHO-MONICA研究是十几个国家按照统一的标准进行的研究。从这个研究看，我国的脑卒中发病率和死亡率在十几个国家中，都是比较靠前的，特别是女性，无论是发病率还是死亡率都在十几个国家中排在第一位，男性则排在第三、四位。国家心血管病中心公布的《中国心血管病报告2013》显示，中国2012年心血管疾病总人数2.9亿，我国每年大约有350万人死于心血管疾病，每10秒就有1人因心血管疾病而死亡。且心、脑血管疾病患病率仍处于持续上升阶段。

（二）我国心、脑血管疾病流行病学特征

1. 地区分布　我国北方地区心、脑血管疾病发病率、死亡率明显高于南方，同一地区心、脑血管疾病的发病率城市高于农村。

2. 时间分布　脑卒中一年四季均可发病，寒冷季节发病率更高，发病高峰时间段在上午至临近中午时间段。不同类型的脑卒中变化趋势也有所不同，表现为缺血性脑卒中呈增加趋势，而出血性脑卒中呈下降趋势。且出血性脑卒中多发生于气温低、气候干燥及气压高的冬季。冠心病全年均可发病，在冬季（12月到次年2月）较为频

发，1月为发病高峰。高血压同一人群有季节差异，冬季患病率高于夏季。

3. 人群分布 心、脑血管疾病患病率随年龄增长而增加，但近年有年轻化趋势，据最新的医学资料显示，30岁以上的发病率为17%，40~50岁为37%，50~60岁为54%，70岁以上为67%。短暂性脑缺血发作、脑血栓形成、脑出血多见于中老年人，多是由高血压、动脉硬化引起的；蛛网膜下腔出血多见于青年人，是由脑动脉瘤、血管畸形引起的。女性绝经期前冠心病发病率低于男性；脑血管疾病男性发病率高于女性；高血压男女患病率无明显差别。生活不规律、需经常加班熬夜、从事高度紧张职业、饮食不科学、酗酒吸烟人群，以及有心、脑血管疾病家族史的人群患病率高。

三、常见危险因素

（一）高血压

高血压是冠心病和脑卒中的最主要危险因素之一。2015年最新调查数据显示，中国目前已有3亿左右的高血压患者，高血压患者的卒中/心肌梗死发病比例为5∶1，因此治疗高血压的主要目标是预防脑卒中。2015年新版《中国高血压基层管理指南》要点解读指出降压治疗要达标，降压治疗的最终目的是最大限度地减少高血压患者心、脑血管疾病的发生率和死亡率。血压控制的目标：一般高血压<140/90mmHg；老年人高血压<150/90mmHg，如耐受<140/90 mmHg。近年来，中国高血压患病率持续增长，给个人、家庭及社会造成极大负担。纵观中国高血压管理，基层高血压防治现状不容乐观，基层是高血压防治的主战场，社区医师是高血压防治的主力军，提高基层血压管理水平是提高中国高血压整体管理能力的根本。

（二）吸烟

吸烟是心脑血管疾病主要的危险因素。据研究表明，吸烟者的冠心病、高血压、脑血管疾病及周围血管病的发病率明显高于不吸烟者。统计资料表明，冠心病发病率吸烟者较不吸烟者高3.5倍，病死率前者较后者高6倍，且死亡率的增长与吸烟量呈正比；心肌梗死发病率前者较后者高2~6倍；吸烟者发生中风的危险是不吸烟者的2~3.5倍，如果吸烟和高血压同时存在，中风的危险性就会升高近20倍。此外，吸烟者易

患闭塞性动脉硬化症和闭塞性血栓性动脉炎。因此，戒烟和控烟是防控心脑血管疾病过程中很重要的环节。

（三）血脂异常

血脂异常主要是指血浆胆固醇（TC）、三酰甘油（TG）、低密度脂蛋白胆固醇（LDL-C）水平增高，或高密度脂蛋白胆固醇（HDL-C）水平减低。血脂异常是导致动脉粥样硬化的重要因素之一，是冠心病、缺血性脑卒中的独立危险因素。因此，防治血脂异常在我国人群中有重要的公共卫生意义。

（四）糖尿病

糖尿病主要的并发症是动脉粥样硬化，侵犯全身大小血管，以累及心、脑、肾等生命器官和危害严重为特点，其中以心血管并发症较多，是患者主要死因之一。糖尿病已被列为冠心病危症。

（五）代谢综合征

代谢综合征是导致糖尿病，心、脑血管疾病的危险因素。其具有以下特点：①多种代谢紊乱集于一身，包括肥胖、高血糖、高血压、血脂异常、高血黏度、高尿酸、高脂肪肝发生率和高胰岛素血症，这些代谢紊乱是心、脑血管病变及糖尿病的病理基础。②有共同的病理基础，目前多认为它们的共同原因就是肥胖尤其是中心性肥胖所造成的胰岛素抵抗和高胰岛素血症。③可造成多种疾病增加，如高血压、冠心病、脑卒中，甚至某些癌症。④有共同的预防及治疗措施，有效防治一种代谢紊乱，也就有利于其他代谢紊乱的防治。

（六）其他因素

年龄、遗传因素、久坐的生活方式、精神紧张、不健康饮食习惯等都是影响因素。

不断上升的心血管疾病的危险因素水平与不健康生活方式或行为的普遍存在，预示着人群具有心、脑血管疾病的高发病率；因此，国家在加强心、脑血管疾病二级预防的同时，更要进一步强化心、脑血管疾病的一级预防。全科医生服务在基层，有利于开展该方面的工作。而只有了解心、脑血管疾病的流行病学特征，才能做好社区居民的疾病预防工作。

第二节 心、脑血管疾病患者的全科医学照顾

一、社区管理及家庭保健

心血管疾病高居人群死亡原因首位。数据显示，我国每年因心血管疾病产生的医疗费用高达1300多亿元。心血管疾病的预防势在必行。在社区内开展疾病防治和危险因素控制的健康教育与健康促进是预防与控制心血管慢性病的有效手段。高血压、冠心病、脑卒中是社区慢性病管理的重点。高血压发病率高，但控制率低，是心血管疾病的主要危险因素，早期发现高血压并积极控制，可大大降低并发冠心病和脑卒中的风险。血压测量应作为常规体检项目，发现高血压患者嘱定期门诊随诊监测血压变化以调整治疗方案。心血管慢性病病程长、易反复、合并症多，专科医生只是针对发病期的治疗，之后长期的跟踪随访治疗，再到专科医院就显得过于费时费力费钱。而社区全科医师可以为患者提供所需的综合医疗保健服务，经济便捷。加强社区慢性病管理，贯穿预防为主的精神，加大健康宣教力度，改变不健康的生活方式和行为，是社区工作的重点。

心血管慢性病因其病情反复加重的特点，患者需经常辗转于社区医院与专科医院之间，建立全科医师主导下的环状双向转诊新型医疗服务模式，有利于医疗卫生资源的优化配置，提高全科医师的临床医疗服务水平。患者首先在社区医院诊治，由全科医师建立电子健康管理和慢性病档案，能及时发现患者出现的病情变化，一旦出现紧急情况患者需转入专科医院时，由全科医师通过心血管疾病防治信息平台联系相应的心血管专科医院，同时将患者的医疗信息及时提供给心血管专科医师。患者出院后全科医师及时登记住院信息及诊断治疗用药，完善患者的慢性病档案，督导患者的用药及复查、定期随访。从而实现对患者的持续性、协调性照顾。

家庭是全科医生工作的重要场所和可利用的有效资源。开展以家庭为单位的照顾也是全科医学的一项重要原则。家庭的结构和功能会影响家庭成员的健康，而家庭成员的健康和疾病又影响着家庭其他成员。全科医生在对患者进行诊治的同时，必须了解患者家庭的信息，从而有效利用家里家外资源，消除危险因素，以达到预防及控制疾病的目的。

二、三级预防

心、脑血管慢性病患病率的持续上升，疾病负担的日益加重，已成为危害社会及经济可持续发展的严重公共卫生问题和社会问题。开展"预防为主"的社区卫生服务是实现慢性病防治的最佳途径。

（一）一级预防

一级预防（primary prevention）又称病因预防，即控制心血管疾病的危险因素，防病即"治未病"。一级预防主要是针对全体社区居民、重点是高危人群的服务，健康宣教为主要手段，也是全科医师工作的主要内容之一。通过对心脑血管疾病的常见危险因素的干预，倡导健康的生活方式，指导慢性病患者合理用药，从源头上控制心脑血管疾病的发病率及复发率。

1. 提倡健康的生活方式

（1）戒烟限酒：吸烟是心、脑血管疾病的独立危险因素。应该反复宣传吸烟的害处，鼓励和支持戒烟；中度和中度以上饮酒推荐不饮酒或适度饮酒，是预防心、脑血管疾病的重要措施。

（2）适度体力活动：久坐、少运动的生活方式容易并发血栓栓塞性疾病。有明确证据表明，适度的体力活动对控制体重、改善心血管功能、降低血黏度、降低心、脑血管疾病发病率有积极的作用。

（3）低盐低脂合理饮食：提倡适量钠盐摄入和足够的含钾食物，高盐易引起血压升高。WHO建议成人每人每日食盐摄入量不超过5g，钾补充在高血压防治中具有明显作用，最佳补钾方案是依赖食物维持正常血钾的浓度，如新鲜水果、蔬菜等。增加膳食纤维的摄入，使饮食结构的多样化。

（4）规律作息，保持情绪稳定：现代生活的节奏加快、人们生活压力大、精神紧张、不规律作息、长时间坐在电脑桌旁都是心、脑血管疾病发病的原因，学会适度的放松，做些有益于健康的运动如太极拳、步行、瑜伽等均有助于缓解压力。

2. 积极治疗与本病有关的一些疾病 高血压、糖尿病、高脂血症、高尿酸血症、肥胖症等都是心、脑血管疾病的主要危险因素，稳定血压、血糖，降低血尿酸，减重，调脂治疗等，对降低心、脑血管疾病的发病率及再住院率有积极的意义。

一级预防的特点决定了社区是开展一级预防的重要场所。全科医师在社区一级预防中起着举足轻重的作用，是防范心、脑血管慢性病的守门员。全科医师必须熟知心、脑血管慢性病的危

险因素，才能做到有的放矢。需注意年龄和遗传也是发病的原因，在健康普查工作中注意收集心、脑血管疾患的相关家族史，注意筛查出高危患者，及早地干预以规避发生严重心脑血管事件的风险。此外，因为动脉粥样硬化始于儿童及青少年时期，故心、脑血管疾病的预防应从儿童开始。重点应注意不使儿童过胖，预防血压升高及阻止未成年人成为烟民。

（二）二级预防

二级预防（secondary prevention）称临床前期预防，即对已患心、脑血管疾病的患者做到早发现、早诊断和早治疗（三早），从而及时治愈疾病，防止或减缓疾病的进展，降低心、脑血管疾病的致残率及复发率。二级预防是针对患者的服务。

1. 疾病筛查 加强卫生宣教，提高社区人民的就诊意识。心、脑血管慢性病的发病率与年龄呈正相关，定期组织对社区老龄患者体检，可及时筛查出高血压、糖尿病、高尿酸、血脂代谢异常患者，做到早发现、早干预，从而减少患病率及合并症的发生。

2. 确诊方法 心电图作为最简单方便易行的检查手段对心肌缺血、心律失常、心肌梗死有很高的诊断价值，心电图动态的 ST-T 缺血改变结合患者典型的心绞痛表现基本可诊断冠心病。超声心动图可明确心脏形态结构改变、进行心功能的评估，对瓣膜病、先天性心脏病有确诊价值。血管超声可发现血管斑块、动脉夹层、血栓形成。血清心肌损伤标志物的增高对急性心肌梗死有确诊价值。冠脉血管的检查方法目前有两种，一是冠状动脉计算机体层血管造影（computed tomography angiography，CTA），检查方便，门诊即可进行，具有很高的阴性预测值（98.1%），但检查发现血管有可疑病变或严重病变需进一步介入治疗时，需再做冠脉造影检查，增加了患者的经济负担和射线量；二是冠状动脉造影，是临床诊断冠心病的"金标准"，对于临床高度怀疑冠心病，有明显缺血症状的患者，建议首选冠脉造影检查。头颅 CT 和颅脑磁共振成像（magnetic resonance imaging，MRI）是脑血管疾病诊断最常用的检查，可直接、精确地显示病灶部位；经颅多普勒超声（transcranial doppler，TCD）是脑血管疾病的常规检查方法，提供了脑血管血流动力学参数，成为影像诊断的重要佐证。社区因条件所限上述大型仪器不作为常规配备，需到专科医院进行检查。

3. 防治措施 急性冠脉综合征患者一旦确诊，因其病情潜在风险大，建议直接转专科医院住院治疗。慢性反复心功能不全患者给予利尿、扩血管、抗凝、强心、改善心肌缺血等治疗，同时控制心律失常及其他危险因素如高血压、糖尿病等。急性缺血性脑卒中患者，发病后尽快送至专科医院及早溶栓治疗、改善预后。对于心绞痛和缺血性脑卒中患者，长期使用小剂量阿司匹林或氯吡格雷等抗血小板药物，可减少心肌梗死和脑卒中复发。

（三）三级预防

三级预防（tertiary prevention）又称为临床期预防，是为了减少心、脑血管疾病的危害，降低并发症、病残率、病死率而采取的措施。三级预防主要是病后康复治疗。例如，心肌梗死患者的康复锻炼，尽可能让患者恢复或接近正常生活；对脑卒中患者实施康复治疗，可以降低残疾程度，有利于患者康复，恢复生活质量。同时注重患者的心理康复治疗。

开展社区卫生服务可使社区医生与居民建立长期、稳定的健康服务与被服务关系，可充分利用与患者及家属接触的每一次机会进行健康教育，使居民认识慢性病的危害、危险因素及预防方法，掌握正确的生活方式及行为，提高自我保健能力。同时通过社区卫生服务及时发现患者，做到早发现、早诊断、早治疗与康复，预防和控制并发症的发生，改善生存质量。这样使三级预防有机地结合起来，才能有效地预防和控制慢性病。

第三节　心、脑血管疾病防治中全科医生的职责

全科医师不仅是患者及家庭的医师，也是健康监护人、咨询师、教育者、卫生服务协调者。全科医生的服务是一种全新医疗服务模式，所有到医院就诊的患者中只有 5%左右需要专科医生的诊治，而人群中 80%~90%的健康问题可以由以全科医生为骨干的社区卫生服务队伍来解决。

一、专科治疗前的工作

专科医生只服务于来就诊的患者，注重疾病的治疗，而全科医生服务于全体社区居民，通过对全体社区居民进行健康体检，筛查高危人群、

慢性病患者，进行建档，作出疾病的初步诊断及病情评估，并纳入慢性病规范化管理。因此，全科医生首诊时要运用全科医学临床思维，对初期的疾病或症状进行识别及分类，确认处理患者的治疗方案，发现不能确诊的疾病及时转诊上级医院。全科医师更要注重健康教育的开展，树立预防为主的意识，不断持续学习，更新心、脑血管慢性病预防知识，做到快速收集重要信息，以鉴别患者存在的重要健康问题。

心血管疾病常见的临床症状有胸闷、胸痛、心悸、气短、咳嗽、咳痰、浮肿、乏力、活动耐力下降等，脑血管疾病的主要症状有头晕、头痛、言语不利、肢体感觉及活动障碍、意识不清等。对于患者首次发作上述症状，全科医生应仔细询问病史，进行相关危险因素的收集，认真查体，采用常规检查手段，注意观察患者的病情变化，尽早作出正确诊断及病情评估。对于疑诊或需要进一步治疗的患者，如怀疑冠心病，需行冠状动脉造影术，或不稳定型心绞痛药物疗效差需行冠脉内血运重建治疗（冠脉内支架置入或冠脉搭桥治疗）时，建议患者去具有相关医疗资质和能力的医院住院检查治疗。对于已确诊的心、脑血管疾病患者，应及时登记，建立和完善健康管理档案，嘱患者定期复诊，坚持随访，并督促患者规范服药，控制血压、血糖、血脂等相关危险因素。对于在治疗过程中症状反复发作或病情变化时，应及时请专家会诊。强化对心、脑血管急危重症的识别和判断，学习和掌握院前急救处理技术，对于病情危重患者现场就地抢救，如发生急性左心功能不全，迅速予吸氧、扩血管、利尿、强心等治疗，心脏骤停者应即刻心肺复苏，抢救的同时呼"120"做好转诊准备。

二、专科治疗后的工作

全科医师是心、脑血管慢性病管理的主要实施者。心、脑血管疾病的患者经专科医生确诊或治疗后病情稳定出院回家，其后续治疗将由社区全科医生完成，进行跟进式、连续性、主动性医疗服务。全科医生应与专科医生密切联系，了解和记录患者在专科医生处治疗的情况及结果，包括诊断意见和处理建议，督促患者完成医嘱要求，以进一步巩固诊疗效果，而与专科医生的交流也有助于提高自身专业技术水平。在治疗中注意药物的副反应及疾病的合并症，随时调整治疗方案，并给予相应的对症处理。心、脑血管疾病的慢性、反复性、进展性特点，决定了即便是病情稳定期，也不能掉

以轻心，全科医生应严密观察病情变化，一旦发生急性心、脑血管事件（急性心肌梗死、恶性心律失常、主动脉夹层、急性脑卒中等）应再次及时转诊。应了解和掌握常见心、脑血管疾病病情演变加重的临床表现特点，并做好健康宣教，告知患者留意身体上疾病反复加重的信号，以便及早发现、及早干预，降低再住院率及死亡率，亦减轻了患者的经济负担。如慢性心力衰竭患者短时间内体重增加、出汗增多、腹胀、乏力明显等可能是心功能恶化的先兆，及时发现给予加强利尿治疗，稳定住病情。

第四节 心、脑血管疾病的健康教育和康复

一、患者健康教育

患者健康教育是一项科技普及工作。目的是为患者及其家属增加卫生知识，使患者采取有益的健康行为，改变不良生活方式或行为，提高依从性、有利于防病和治病、促进健康。患者教育是预防医学的重要措施，是临床诊疗不可或缺的环节。

（一）健康教育内容

应以健康为中心，围绕知、信、行三个中心环节，包括三方面内容：①疾病防治及一般卫生知识的宣传教育。②心理健康教育，教育患者正确对待疾病，树立战胜疾病、早日康复的信念。同时要有针对性，根据不同患者的心理特点和心理需求，介绍相应的心理保健方法。脑卒中造成的躯体功能丧失患者易发生严重的焦虑和慌乱，易患抑郁症。急性心肌梗死的患者，病情早期住在重症监护室，易紧张或恐惧致心率增快、失眠，容易诱发心律失常；而另一部分患者对本病毫无认识，在胸痛缓解后对治疗不重视，不够配合或擅自早期活动，容易导致心力衰竭、心脏破裂等，因此，全科医生应对上述患者做好健康教育，普及正确的认识，既要树立信心、解除顾虑，又要劝告患者合理重视、提高依从性。向家属及陪同人员进行保护性医疗原则教育，指导他们在精神上给患者以支持和鼓励。③健康相关行为干预，指在传播卫生保健知识的基础上，有计划、有目的地协助患者或有特定健康行为问题的人学习和掌握必要的技巧，改变不良卫生行为习惯，采纳健康行为，如低盐饮食，控制体重，戒烟，限酒，

多吃蔬菜和植物油,少吃动物内脏、动物油等胆固醇含量高的食物等。

(二)健康教育原则

健康教育要有科学性,内容要求正确、翔实。健康教育必须具有可行性,需建立在符合当地经济、社会、文化及风俗习惯的基础上,否则难以达到预期的目的;还要有针对性,健康教育对象的年龄、性别、知识层次等千差万别,因此,在实施健康教育计划之前,应全面评估学习对象的需要,并在此基础上制订出有效可行的健康教育计划。为了提高健康教育效果,可采取多种启发性教育方式,如用现实中发生的众所周知的案例讲解,会更生动、易于接受与理解。健康教育要讲究规律性,内容由简到繁、由浅到深、从具体到抽象地进行。每次学习活动内容不宜安排过多。且避免过多地使用医学术语,语言尽量做到通俗易懂。许多健康知识较为抽象,形象直观的教学是提高教学效果的有效手段。运用现代技术手段,如影像、动画、照片等可以生动地图示和表现教学内容,有利于提高人群的学习兴趣和对知识的理解。健康教育的行政性,在卫生保健服务中要求个人、家庭、社区组织、卫生专业人员、卫生服务机构和政府共同承担健康促进的责任才能成功地实现健康教育的目标。因此,健康教育活动不仅需要教学对象、教学者及其他健康服务者共同参与,也需要动员社会和家庭等支持系统参与,如父母、子女、同事、朋友等的支持参与,以帮助学习者达到健康的行为。合作与支持系统运用得越好,健康教育的目标越容易实现。健康教育具有行政性,政府部门的领导与支持是推动全民健康促进活动最重要的力量,开展健康教育和健康促进活动也应包含在整个医疗卫生计划内,应有专人、专项经费支持以推动健康教育的开展。

(三)呼吁全民健康管理

大多数心、脑血管疾病患者需要终身治疗,而康复医疗又是一个漫长的过程,全科医生对患者及家属进行各种心、脑血管疾病的一般常识的宣教,并推荐有关疾病的科普读物,以提高患者自我监测和防治水平;要使患者主动地介入到自己的健康管理中,与医生合作,坚持治疗,教会患者和家属学会测量血压,以便医生能及时了解患者服药后血压控制的情况,选择合适的降压药物;注意和重视心、脑血管疾病的先兆征象,有效地控制短暂性脑缺血发作和心绞痛发作。及时、有效地控制对心、脑血管疾病有损害的其他疾病,如糖尿病、血脂异常等。心脑血管疾病患病人数巨大,需进行终身管理。只有发动广大患者,发动全社会,慢性病防控才有希望。

二、康复医疗

康复医学是一门新兴的学科,是 20 世纪中期出现的一个新的概念,康复医学的三项基本原则:功能锻炼、全面康复、重返社会。心、脑血管疾病作为慢性病,其特点之一是一个长期、持续不断、逐步进展的病理过程,所以其康复工作也是一个长期的过程,绝大部分的康复锻炼只能在家庭和社区进行,全科医生应对心、脑血管疾病的康复有一个全面的了解。

(一)心脏康复

心脏康复是通过综合的康复医疗,包括采用主动积极的身体、心理、行为和社会活动的训练与再训练,改善心血管功能,在生理、心理、社会、职业和娱乐等方面达到较佳的功能状态,使患者在身体、精神、职业和社会活动等方面恢复正常或接近正常。心脏康复强调引导健康的生活方式和积极的生活态度,培养良好的健康行为,减少致残率,提高心血管疾病病人的生活质量,能最大限度地回归到社会生活中去。冠心病的康复分三期,Ⅰ期康复(院内康复期)为住院期的冠心病患者提供康复和预防服务。患者只要病情稳定运动康复即可开始,此期间患者最容易接受健康教育,让患者了解冠心病的相关知识,避免不必要的紧张情绪,提高患者的依从性。Ⅱ期康复(院外早期康复)为冠心病康复的核心阶段,目标为逐步恢复一般日常生活活动的能力。Ⅲ期康复(院外长期康复)也称社区或家庭康复期,此期的关键是维持已形成的健康生活方式和运动习惯,控制危险因素,改善或提高体力活动能力和心血管功能,最大限度地恢复发病前的生活和工作状态。

原发性高血压的康复治疗主要是给予健康生活方式指导及健康教育,其主要内容包括:规律适度的运动锻炼、限酒、注意发现及治疗睡眠呼吸暂停、高血压危险因素控制,以达到协助降压、减少药物用量及减轻靶器官损害、提高患者医嘱依从性、改善生活质量的康复目的。

慢性充血性心力衰竭是一个反复、进行性加重的病理进程。患者常因病情的反反复复、药物疗效的下降、经济负担重、活动能力的下降而压力大、情绪不稳定，甚至感到绝望。康复治疗中除了合理膳食、原发疾病的治疗外，还应给予心理疏导治疗、心力衰竭知识的普及、指导患者进行适度的体力锻炼、增强患者与疾病斗争的信心，从而减少病情的复发、降低住院率、延长生存期。

（二）脑血管意外后康复

各种脑血管意外均适合进行康复治疗，而且康复治疗应贯穿脑血管意外的始终，不同时期采取的康复治疗手段有所不同。康复治疗的时间越早越好，只要患者神志清醒、生命体征稳定即可进行。一般脑梗死患者病后 2～3 日，脑出血可稍推迟至 1 周左右即可进行。脑血管意外后，患者及家属因对致残的担心往往合并焦虑，密切关注患者的情绪变化，对患者及其家庭成员进行心理健康指导尤为重要，也有助于患者完成接下来的恢复期康复训练，包括肢体的功能康复训练和整体的生活独立能力训练和康复，争取最大限度地恢复生活自理能力。

三、周期性健康检查

周期性健康检查是运用格式化的健康筛检表格，由医生根据就诊者的年龄、性别、职业等健康危险因素为个体设计的终生健康检查计划。周期性健康检查项目以突出针对性和个性化为主要着眼点，同时兼顾下一次健康检查的时间、项目、内容上的完整性。其整合了临床医疗和预防保健的具体措施，以达到早期发现病患和危险因素并及时干预的目的。它着眼于一、二级预防，以无症状的个体为对象，是全科医生的重要工作内容。周期性健康检查表，应根据当地的实际情况进行调整，作为常见及高发病率的慢性病——冠心病、脑血管疾病是健康检查的主要内容，而与其相关的危险因素如高血压、高脂血症、糖尿病、吸烟、不健康的生活方式、肥胖、心理压力的评价等均列入成年人周期性健康检查的内容中。

（徐立松）

第十二章　恶性肿瘤的全科医学处理

为了更有效地降低恶性肿瘤的危害，全科医生应当在社区提供临床预防服务，包括：一级预防（病因预防）、二级预防（三早预防）、三级预防（综合治疗）。恶性肿瘤患者需要全面的医学照顾，全科医生的照顾能较好地消除患者的疼痛和缓解其他躯体症状，并对患者和家属予以心理疏导与支持，使其获得尽可能好的生活质量。

第一节　恶性肿瘤患者需要全科医学照顾

一、恶性肿瘤的严重危害

随着社会经济的发展和生物医学技术的进步，我国慢性非传染性疾病的发病形式及防治重点发生改变，在我国，恶性肿瘤的死亡率在城镇居民及 65 岁以下人群中，已居死因的首位。

据统计，我国每年新发恶性肿瘤约 220 万例，死亡约 160 万例，现有恶性肿瘤患者 700 万人。据估计，到 2030 年，我国恶性肿瘤患者每年将新增 2600 万人，死亡 1700 万人。无论从新发患者数、死亡人数、现症患者数来说，恶性肿瘤均是一个严重的健康问题。

二、恶性肿瘤患者需要全科医生的医学照顾

恶性肿瘤是严重危害民众健康的常见疾病。虽然其病因至今尚未阐明，但流行病学调查及其研究资料表明，恶性肿瘤的发生，与人们的不健康行为或生活习惯密切相关。过多的脂肪饮食，且缺少纤维素类食品，可使大肠癌的发病率增加。吸烟者与不吸烟者相比，肺癌的相对危险度（relative risk rate）高 8～12 倍，喉癌高 8 倍，食管癌高 6 倍，膀胱癌高 4 倍。乙肝病毒慢性感染者若常年饮酒，则会使原发性肝癌的发病率明显增高。

鉴于恶性肿瘤与可以改变的个人不健康行为或生活习惯及环境密切相关，WHO 癌症专家咨询委员会的报告称，1/3 的恶性肿瘤是可预防的。

恶性肿瘤的诊断与分期判断，主要均应由专科医生完成。恶性肿瘤的治疗，无论是手术治疗、放疗、化疗、生物治疗甚至中药治疗，同样需要由专科医生施行。

可是，恶性肿瘤早期缺乏特异性症状，诊断不易，一旦症状明确、诊断确立，常常又属晚期，肿瘤专科医生亦常无能为力，勉强治疗效果不佳。而由于对疾病的恐惧带来的不安，对前途的忧虑造成的抑郁等心理问题，较其他疾病的患者更为严重。这种心理问题的解决，更非肿瘤专科医生之长。

即使获得早期诊断，甚至手术治疗成功，对恶性肿瘤患者来说，其身体和心理仍需进行康复治疗，还需长期随访，以防止复发和转移，以及第二原发癌（secondary primary cancer）的发生。此类医学照顾需要全科医生的终生全方位照顾。

而且，一部分晚期恶性肿瘤患者多居住在家中，非常需要得到全科医生的医疗照顾，以减轻患者及其家属的痛苦，在有限的时间内获得尽可能好的生活质量。

对于恶性肿瘤患者的家庭来说，家庭成员之中，有的具有血源或遗传上的共同特征；社区的人群之中，有的具有共同的生活方式、环境条件。应该注意对此类恶性肿瘤的预防等，均需要得到全科医生的指导与帮助。

虽然恶性肿瘤的诊断与治疗是专科性很强的医疗工作，但专科医疗不可能涵盖肿瘤患者及其家庭，乃至社区，所以需要全科医生提供的全科医疗服务，包括临床一级、二级、三级预防。

第二节　全科医生在恶性肿瘤预防中的作用

一、参与恶性肿瘤的一级预防

（一）全科医疗干预

全科医生在全科医疗的日常应诊中，以及在家庭健康、社区健康照顾中，针对患者或居民所处生命周期、行为特点及身体状况等，实施行为干预或其他医疗处置，以消除危险因素，预防恶性肿瘤。然而今天，现代医学高度普及和发展，

人们却发现其方法和应用上存在着局限性，便不免回顾历史，怀念那时朴素自然协调的思维方式、服务实践和医患关系。而全科医学的建立和发展，可以说是医学界适应时代和民众的需要，将古代医学的精华重现于今天的一种"螺旋式上升"的成功实践。

（二）社区健康教育

全科医生针对社区危害较大的恶性肿瘤，根据居民的特点和对相关知识的需求，通过举办讲座、开展咨询、主办专栏、制作展板、印发宣传资料等，在社区居民中普及恶性肿瘤的一级预防知识。

（三）社区健康促进

全科医生通过社区卫生服务项目的实施，广泛动员政府机构、社会团体、社区居民、家庭和个人参与，一方面营造出有利于健康生活的人文与自然环境；另一方面使居民和家庭自觉承担起对自身健康的责任，从而改变不健康行为或生活习惯，减少或消除恶性肿瘤的危险因素。

（四）免疫接种

某些恶性肿瘤与病毒、细菌等感染有关，可通过接种相应病毒或细菌疫苗，使个体建立相应的免疫力，预防感染，从而预防恶性肿瘤的发生。全科医生应主动向患者或居民介绍免疫接种预防恶性肿瘤的知识，使有关高危人群更多地接种疫苗。

（五）化学预防

化学预防是利用天然或合成化合物来阻止、减缓或逆转恶性肿瘤的发生与发展。可食用植物成分安全有效、价廉易得，是目前化学预防药物的主要来源，例如，食用富含维生素类（维生素C、维生素E、B族维生素、胡萝卜素），微量元素，或某些具有防癌功效物质的蔬菜、水果、坚果等。

（六）发现新的致癌因素

全科医生在基层医疗与其他社区卫生服务活动中，可以通过临床观察或调查研究等，去发现本社区、本地区恶性肿瘤发病及影响因素的特殊性，甚至发现新的恶性肿瘤发病因素，并有针对性地实施预防干预。

二、从事恶性肿瘤的二级预防

恶性肿瘤的二级预防（secondary prevent

ion），是在致癌因子虽已侵入人体，但肿瘤尚未形成或尚未临床发作时，采取阻断肿瘤发生、发展进程的措施。

临床经验的积累和检查技术的进步，肿瘤一旦形成，多可将其发现出来进一步诊断和治疗，并有可能取得良好的效果。若被发现并确诊时尚处于"扩散前期"（图12-1），则大多数实体瘤能被手术切除，并可望治愈。所以，恶性肿瘤的二级预防通常是指肿瘤的早发现（early detection）、早诊断（early diagnosis）、早治疗（early treatment）。

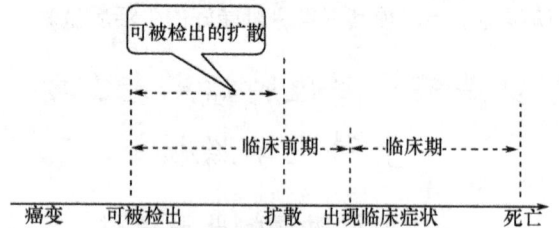

图 12-1 恶性肿瘤自然病程

（一）恶性肿瘤的早发现

全科医生是居民健康的监护人，是患者的首诊医生，具有早期发现肿瘤患者的责任和独特优势，能利用全科医疗的条件做好"早发现"工作。

1. 全科医疗应诊中的鉴别与患者随访 在全科医疗日常工作中，面对许多患者缺乏特异性的症状，全科医生应耐心倾听患者的叙述，细心进行分析，特别要注意鉴别可能的恶性肿瘤，并随访一般治疗的效果，必要时将患者转到相关专科医生做进一步诊断，以免恶性肿瘤的误诊或漏诊。同时，还应注意对癌前状态与癌前病变患者的随访，督促患者定期检查，以早期发现可能发生的恶性肿瘤。

2. 病例发现 病例发现是指在全科医疗应诊过程中，根据患者的特点，有针对性地运用体检或辅助检查，去发现患者就诊直接原因以外的其他疾病，首先应根据患者所处的生命周期、既往病史、生活习惯、个性与职业特点和家族史等，确定其易患肿瘤；然后根据易患肿瘤的特点，选择简便、经济、有效的方法去检查，并做好与患者的沟通，以免误解。

3. 肿瘤筛查 肿瘤筛查（screening）是在某种恶性肿瘤的易患人群中，通过快速、简便、有效的体检和辅助检查，发现未被识别的患者。

筛查的对象应是某种肿瘤的高危人群（high risk population）。例如，40岁以上的乙肝或丙肝病毒感染者为肝癌的高危人群；胃息肉、萎缩性胃炎、经久不愈的胃溃疡及胃大部切除术后者为胃癌的高危人群，全科医生应根据社区健康档案，掌握各种恶性肿瘤的高危人员，定期给予检查或督促到相关专科医院做详细检查。

4. 周期性健康检查 周期性健康检查是指根据个体所处生命周期的健康特点，选择、确定检查项目，实施较全面的健康检查，其目的是早期发现个体所患疾病，并对其健康状况进行全面评估，为进一步诊治及制订预防保健方案提供依据。周期性健康检查不是肿瘤筛查，两者有明显的区别（表 12-1）。

表 12-1 周期性健康检查与肿瘤筛查的区别

指标	周期性健康检查	肿瘤筛查
对象	生命周期某阶段的个体与群体	具有发生某种肿瘤危险性的群体
目的	早期发现个体所处生命周期的常见疾病（含恶性肿瘤）	排除或发现特定恶性肿瘤
项目	较多，针对个体的易患疾病	较少，针对恶性肿瘤

全科医生在社区卫生服务过程中，应根据国家公共卫生服务规范规定的体检项目，结合居民个体的特殊情况和卫生保健需求，实施周期性健康检查，以早期发现疾病或恶性肿瘤，提高健康保障水平。

5. 提高居民对恶性肿瘤的警惕性 全科医生应注重健康教育，使居民树立防癌的意识，熟悉防癌知识，掌握常见肿瘤的早期临床征象，并且能对有的体表肿瘤（如乳腺癌）进行自我检查，从而使其早期发现可疑的恶性肿瘤，为医生的早期诊断赢得时间。

（二）恶性肿瘤的早诊断

一旦发现或检出可疑病例，全科医生应向患者介绍检查的结果及其含义，并给予安慰。根据检查结果，将患者及时导入到相关临床专科医院，以使恶性肿瘤得以早诊断或被排除。

转诊时，全科医生应向专科医生介绍患者的病情及治疗经过，说明怀疑恶性肿瘤的依据。诊断过程中，全科医生应通过患者或直接向专科医生了解进一步诊断的情况，以掌握诊断的进展。

（三）恶性肿瘤的早治疗

"癌症并非不治之症，癌症被 WHO 定义为可控的慢性病"。肿瘤中有 1/3 是可以预防的；有 1/3 是可以被早期发现，从而治愈的；还有 1/3

是且可以通过合理治疗，解除痛苦，延长生命的。

然而，在治疗过程中，有些患者及家属由于认识的误区，往往会不配合治疗，耽误了病情，甚至丧失了宝贵的生命。全科医生更了解患者的治疗愿望、既往疾病、经济情况，可以协助患者与专科医生讨论治疗方案，接受正规治疗，才能取得较好的疗效。

1. 手术 手术是有效和临床应用最普遍的治疗方法，约 80% 的实体瘤需要行手术治疗，是治疗早、中期癌症的首选方法，对晚期癌症患者也有一定的积极效果。

2. 化疗 基于不同的细胞对于化疗药物敏感性的不同，应用对癌细胞具有杀伤或杀灭作用的药物进行治疗，其对身体正常细胞的杀伤作用就表现为化疗的副作用。

3. 放疗 放疗同手术治疗一样属局部治疗。据统计，约 70% 的恶性肿瘤患者在疾病发展的不同阶段需要放疗控制，约 40% 的恶性肿瘤可以用放疗根治。放疗的选择也要因人而异。

4. 生物免疫治疗 生物免疫治疗一种绿色、安全、有效的肿瘤治疗方法，通过运用具有免疫活性的生物制品，调动人体免疫功能，获取对癌细胞的抑制或灭活，达到治癌目的。

5. 微创治疗 微创治疗是在医学影像学的基础上，集先进的医学影像技术、药物治疗、生物、基因技术和高新科技（如射频消融、激光、超声聚焦、内镜、腔镜等）为一体，具有精确定位、精确治疗、创伤小、痛苦轻、疗效确切等优点的现代肿瘤治疗方法。

6. 中医药治疗 研究证明，北沙参、人参、太子参、黄芪、麦冬、女贞子等中药既有益气养阴扶正作用，又具有抑制癌细胞生长的祛邪作用。中草药对化疗、放疗中出现的副反应有很好的调理作用，可增强体质、增进食欲、减轻放疗化疗副作用、预防肿瘤的复发和转移。

第三节 全科医生在恶性肿瘤诊疗及康复中的作用

一、对恶性肿瘤综合治疗的协作

一旦恶性肿瘤诊断确立，全科医生可以与专科医生讨论治疗方案，并向患者及家属介绍要采取的治疗方法与措施，争取患者及家属的同意与支持，同时给予患者及家属以安慰。

恶性肿瘤的治疗方法很多，常用的有手术治

疗、放疗、化疗、生物治疗及中医药治疗等。通常手术治疗后，还需辅以放疗或化疗。而放疗与化疗的患者，又需要生物治疗或中医药治疗的配合，亦即肿瘤的治疗应该是多学科的综合治疗。治疗肿瘤的专科医生往往是以治疗方法来划分专业，肿瘤外科医生大多对放疗与化疗难作安排，放疗科医生大多对化疗、生物治疗也只能提出原则性的建议等。所以，在肿瘤的治疗中全科医生应根据专科医生的建议，为患者综合考虑，协助确立治疗方案。而且许多患者在第一阶段治疗完成后，往往都已出院居家，此时一般已与专科医生联系不方便或失去联系。全科医生与肿瘤患者联系后续治疗，也成为义不容辞的责任。

有些治疗方法如中医药治疗、生物治疗、强度较低的口服化疗等，常常在社区或患者家中进行。全科医生应该了解患者在肿瘤专科的治疗情况，了解专科医生对治疗方法的建议，并向专科医生学习这些治疗方法，以便在社区或家庭为患者实施后续的治疗，并将治疗中发现的问题向专科医生反映，争取专科医生的指导与帮助。

肿瘤的治疗如放疗、化疗等，大多有一定的毒副作用。全科医生应及时了解患者的情况，协助控制或调整治疗剂量，并给予相应的对症处理。如无需停止治疗，则应鼓励患者坚持完成预定的剂量和疗程，以争取获得预期的治疗效果。

二、对恶性肿瘤康复期患者作生活指导

恶性肿瘤患者，在大型综合医院或专科医院经手术切除、强烈化疗或其他根治性治疗后，需要回家休养，进一步接受恢复性治疗。

1. 康复护理　长期卧床患者应保持合适体位，定时或经常翻身，以防止压疮；注意皮肤、口腔卫生，以预防感染；叩打或振动背部，促进痰液排出，避免坠积性肺炎。

2. 营养康复　恶性肿瘤患者经手术、化疗或放疗后，营养状况常常较差，表现为显著的消瘦与体重下降。全科医生应根据患者的消化功能和全身情况，合理选择与其搭配的食物，改善患者的营养状况，促进躯体功能恢复。

3. 运动疗法　运动疗法根据患者的全身情况安排。根据治疗后的全身与局部情况和患者的年龄、体力及运动习惯而定，并可循序渐进，加大强度和延长时间，逐步增强心肺功能，增强体力。需要注意的是，患者如果有贫血、血小板减少、白细胞减少、严重骨质疏松等情形，应降低运动强度或只做较轻的运动锻炼。

三、对恶性肿瘤康复期患者给予心理上的支持

恶性肿瘤患者手术或放化疗之后，全科医生应该多给予解释，将肿瘤诊断与治疗的实际情况向患者详细说明，使患者树立战胜肿瘤的信心，并积极配合医生的治疗。

在对肿瘤患者进行心理疏导的过程中，为患者建立一个良好的心理支持环境也非常重要。肿瘤患者常多疑，容易误解家属、亲友的言行，认为家属、亲友一定对他隐瞒了病情，或者对他产生了厌倦等，病情较重的患者则常有消极悲观的情绪，所以，全科医生除对患者进行心理疏导和必要的治疗外，还需告知患者的家属和亲友，应深入了解患者的心理状况，给予关心和爱护，尽可能减少患者情绪上的不良刺激，尽可能多地给予心理上的支持。此外，心理疏导还可以通过建立病友俱乐部，让病友在娱乐、交流、锻炼中相互支持、相互鼓励，从而树立起战胜癌症的信心和乐观的生活态度。

四、督促恶性肿瘤患者定期复查

恶性肿瘤被切除或经治疗病情缓解后，一部分患者仍有肿瘤复发或转移的可能。所以，肿瘤患者治疗后应定期复查或随访，以早期发现其复发或转移，并在发现复发或转移时给予及时处理。此外，恶性肿瘤经治疗后，由于免疫功能的抑制，可有第二、第三原发癌发生，也应进行定期复查。

一般将以上两种目的结合在一起，对恶性肿瘤者进行定期随访或复查。通常应根据肿瘤的类别、分期、治疗方式、治疗效果、并发症等，确定随访频率，一般可治疗 2 年内 2～3 个月复查 1 次，治疗 2 年后 4～5 个月复查 1 次，5 年后可 1 年复查 1 次。当然，如果其间患者感到不适或检查发现不能确定的新问题，则应根据病情加紧检查，密切随访。

肿瘤患者治疗后的随访，体现了全科医疗连续性、协调性照顾的基本原则。患者回到社区后，全科医生通过查阅转诊资料和与患者的交流，了解患者在专科的诊治情况，并据此安排随访与康复治疗。在随后的随访或复查中，应注意患者复发或转移的迹象，及时给予检查，必要时转到专科医生处复查，并向专科医生介绍病情。

五、帮助恶性肿瘤康复患者回归社会

肿瘤早期诊治的目的是争取患者完全康复和回归社会生活：社会生活包括家庭以外的邻里、亲友之间的交往及所承担的工作。这两者都涉及人们对肿瘤的认识。所以，需要大力宣传恶性肿瘤是可治愈之症或带瘤生存，一些发现较早的患者可以治愈。肿瘤不是传染病，不要回避肿瘤患者。肿瘤患者需要得到社会的关爱、尊重和照顾。

全科医生除了进行科学普及、健康教育外，还需动员社会各方面的资源，对肿瘤患者回归社会生活，尤其是恢复工作予以支持。

第四节 全科医生在晚期恶性肿瘤治疗中的责任

晚期恶性肿瘤患者中一部分可能进入综合性医院肿瘤科、肿瘤专科医院或临终照顾医院，但许多患者仍愿在家中与亲人一起度过他们生命的最后阶段，这些患者及其家庭非常需要全科医生提供医学照顾。这些照顾是恶性肿瘤三级预防的重要内容，体现了医学的人文关怀，对提高患者及其家庭的生活质量至关重要。

一、晚期恶性肿瘤的对症治疗

晚期恶性肿瘤患者姑息治疗的重要内容之一是控制症状，即对症治疗，其实施过程应遵循以下原则。

（1）全面掌握患者及其亲属的相关信息。

（2）明确病因，通过病史和体格检查明确症状产生的原因。

（3）充分说明几乎所有患者都想知道自己的症状是怎样发生的。

（4）预防性控制应用药物或其他措施控制可能发生的症状。

二、癌症疼痛的管理

癌症疼痛（cancer pain），简称癌痛，是由癌症本身或其相关因素导致的疼痛，是癌症患者最常见（70%左右）和最难以忍受的症状之一，常比死亡更令人恐惧。

（一）癌痛的治疗原则

（1）按阶梯给药：按非甾体类消炎药、弱阿片类、强阿片类的顺序，逐级给药。

（2）无创给药：绝大多数患者均可通过口服给药的途径，使癌痛得到90%以上的有效缓解，对于口服有困难的患者，也可以采取肛塞、阴道用药、经皮肤贴敷阿片类制剂等无创给药的措施。

（3）按时给药：三阶梯治痛原则要求患者必须按时服药。

（4）个体化给药：对于不同癌痛患者个体而言，最大的治痛剂量可以是完全不同的。

（5）密切观察疗效与不良反应：整个实施过程中，要求医护人员必须密切注意各个具体的治疗细节，要注意查找和分析各个服药环节上的相关问题，包括患者本人的精神、心理或情绪等方面的原因，然后再去有的放矢地加以解决。

（二）癌痛的治疗方法

治疗方法：根据患者疼痛的轻、中、重程度，分别选用第一、第二、第三阶梯止痛药物进行止痛治疗。

第一阶梯：适用于轻度疼痛患者，选用非甾体类消炎药。

第二阶梯：适用于轻至中度疼痛患者，选用弱阿片类药物。

第三阶梯：适用于中至重度疼痛患者，选用强阿片类药物如吗啡等，也可与第一阶梯非甾体类消炎药并用。

三、其他症状与问题的处理

对晚期恶性肿瘤患者的其他症状进行治疗，既要使用对症治疗药物，也要尽量消除可逆性原因；既要运用现代医学手段，也要根据患者的意愿采用中医药或针灸等中医技术进行治疗。

在患者晚期肿瘤阶段，全科医生对家属的调护也是很重要的。应与家属交流，实现医患双方的相互理解与信任；对家属的预期悲叹应予以援助；要让家属能够正确面对现实，在心理上逐步接受患者将死亡的事实；在患者弥留之际，应协助家属与患者诀别。

（朱 巍）

第十三章 呼吸系统疾病的全科医学处理

第一节 呼吸系统疾病流行病学特征及危险因素

一、呼吸系统疾病流行病学特征

呼吸系统疾病是一种常见病、多发病，主要病变在气管、支气管、肺部及胸腔，病变轻者多咳嗽、胸痛、呼吸受影响；重者呼吸困难、缺氧，甚至呼吸衰竭而致死。呼吸系统疾病在城市的死亡率中占第三位，而在农村则占首位。更应重视的是，由于大气污染、雾霾、吸烟、人口老龄化及其他因素，使国内外的慢性阻塞性肺疾病（简称慢阻肺，包括慢性支气管炎、肺气肿、肺心病）、支气管哮喘、肺癌、间质性肺疾病及肺部感染等疾病的发病率、死亡率有增无减。大多数呼吸系统疾病为非传染性，某些呼吸系统疾病具有传染性，如急性上呼吸道感染、肺结核和肺炎。流行特征有的不明显，如急性上呼吸道感染，不分年龄、性别、职业和地区。但许多呼吸系统疾病的人群分布、地区分布和季节分布有明显的差异。对于全科医生来说，了解呼吸系统疾病的流行概况和特征，对于疾病的预防和处理是非常重要的。

1. 人群分布 呼吸系统疾病可发生于任何年龄，但不同疾病的年龄结构有区别。支气管哮喘患病率儿童高于成人，我国五大城市哮喘的流行病学抽样调查显示，13～14 岁的学生哮喘患病率为 3%～5%。而慢性支气管炎、阻塞性肺气肿、肺癌、肺间质纤维化则常见于中老年人，如慢性支气管炎和阻塞性肺气肿（有气流阻塞者称为慢性阻塞性肺疾病）、肺癌，在 45 岁以后随年龄的增长而增加。气胸患者的发病年龄呈两个高峰，20 岁及 40 岁，20 岁患者多为胸膜下肺大泡（pleural bleb），40 岁以上者多为肺气肿大泡（pulmonary bulla）。

2. 地区分布 某些呼吸系统疾病在区域分布方面有明显的差别。肺结核在发展中国家的患病率明显高于发达国家，贫困地区高于富裕地区，农村高于城镇。肺癌的患病率城市高于农村。慢性阻塞性肺疾病和慢性肺心病的患病率北方地区高于南方地区，农村高于城市。支气管哮喘患病率我国西藏高原地区明显低于平原地区。

3. 季节分布 季节和气候的变化对呼吸系统疾病的影响是明显的。慢性阻塞性肺疾病和慢性肺心病在冬、春季节和气候突然变化时常急性发作，支气管哮喘的发病与季节有较明显的相关关系。儿童哮喘以冬季为多，吸入型的外源性哮喘以春秋季好发，感染型哮喘则冬季好发。

在我国，呼吸系统疾病严重危害人类的健康和生命。根据我国卫生部 2012 年中国卫生统计提供的数据，2011 年呼吸系统疾病（未包括肺癌、肺结核等）在所有死亡原因中居第四位。呼吸系统疾病患病率和死亡率高的原因与呼吸系统直接与外界接触，以及肺循环的特点，易于受到外界致病因子的损伤和其他器官病变的牵连有关。因此，呼吸系统疾病对我国人民健康的危害极大，需要医务工作者尤其是全科医生做好呼吸系统疾病的防治工作。

上述几种常见呼吸系统疾病是严重危害人类身体健康的疾病，此外，肺部弥漫性间质纤维化、胸膜疾病、肺的真菌和非典型病原体感染等的患病率日渐增多。另外，还有新的肺病出现，如 2003 年在中国和世界一些地区流行的传染性非典型肺炎（SARS）和近年出现的高致病性禽流感病毒肺炎，给临床医生提出了挑战。因此，不论哪种呼吸系统疾病都需要全科医生提供持续性、综合性、协调性的服务，在预防、保健和康复等方面发挥积极作用。

二、呼吸系统疾病常见的危险因素

随着人类经济的快速发展，环境生活习惯等也在跟着发生变化。近年来我国各医院呼吸科患者人数呈显著的上升趋势，呼吸系统疾病可致呼吸困难，从而引发全身器官组织缺血缺氧，严重者可致死亡。相关研究表明，近年来不断加重的环境污染、多变的气候、吸烟问题及社会人口老龄化等现象均为呼吸系统疾病的重要致病因素。但是，与呼吸系统疾病密切相关的因素如能去除，就有可能预防呼吸系统疾病的发生或因此而改善患者的预后。

1. 吸烟 吸烟与呼吸系统疾病密切相关。烟草中至少含 69 种致癌物。由于烟雾直接刺激呼吸道，因此吸烟是呼吸道疾病的重要危险因素。我国 2013 年的调查资料表明，中国每年因吸烟死亡的人数逾 100 万,超过因结核病、艾滋病和疟疾死亡人数的总和。尽早戒烟可使肺癌的危险性降低,也可以使慢性阻塞性肺疾病每年肺功能的下降程度减少;戒烟是维护健康、延长患者生命的重要方法。全科医生可利用自身和社区、家庭和个人之间的密切关系,说服和督促吸烟者戒烟。

2. 大气污染 随着工业化的发展,大气污染也造成呼吸系统疾病的增加。当然,家庭小环境空气的污染也不应该忽略,如家庭中的燃料燃烧及烹调过程中产生的油烟和被动吸烟都可致呼吸道疾病。对于如何有效地预防大气污染,医务工作者却常常无能为力。

3. 病原微生物 呼吸道是最易受到微生物侵犯的器官。一般上呼吸道感染以病毒为主,下呼吸道感染以细菌为主,近年来由于抗生素的广泛应用,病原体变迁和耐药菌增加。目前社区获得性肺炎的病原体以肺炎链球菌、流感嗜血杆菌和非典型病原体为多,下呼吸道感染尤其是医院获得性肺炎以革兰阴性杆菌多见。但是,由于我国领土辽阔,各个地区病原微生物存在分布的差异。因此,如有条件,全科医生应配合有关部门,做好致病菌的流行病学调查,了解本社区常见的感染病原,更有效地进行抗生素的经验治疗。

4. 过敏因素 部分呼吸系统疾病与过敏有关,如过敏性鼻炎、支气管哮喘、慢性支气管炎、过敏性肺炎等。常见的致敏原有吸入性和非吸入性物质,吸入性物质如尘螨、花粉、真菌、动物毛屑、二氧化硫、氨气、燃料烟雾等;非吸入性物质如鱼、虾、蟹、蛋类和牛奶、化妆品等;还有食物添加剂和防腐剂等均可导致过敏性疾病的发生。

5. 遗传 遗传因素与呼吸系统疾病的关系知之甚少,但某些疾病可能与其有关。如支气管哮喘,与多基因遗传有关;肺癌有家族聚集性;囊性纤维化也与遗传有关。

6. 药物 一些药物可引起肺部的反应称为药源性肺病(drug induced lung diseases, DILD),如阿司匹林、胺碘酮、造影剂,还有细胞毒性药物如白消安、环磷酰胺、博来霉素等。

7. 伴随疾病 肺部感染性疾病的发生与是否具有艾滋病等免疫抑制性疾病,以及糖尿病、心力衰竭、昏迷、脑外伤等基础疾病有关,同时肿瘤化疗阶段、大剂量激素治疗、腹部外科手术、器官移植、药瘾、嗜酒、老年人等一些高危因素的存在,也会使社区和医院获得性肺炎的患病率和死亡率增加。

8. 其他 饮食与营养、电离辐射、职业接触、运动等也和呼吸系统疾病的发病有关。但也有一些疾病的原因目前仍不清楚,如特发性肺纤维化、肺泡蛋白质沉积症等。

第二节 呼吸系统疾病的全科医学照顾

一、全科医生在呼吸系统疾病临床预防中的作用与职责

美国医师协会称全科医疗是一个对个人及家庭提供持续性和综合性卫生保健的医疗专业。故全科医生在临床预防疾病中起到极其重要的作用。

"以预防为导向"的服务是初级保健的原则之一。因此,全科医生要了解呼吸系统疾病的常见病因及危险因素,才能有的放矢地预防呼吸系统疾病的发生。

呼吸系统疾病的一级预防是指虽有致病因子存在,但尚未对机体造成病理损害,因此这一阶段是预防病因和健康危险因素对机体侵害的关键时期。全科医生工作在社区,可了解居民的不良生活行为和生活习惯、社区或家庭的空气污染、社区和家庭的致敏原等,通过健康教育,保护高危人群,预防疾病的发生。如戒烟的宣传、饮食的指导、呼吸道感染的预防,尤其对肺炎的高危个体,可注射流感疫苗(每年一次)和肺炎链球菌疫苗(每 5 年一次),以预防感染。

呼吸系统疾病的二级预防,即致病因子已使机体发生病理改变,但尚未出现有确诊意义的临床表现,需要早诊断、早治疗。因此,二级预防可以通过体检、筛检等手段发现新患者。目前有价值的筛查方法包括痰液检查(痰涂片找结核杆菌、细胞学检查)、胸部 X 线检查或低剂量 CT 检查,对无症状肺结核、肺癌有一定价值;肺功能试验可早期发现慢性阻塞性肺疾病;支气管激发试验或支气管舒张试验可协助诊断哮喘。一旦查出病例,全科医生应向患者及其家庭成员介绍检查的结果、可能的诊断,根据情况给予治疗或转给专科医师治疗。

呼吸系统疾病的三级预防是指患者的诊断已经明确,积极治疗可防止再发,减少合并症和后遗症的发生。三级预防主要针对慢性病患者,如慢性阻塞性肺疾病、哮喘、特发性肺间质纤维化、支气管扩张、结节病等。这些疾病,除了药物治疗之外,还要结合其他综合治疗措施方能最大限度地改善患者的生活质量。例如,对部分哮

喘患者应鼓励长期吸入糖皮质激素以防止哮喘的急性发作和肺功能的下降；应鼓励慢性阻塞性肺疾病患者做有氧运动，每周 3 次适当的和持续的运动可以提高运动耐量和耐力，减少慢性阻塞性肺疾病急性发作的次数，防止呼吸衰竭的发生。

二、常见呼吸系统疾病症状和体征的评价与诊断

呼吸系统疾病的症状是非特异性的，许多疾病有共同的表现，需要认真采集病史，寻找症状的特点进行认真的分析，进行细致的体格检查和必要的实验室检查，进而作出初步的诊断和处理。

1. 咳嗽 咳嗽可分为急性、亚急性和慢性咳嗽（chronic cough）。急性咳嗽的定义为咳嗽持续 3 周以内；亚急性咳嗽为 3～8 周；慢性咳嗽为 8 周以上。识别咳嗽的不同特征有助于诊断，包括什么时候开始咳嗽、咳嗽是日间重又或夜间重、多痰或干咳、痰液的性状如何。如果咳嗽每年持续 3 个月，连续 2 年或以上者可诊断为慢性支气管炎；经常做咽部清除动作的咳嗽和咳痰，尤起床后出现者，多为上呼吸道咳嗽综合征；仰卧时突然发生咳嗽，口腔伴有酸味者提示胃食管反流；间歇性咳嗽伴有喘息者多为支气管哮喘；干咳和凌晨咳嗽需注意咳嗽变异型哮喘（cough variant asthma，CVA）；咳嗽伴有流涕和（或）打喷嚏可能是普通感冒；如果每年都在同一时间发作的咳嗽，可能为过敏性鼻炎；日间高声干咳，引起虚脱，伴有情感性反应者提示心因性咳嗽；有些药物如血管紧张素转换酶抑制剂可引起咳嗽的副作用。

细致的体格检查对 60% 的咳嗽病例有诊断价值：① 咽充血，鼻黏膜伴或不伴炎性肿胀和脓性分泌物，见于鼻窦炎、鼻后滴流综合征或过敏性疾病；② 双肺弥漫性吸气性湿啰音，见于肺水肿或肺纤维化；③ 呼气性哮鸣音，见于哮喘或慢性阻塞性肺疾病；④ 散在湿啰音咳嗽后改变或消失，见于支气管炎；⑤ 固定的局限性湿啰音，见于支气管扩张。

2. 肺性胸痛 肺性胸痛（pulmonary chest pain）定义为由于呼吸系统损害引起的胸部不适。胸痛可由于胸膜炎、肿瘤，或气管、支气管肺疾病，或纵隔疾病引起。

胸痛的特征对发现病因有所帮助，询问病史时应包括如下问题：① 疼痛的性质，压榨样、烧灼样、针刺样或撕裂样；② 疼痛的部位和是否向他处放射；③ 疼痛的过程，突然发生或缓慢出现；④ 疼痛的持续时间，几秒钟、几分钟、几小时、几天；持续性或间断性；⑤ 疼痛加重的因素，运动、情绪激动、进食、吸气 / 呼气及与体位改变有无关系；⑥ 疼痛缓解的条件，与休息、硝酸甘油、食物、体位改变有无关系；⑦ 伴随症状，如发热、面色苍白、出汗、呼吸困难、心悸等。胸痛时可能伴有其他的呼吸症状，如咳嗽、咳痰、咯血或喘息。

肺血栓栓塞症以突然发生、不能解释的呼吸困难和胸膜炎样疼痛为特征。肺炎患者常有发热、寒战、咳嗽和胸膜炎性胸痛，痰常呈黄绿色，可带有血丝；体检病变部位触觉震颤增强，叩诊浊音，可闻及湿啰音，或局部呼吸音减低。自发性气胸以胸膜炎性胸痛、呼吸困难和干咳为特征，胸痛常无明显诱因而突然发生；体检见气管移位，病侧胸部叩诊过清音或鼓音，听诊呼吸音减弱或消失。肌肉骨骼性疼痛部位常较局限、表浅，持续数天或数周，运动或咳嗽时胸痛加剧；肌肉骨骼性疼痛往往由于肋软骨炎或肋骨骨折引起。但是，长期胸痛也可能由脊柱关节炎或肩关节炎引起，恶性肿瘤的肋骨转移也可引起胸痛。另外，胸痛的原因还可能来自腹部，胃肠疾病、上腹部腹膜炎；以及来自胆囊、胰腺或结肠肝曲、脾曲的疼痛可波及上腹部、胸骨下区域，或下胸部。食管的痉挛引起心绞痛样的胸痛，一般在胸骨下，放射到背部，进食后诱发发作，胸痛和运动无关，用抗酸剂或从卧位改成站立位疼痛可缓解。

胸痛的心脏原因包括心绞痛、心肌梗死、心包炎、主动脉夹层动脉瘤、瓣膜性心脏病和肥厚型心肌病。心绞痛或心肌梗死时，疼痛可位于胸骨后、心前区，可放射到左肩及左前臂内侧，或放射到胸骨。患者描述这种疼痛是胸部紧迫感、挤压感或胸部受重物压迫，伴随的症状包括出汗、恶心和呼吸困难等。

全面的体格检查有助于胸痛原因的诊断。两上臂血压的异常差别可能为主动脉夹层动脉瘤。心动过速、出汗和胸部撕裂样痛可发生在任何原因的胸膜炎样疼痛。但要注意有无一侧胸壁皮肤的带状疱疹。锁骨上触及淋巴结肿大可能为恶性病变。肋软骨炎、肌肉骨骼疾病、肋骨骨折或外伤，除了胸痛以外，触诊局部有压痛。肋软骨炎或肌肉骨骼疾病胸壁常有局部肿胀。上腹部触痛可能为消化性溃疡或胆囊炎，俯身或弯腰可引起食管反流而导致胸痛。

3. 呼吸困难 呼吸困难（dyspnea）是一种呼吸费力，或呼吸不适的感觉。有些患者对呼吸

困难的表述可以是胸部压迫感，或感到空气不足。对呼吸困难的患者，病史询问应了解下列问题：① 呼吸困难是突然发生还是逐渐发生；② 呼吸困难缓解和恶化的特点；③ 是休息还是活动时出现呼吸困难；④ 出现呼吸困难时的活动程度如何；⑤ 患者的年龄。急性呼吸困难常常导致严重的后果，需要立刻评估和治疗。常见病因包括心脏病、呼吸系统疾病，或两者兼有；此外，内分泌、肾脏、神经系统、血液系统或风湿免疫病都可以出现呼吸困难；而某些精神障碍如惊恐发作时也可能表现为呼吸困难。

针对呼吸困难严重程度评估，英国医学研究改革委员会（Modified Medical Research Council, mMRC）提出的呼吸困难程度评定标准为临床提供一种简单易行的评定方法，见表 13-1。

表 13-1 mMRC 呼吸困难问卷

mMRC 分级	呼吸困难症状
0 级	我仅在费力运动时出现呼吸困难
1 级	我平地快步行走或步行爬小坡时出现气短
2 级	我由于气短，平地行走时比同龄人慢或者需要停下来休息
3 级	我在行走 100m 左右或数分钟后需要停下来休息
4 级	我因严重呼吸困难以致不能离开家，或在穿衣服、脱衣时出现呼吸困难

完整的症状分析应该包括呼吸系统和其他系统的情况。除了呼吸困难之外，患者还可能有咳嗽、咳痰、咯血、喘鸣和胸痛。其他有助于鉴别诊断的伴随症状包括盗汗、晨起头痛、体重改变、体液潴留、打鼾、睡眠紊乱、日间嗜睡、疲乏、端坐呼吸、夜尿频繁、呼吸暂停、鼻塞或流涕及鼻窦问题等。

肺部是体检的重点。视诊观察胸廓，如有异常或有不对称的胸部运动表明有胸肺基础疾病。如有可能，观察患者休息及活动时的呼吸方式，有无辅助呼吸肌参与呼吸运动，有无鼻煽及缩唇呼吸。触诊包括气管有无偏移，呼吸运动是否匀称，触觉语颤是否正常，胸廓有无压痛，颈和腋窝淋巴结有无肿大，皮下有无捻发感。叩诊浊音提示肺部实变或胸腔积液的可能。听诊注意有无呼吸音的减弱、消失及啰音。另外还需评估患者的心脏情况，排除心脏疾病，包括脉搏的触诊，有无外周水肿，以及心脏节律、杂音的听诊。杵状指是一个重要体征，如支气管扩张和肺癌，但也可见于其他系统疾病，如炎症性肠病、充血性心力衰竭。

4. 咯血 咯血（hemoptysis）是指来自气管支气管树、肺实质和肺循环的血液经口腔排出，表现为咳血性痰或痰中带血。咯血的程度轻重不一，小量咯血如支气管炎，可表现为咳血丝痰；大咯血则可迅速导致窒息而死亡。大咯血虽不常见，临床上需高度警惕，其死亡率高达 38% 以上。

下列问题有助于咯血的诊断：①咯血的病程和咯血量；② 伴随症状。高龄者初次咯血，要考虑是否患肺癌；而长期反复咯血，则可能是良性疾病。24 小时内咯血超过 50ml 的患者需要急诊或入院治疗。少量咯血的患者，可以先到初级保健门诊做详细的诊断检查。伴随症状有助于对咯血的诊断，如咯血合并急性发热、脓痰、胸痛，则提示细菌性肺炎、肺结核、肺脓肿、肺梗死等；咯血伴胸痛，见于大叶性肺炎、肺栓塞、肺癌等；咯血伴脓痰，见于肺脓肿、支气管扩张、空洞型肺结核并发感染等；慢性咳嗽、咳痰合并咯血者则提示感染的存在，如支气管炎、支气管扩张、肺脓肿或肺结核；支气管肺癌患者，咯血常在咳嗽，疲乏和（或）其他全身症状之后出现，但可持续存在；如患者突然出现胸闷、气憋、唇甲发绀、面色苍白、冷汗淋漓、烦躁不安，可能是咯血导致窒息。

胸部听诊有喘鸣音或湿啰音，提示慢性阻塞性肺疾病、充血性心力衰竭或肺炎。局部的哮鸣音可能是局部阻塞、异物或支气管肺癌的征象。胸膜摩擦音可能是肺栓塞导致肺梗死的唯一征象。心脏体检有助于判定是否存在器质性心脏病致左心功能不全而引起咯血。局部淋巴结特别是锁骨上淋巴结肿大则提示肿瘤的可能。如皮肤黏膜出现瘀点、瘀斑则提示全身出血性疾病。

以上呼吸系统症状一般经过详细的病史采集、细致的体格检查不难明确诊断。因此要求全科医生有扎实的临床基本功，方能从非特异性的症状中进行鉴别诊断。对于诊断不明或疑有并发症的患者，应充分利用自己掌握的知识，结合本地医疗资源，进一步检查明确诊断。检查程序的制订，应该充分考虑患者的病情特点、可能的诊断、家庭经济情况等，应有的放矢地进行，反对撒网式的检查。

三、转诊或住院的原则

对于诊断不明或危重病患者，应该请专科医师会诊或转院、住院治疗。虽然全科医生作为"守门人"使大多数呼吸系统疾病患者的问题在社区得到解决，但是，由于初级保健门诊在化学检查和器械检查等方面的限制，一些诊断不明或治疗效果不满意的疾病及可能威胁患者生命或预后不良的疾病，应马上送往上一级医院或专科医院抢救或诊治。在转诊或送住院之前，全科医生应该向患者和（或）其家属说明当前的疾病诊断与治疗情况，解释转诊或住院的必要性，以获得他们的理解和配合。全科医生应把患者推荐给有经验、责任心强、服务态度好的专科医师，另外还需做好详细完善的准备工作（如患者的病历资料等）。

呼吸系统症状需要会诊或转诊者包括：①对治疗无效的所有咳嗽患者，或需要对原来的治疗措施进行评价；与心脏疾病、肿瘤、异物吸入或其他严重疾病有关的咳嗽患者；②原因未明或有潜在危险（多心血管原因所致）的胸痛；不明原因的呼吸困难；③除非咯血是由炎症引起且对抗生素反应良好，否则咯血患者都应转至呼吸科医生处进行诊断评估。

患者住院指征包括：① 严重的喘息或低氧血症；② 胸痛剧烈或频繁发作，不能排除心源性胸痛时；③ 气胸；④ 肺血栓栓塞症；⑤ 肺炎患者，主要是老年患者或重症肺炎；⑥ 咯血患者，24 小时内出血超过 100ml 或出现明显的呼吸衰竭；⑦ 慢性呼吸系统疾病的急性加重或出现并发症；⑧ 循环或呼吸功能不全；⑨ 需行支气管镜检查或其他介入治疗者。

患者转诊后或住院治疗后全科医生应与患者、专科医师保持密切联系，追踪诊断和处理情况，协助专科医师和患者的沟通，改善患者的治疗依从性，使患者能早日康复。对于转回社区的患者，全科医生可根据专科医师的出院建议制订治疗方案，继续为患者提供持续性的医疗照顾。

四、随访和复查

全科医生有责任对辖区内的呼吸系统疾病患者开展长期的随访和复查工作，以提供持续的、综合的医疗服务。随访和复查的目的包括：①去除可能引起慢性疾病急性加重的诱发因素，如戒烟的监督，预防急性发作和减缓肺功能损害的进程；② 对肺功能定期检查，观察病情发展的情况；③ 评价治疗的效果和患者对治疗的依从性。例如，全科医生对哮喘患者应遵照《全球哮喘防治创议》，依病情控制程度制订分级治疗计划，在随访和复查时根据最大呼气流速（PEF）和症状进行升级或降级治疗。此外，对哮喘的随访中应着重检查患者吸入治疗方法是否正确及对治疗的依从性如何，因此，全科医生应该充分利用在社区工作的优势，与患者的家人和亲友一起，监督并促进患者治疗的依从性，达到控制疾病、预防再发的目的。

五、家庭和社区康复指导（包括生活指导、心理指导、康复指导）

大多数慢性呼吸系统疾病因不可逆的呼吸道或肺的结构性改变和肺功能损害，病情逐渐进展，以至后期或晚期可能存在不同程度的并发症，甚至致残。因此，全科医生应当担负起对慢性呼吸系统疾病患者的康复医疗照顾。

（一）生活指导

1. 饮食指导　慢性呼吸系统疾病患者后期由于缺氧、感染、心功能障碍等原因，多食欲减退，引起营养不良和低体重。如晚期慢性阻塞性肺疾病患者，多明显消瘦，抵抗力下降，易发生呼吸道感染而引起呼吸衰竭。因此，全科医生可根据自己掌握的知识，和（或）营养师一起，制订患者每天所需要的营养及食物。对于肥胖的患者，尤其睡眠紊乱者，则应该减肥。鼓励患者服用抗氧化药物，如维生素 E、维生素 C 和 N-乙酰半胱氨酸等。支气管哮喘有食物过敏者，应建立过敏物质卡片，严格禁食过敏的食物，避免诱发哮喘发作。教会患者和家属阅读食物的成分表并识别常见的变应原名称，以避免患者服食含有变应原成分的食物而诱发哮喘发作。

2. 戒烟指导　香烟对人体健康的危害往往很长时间才能显现出来，如从开始吸烟到发生慢性支气管炎、肺气肿、慢性肺心病和肺癌常常要十几年甚至几十年的时间，致使许多吸烟者并不认为吸烟对人体有害。但是吸烟一旦达到致病的程度，往往又是不可逆的。而且烟雾（被动吸烟）对儿童和孕妇的影响也是极大的。目前的证据表明，戒烟可使肺功能下降的速度减慢，是治疗慢性阻塞性肺疾病最有效的方法，可延长慢性阻塞性肺疾病患者的生命。全科医生应向患者及家属晓以利害，在社区推广一些戒烟的方法，如代替方法、深呼吸法、有氧运动法、大量饮水法、家庭鼓励支持法、戒烟药物（口服、贴剂）、针灸、耳穴法等。

3. 旅行指导　鼓励慢性肺部疾病患者在有条件的情况下和家人参加旅行活动。如慢性阻塞性肺疾病活动后呼吸困难明显者，可带氧气和（或）乘轮椅旅行，但慢性阻塞性肺疾病尤其伴有肺大疱者，尽量不要乘飞机旅行，以免由于气压的改变产生气胸。稳定期哮喘患者旅行时应备有平喘药，以防哮喘的急性发作。

（二）心理指导

慢性呼吸系统疾病患者多有情感障碍（emotional difficulties）。呼吸困难和哮喘的反复发作常导致抑郁和恐惧。这些都要通过心理疏导来解决。全科医生应鼓励患者尽可能做到生活自理，使他们觉得和常人一样生活在社会之中，对抑郁、焦虑的患者，可配合相应的药物治疗，并尽可能减少情绪上的不良刺激，保持心理上的平衡。

（三）患者教育和康复指导

慢性呼吸系统疾病的康复治疗应贯穿整个医学照顾过程。当患者经过专科医师治疗或出院后需要进一步康复时，大多可回到社区，接受全科医生的医学照顾。

1. 患者教育 咳嗽是常见的呼吸系统症状，许多患者认为咳嗽是细菌感染引起的，要求使用抗生素或自行使用抗生素。医生应向患者和家庭成员解释许多咳嗽的原因是病毒感染引起的，可能会持续4～8周，使用抗生素治疗无效，仅在有明确的指征时才使用抗生素。

应向胸痛患者解释相关的疾病及减少其发生和死亡的措施。教育患者如何去认识心源性、肺性、肌肉或骨骼性胸痛，教育患者和家属胸痛时应如何处理，包括什么情况呼叫120。教育接受抗凝治疗的肺血栓栓塞症患者应避免自行服雌激素、阿司匹林和非甾体类消炎药。

对于急性呼吸困难，全科医生应该强调疾病的严重性，以及需要适当的治疗；对于慢性呼吸困难，教会他们掌握能量保存技巧（energy con-servation techniques）。

对咯血患者的教育应该包括诊断检查的意义和价值、遵循医嘱治疗的重要性。因为咯血令人感到特别不安，故而对患者及家属精神上的鼓励也是有必要的。

对有明确疾病的患者，其教育内容应有所侧重。例如，对于支气管哮喘的患者，专题教育是治疗中的重要组成部分。教育的方式可以举办哮喘患者的学习班，我国许多城市建立的"哮喘之家"就是这一方式的体现。教会患者正确使用峰流速仪；教会患者使用吸入器；教会患者识别哮喘加重的早期征象、哮喘的自我管理和急性发作的自我处理，以及去医院急诊的指征。

2. 家庭雾化吸入 对于严重气流阻塞的患者，用其他方式的吸入治疗有困难（如压力定量吸入器，因其要求和呼吸动作有较好的协调性）时，可用家庭雾化吸入，用小型的压力雾化器，吸入药物可和专科医师商量确定。一般慢性阻塞性肺疾病患者用支气管舒张剂溶液，哮喘患者用吸入激素混悬溶液和（或）支气管舒张剂。

3. 氧疗 慢性缺氧的患者（在休息或运动时出现缺氧）应予以氧疗。有条件者可采用非卧床性（ambulatory oxygen）和长期家庭氧疗（long-term oxygen therapy，LTOT）。非卧床性氧疗适用于标准行走试验（standard walking test）出现氧饱和度下降者（$SaO_2 < 90\%$或下降$> 4\%$）。长期家庭氧疗（每天吸氧大于 15 小时）用于晚期慢性阻塞性肺疾病患者，能改善低氧血症和延长生存时间。

4. 运动训练 运动训练（exercise training）包括躯体运动和呼吸肌训练，可改善心肺功能。

运动形式可采取有氧运动（如步行、慢跑、骑车、健身操、跳舞、游泳、太极拳等）或上肢运动。缩唇呼吸和膈肌呼吸能减少或终止呼吸困难的发作。要注意避免疲劳；感觉良好时可适当做些家务活。鼓励哮喘缓解期的患者可参加正常人一样的生活、工作和学习。运动训练可以提高运动后诱发哮喘的阈值，适合哮喘患者的运动项目依次是游泳、划船、太极拳、体操、羽毛球、散步、骑自行车、慢跑等。但哮喘患者应避免竞争性强的运动；避免在寒冷干燥的地方运动；切忌运动量过大。

5. 行为疗法（behavioral strategies） 如放松技巧、沉思冥想、静坐都有助于呼吸困难患者缓解精神紧张。

6. 自我管理（self-management） 慢性呼吸系统疾病不可能长期住院治疗，但受各种因素的影响病情可能随时发生变化，因此，全科医生需和患者共同制订自我管理计划，预防及及时处理疾病的发作。例如，对于支气管哮喘患者，管理计划应包括：① 怎样认识哮喘恶化；② 如何治疗正在恶化的哮喘；③ 如何和何时寻求医疗帮助。这样，使患者在病情轻度发作时，可自行处理，防止病情的进一步加重；在病情重度发作时，能够正确地、及时地寻求医疗帮助。

总之，呼吸系统疾病是常见病、多发病，大多数问题可在社区的初级保健门诊得到解决。但是，仍然有一些诊断困难或治疗反应不良或可能威胁生命的呼吸系统疾病需要专科医疗，因此全科医师需要有扎实的理论知识和技能去分辨疾病的轻重、急缓，决定处理方案，从而为患者提供及时的医学照顾。除此之外，全科医生还可在呼吸系统疾病的预防、早期发现、慢性病的规范管理、随访复查、康复治疗等方面发挥自身的优势和积极作用。

（贾小青）

第十四章 精神卫生问题的全科医学处理

随着社会的快速发展、生活紧张度的增加、各种压力的加大，精神卫生问题已成为重大的公共卫生问题和突出的社会问题。做好精神疾病和心理问题的防治，减少各类精神卫生问题和心理行为问题的发生，关系到人民群众的身心健康和社会的稳定。所以，促进精神健康和防治精神疾病是全科医疗的重要任务之一。

第一节 社区常见精神卫生问题

一、精神疾病的概念和分类

精神健康是健康不可缺少的一部分。1989年联合国 WHO 对健康作出了新的定义，即"健康不仅是没有疾病，而且包括躯体健康、心理健康、社会适应良好和道德健康"。由此可知，每个人不仅需要身体健康，也需要心理健康。

（一）精神健康

精神健康（mental health）即心理健康，是指个体能够恰当地评价自己，自如地应对日常生活、工作和学习压力的一种良好状态。主要包括以下特征：良好的智力水平；恰当的情绪管理、良好的自我意识、适当的行为规范、良好的人际关系和适应能力；思维与行为的协调统一。

（二）精神卫生问题

精神卫生问题（mental health problem）即心理问题，是指那些近期发生的或长期存在的慢性应激问题，心理活动反应不太强烈，且未影响到思维逻辑的、较短时间存在的或长期存在的心理不协调的状态

（三）精神疾病（障碍）

精神疾病（mental illness）又称精神障碍（mental disorder），是指人的精神活动出现异常，产生精神症状（包括幻觉、妄想、行为异常等），并持续存在，程度相对严重，使患者的社会功能、家庭和个人生活受到损害，造成主观痛苦的一种疾病状态。

精神疾病可表现为神经症，如焦虑、抑郁、强迫、恐怖等，患者常感到痛苦和烦恼，又无法自行摆脱。或表现为精神病性障碍（即精神病），患者在认知、情感、行为等精神活动中出现明显异常，典型者可出现幻觉、妄想、思维紊乱、无自我意识感、情感和行为明显异常，且不承认自己的病态、拒绝就医。

二、精神疾病的国际分类

现行的国际疾病诊断分类第 10 版（Internati-onal Classification of Diseases -10，ICD -10）将精神疾病分为 10 大类、72 小类、近 400 种。10 大类分为述如下。

（1）器质性：包括症状性精神障碍，如老年期痴呆、器质性遗忘综合征。

（2）使用精神活性物质所致的精神和行为障碍：如使用乙醇所致的精神和行为障碍。

（3）精神分裂症、分裂型障碍和妄想性障碍：如偏执性精神分裂症、妄想性障碍。

（4）心境（情感）障碍：如抑郁发作、双相情感障碍、躁狂发作。

（5）神经症性、应激相关的及躯体形式障碍：如焦虑症、恐怖性焦虑障碍、强迫性障碍。

（6）伴有生理紊乱及躯体因素的行为综合征：如进食障碍、非器质性睡眠障碍。

（7）成人人格与行为障碍：如偏执型人格障碍。

（8）精神发育迟滞：即通常所说的智力低下。

（9）心理发育障碍：如儿童孤独症、特定性阅读障碍。

（10）通常发生于儿童及少年期的行为和精神障碍：如注意缺陷多动障碍、品行障碍。

三、精神疾病发生的影响因素

精神疾病与躯体疾病一样，是由多个相互作用的生物、心理和社会因素共同决定的。在全科医疗服务中了解精神疾病的发病因素对防治其发生有重要意义。

（1）生物学因素：包括年龄、性别、遗传（阳性精神疾病家族史）、孕期感染、产伤及产后的脑发育情况、乙醇等物质成瘾、躯体疾病等。

（2）心理因素：包括人的个性特征、成长环境、家庭教育、认知水平、应对方式和情绪管理

水平等，如不良个性、对各种生活事件的心理应对能力差，均可能诱发精神疾病。

（3）社会因素：包括生活中的各种意外事件、家庭和社会的支持差、文化环境等，如亲人亡故、工作学习严重受挫、失恋、婚姻危机或离异、自然灾害等重大生活事件是诱发精神疾病的重要社会因素。

总之，生物、心理和社会因素相互作用，影响着人生的各个阶段的心理健康状况。

四、沿生命周期的保健要点

生命周期中各年龄段的生理特点和心理发育不同，精神卫生问题也不尽相同，因此精神保健特点应是各有侧重。

（一）婴幼儿（0～3岁）精神保健要点

婴幼儿（0～3岁）是安全感、控制力、语言形成的关键期。特点是情绪易变，对受到鼓励性的行为易于强化，思维依赖于活动，通过具体活动来认识感知世界。

精神保健要点：家长要多与孩子进行情感、语言交流和身体的接触（抚触），更多的陪伴，让孩子有安全感；婴幼儿的思维依赖于活动，注意发展婴幼儿的游戏活动；3岁左右是培养孩子规则形成的关键期，规范孩子的行为习惯，是避免婴幼儿行为问题发生的可行方法。

（二）学龄前儿童（4～6岁）精神保健要点

学龄前儿童神经系统进一步发育，兴奋过程不断加强，不易疲劳，喜欢活动。玩耍与游戏是儿童的主导活动，是儿童长知识、开发思维和想象力的最好途径，要寓教于乐；在游戏活动中儿童学会分配角色、分工和利益协调。培养孩子的独立性，如果发生问题时，多让孩子自己解决，家长不能急于帮助孩子解决。思维具体、形象，对周围的事物充满好奇，提问多、一个接着一个，家长尽可能地告诉或一起寻找答案，不能心不在焉、不耐烦或漠视，挫伤儿童学习和探索的积极性。包容和理解孩子的错误，强化孩子遵守规则的能力，及时矫正不良行为。模仿学习是这一时期儿童学习特点，父母的言谈举止要起表率作用。

（三）学龄儿童（7～12岁）精神保健要点

学龄期儿童的大脑发育已经接近成人；其认知、分析、判断、逻辑推理的能力发展迅速；性格在逐渐形成，但不够稳定。

精神保健要点：上小学，是儿童有意识的社会化生活的开始，陌生的环境和人都会给孩子带来紧张和恐惧。做好幼小衔接非常重要，首先要带孩子熟悉学校环境和熟悉小朋友，其次多给具体的指导帮助，多沟通、多鼓励，多使用肯定和表扬性语言，使其感到学校生活的温暖和快乐。培养正确的学习动机和良好的学习习惯，训练孩子课前预习，课上专心听课、积极思考、踊跃提问和回答问题，课后及时复习；养成良好的作息习惯等。注意思维的灵活性、发散性和想象力的培养，培养孩子从多角度思考问题。

（四）青少年（13～18岁）精神保健要点

青春期心理发育迅猛，体现在：性意识骤然增长，对性知识、性的好奇感和神秘感特别感兴趣，对异性有强烈的交往欲望，且人际交往欲望强烈；自我意识强而不稳，独立欲望与缺乏独立能力的矛盾，心中的"成人感"与成人眼中的"孩子气"之间的矛盾；情感世界不稳定，常常表现出幼稚的感情冲动和短暂的不安定状态，孤独、喜悦、忧伤、愤怒、急躁、激动等各种情绪微妙地交织在一起。求知欲与好奇心强烈，兴趣爱好日益广泛，对于竞争性、冒险性和趣味性的活动更是充满热情；对所属的集体，有强烈的归属感和依赖性。

精神保健要点：正确处理和引导青春期的"早恋"行为，避免压制和粗暴的干涉，理解其青春期的萌动是正常行为，普及性知识，解除因性知识缺乏导致的惊慌和恐惧。调适环境、学习压力，建立良好的人际关系，学会通过同学间的交流、适当运动、娱乐、放松训练舒缓各种压力。及时矫正不良行为问题，增加集体活动、使其有归属感和责任心。注重人生观、价值观的培养，为青少年搭建人生的目标与平台。

（五）中青年（19～55岁）精神保健要点

中青年期（19～55岁）主要包括青年期（19～35岁）和中年期（36～55岁）。青年期（19～35岁）心理发育基本成熟，人生观、世界观逐步稳定，喜欢自由、冒险，不愿受社会规范约束和限制。由于知识、阅历欠缺，经常遭遇挫折；或因动机过强、欲望过高而急功近利。因此，常出现环境适应不良、就业和工作压力大、人际关系紧张、婚恋关系处理不当等问题。

精神保健要点：构建良好的人际关系支持网络，学会人际交流、沟通的技巧；树立正确的婚恋观，要学会经营婚姻，避免家庭关系紧张和婚姻危机。调整好心态，学会适应工作环境。学会先就业，再择业。经过磨合找到适合自己的工作，做到理想和现实的统一。

中年期（36～55 岁）的生理和心理状态都处于成熟阶段，承担着家庭和社会的责任，压力大，心理问题更为突出。新媒体时代，夫妻情感交流缺乏，尤其是第三者的介入，是婚姻危机高峰期。

精神保健要点：正确处理工作压力，保持良好的心态，用正确的思维方法来指导工作和生活；要善于把握和控制自己的情绪，对不良的性格要加以调整；改变不良的生活习惯，如熬夜、运动缺乏，要培养健康的生活方式；要重视婚姻关系，尤其到了更年期，焦虑、抑郁、猜忌情绪会明显增加，对方会认为不可理喻，也会出现婚姻危机，要学会接受生理的变化，做好生理和心理准备，互相包容和理解变得更加重要。

（六）中老年（55 岁以上）精神保健要点

心理特点为认识能力低下、孤独和依赖，孤独心理最易产生忧郁感，长期忧郁就会焦虑不安、易怒和恐惧、睡眠障碍，甚至抑郁和焦虑。

精神保健要点：普及医疗卫生常识，防止老年期身心疾病的发生，学会适应更年期后的激素水平变化带来的身心变化。防止老年性焦虑、抑郁发生，退休后的无用感，无价值感，不被子女理解，尤其表现在独居老人，老年期的抑郁发生率更高。子女应定期探视和陪伴老人，不能经常陪伴的，多给予电话问候。防止老年痴呆的发生，多参加文体活动，培养兴趣，防止一些缺血性脑病导致的精神异常、血管性痴呆。

第二节　全科医生对精神疾病的识别和处理

一、精神疾病早期识别的策略

早期识别的关键是在患者出现一些行为和功能变化时，就要警惕可能是精神疾病的早期表现。当患者或家属叙述一些常见的症状或观察到一些新发生的异常行为，如出现多疑、猜忌、幻觉时，全科医生常是这些患者或家庭最先接触的医生，要考虑到当事人有精神病早期表现的可能性。精神疾病的早期表现如下。

1. 一般症状　在情绪、认知、行为、自我感知、意志行为、自知力等方面出现下述症状应高度怀疑，如猜疑、情绪波动剧烈、抑郁、焦躁不安、易激惹、愤怒、睡眠障碍、懒散或无所事事、注意力集中困难、感到周围事物发生了变化、思维迟缓、工作和学习能力下降、不想见人、兴趣减低或者出现异常的信念等。这些症状提示患者可能是精神疾病的早期，我们应高度重视，需对患者进一步观察。

2. 阳性精神病症状　如果已经出现思维障碍、幻觉和妄想、自知力下降时，基本就可以考虑精神疾病的诊断了。

3. 阴性症状　意志减退、精神运动性迟滞、社交退缩、少语懒言等。

4. 激越性症状　暴力攻击行为、自伤或自杀倾向或自杀行为等。

5. 危险因素　一旦注意到患者具有行为、思维功能等方面的变化，就应当进一步评定他的危险因素和危险性。精神病危险因素有：年龄（成年早期）、危险因素：精神病阳性家族史、易感性人格（如精神分裂样或癔症型人格等）、病前适应能力较差、人际关系极差、头部外伤史、产科并发症或围产期损伤史和冬季出生、母爱剥夺等。极端生活事件、药物依赖、物质成瘾及个人的主观认知和功能改变及其持续的时间和严重程度。

二、精神疾病早期干预的策略

早期干预的方式包括心理干预和药物干预两个方面。根据上述早期症状，一旦怀疑有精神疾病就要早期评估，早期劝其家属到专科医院确诊。对首次精神病发作，应首先考虑药物治疗，尽可能地减少症状并达到缓解，治疗的最终目标是消除症状。

1. 心理干预　心理咨询与治疗可用于各类心理障碍、急性期的精神情感问题、身心疾病的患者。他们需要药物方面的治疗，也需要心理精神上的抚慰和支持。对那些不愿找精神科、心理科医生治疗的患者，全科医生可承担部分的心理咨询与治疗任务。

精神科医生采用的心理治疗方法，适合于治疗以焦虑、强迫、恐惧和抑郁为主要特征的神经症患者或部分中度人格障碍患者，其中恐惧症、强迫症、急性焦虑发作和广泛性焦虑症等更适合于行为治疗及催眠治疗。

2. 药物干预　首次药物治疗的疗效和经验可能会影响将来患者对所有类似治疗的态度，因此治疗者既要注意短期目标，还要注重长期治疗。传统抗精神病药物能够有效地治疗精神病的阳性症状，对阴性症状的疗效较差，且常会发生锥体外系副作用、依从性低。而新型抗精神药物在治疗量时，较少发生不良反应，同时能有效改善首次发病者的阴性症状。

对首发者的精神病药物治疗原则：尽可能增加疗效的同时减少不良反应。故应从小剂量开始单一药物给药治疗，由较小剂量逐步（恰当时程、一般为几周）增加或调整至个性化的最适剂量，要通过长期按疗程服用，定期随诊。尽量避免联合用药。要与患者讲明白药物的性质和作用、可能发生的不良反应及对策、起效的时间、临床治愈的时间、用药的疗程、复诊的时间等，要充分考虑患者的接受程度和承受能力，争取他们的主动配合，增强患者治疗的依从性。临床医生应随时倾听患者对药物的感受，尤其是药物的副反应，反复耐心地解释，以消除患者的疑虑、恐惧及担忧，增加用药的依从性。恰当的早期心理干预和药物的综合治疗，对患者的心理社会问题给予及时帮助、对心理压力给予适时缓解，有助于患者对疾病有较好的认识、理解，提高对药物长期治疗的依从性，减轻并发症的发生，促进患者恢复。

三、重性精神疾病患者的健康管理

（一）概述

重性精神疾病是指临床表现有幻觉、妄想、严重思维紊乱、行为异常等精神病性症状，且患者社会生活能力严重受损的一组精神疾病，主要包括精神分裂症、分裂情感性障碍、偏执性精神病、双相障碍、癫痫所致精神障碍、精神发育迟滞伴发精神障碍六种重性精神疾病。

重视重性精神疾病患者健康管理对人民群众的身心健康和社会的稳定，对保障我国全面、协调和持续发展具有重要意义。国家《重性精神疾病患者管理服务规范（2013）》全面系统地归纳了健康管理流程，全科医生可以遵照执行，内容如下：重性精神疾病患者纳入管理时，需由家属提供或直接转自原承担治疗任务的专业医疗卫生机构的疾病诊疗相关信息，同时为患者进行一次全面评估，为其建立一般居民健康档案，并按时更新。按照要求填写重性精神疾病患者个人信息补充表。

（二）随访评估

对应管理的重性精神疾病患者每年至少随访4次，每次随访应对患者进行危险性评估；检查患者的精神状况，包括感觉、知觉、思维、情感和意志行为、自知力等；询问患者的躯体疾病、社会功能情况、服药情况及各项实验室检查结果等。

其中，危险性评估分为6级（0级：无符合以下1～5级中的任何行为；1级：口头威胁，喊叫，但没有打砸行为；2级：打砸行为，局限在家里，针对财物，能被劝说制止；3级：明显打砸行为，不分场合，针对财物，不能接受劝说而停止；4级：持续的打砸行为，不分场合，针对财物或人，不能接受劝说而停止，包括自伤、自杀；5级：持管制性危险武器的针对人的任何暴力行为，或者纵火、爆炸等行为，无论在家里还是公共场合）。

（三）分类干预

根据患者的危险性评估结果进行分级，精神症状是否消失，自知力是否完全恢复，工作、社会功能是否恢复，以及患者是否存在药物不良反应或躯体疾病情况对患者进行分类干预。

1. 病情不稳定患者 若危险性为3～5级或精神病症状明显、自知力缺乏、有急性药物不良反应或严重躯体疾病，对症处理后立即转诊到上级医院。必要时报告当地公安部门，协助送院治疗。对于未住院的患者，全科医生在精神专科医师、居委会人员、民警的共同协助下，2周内随访。

2. 病情基本稳定患者 若危险性为1～2级，或精神症状、自知力、社会功能状况至少有一方面较差，首先应判断是病情波动或药物疗效不佳，还是伴有药物不良反应或躯体症状恶化。分别采取在规定剂量范围内调整现用药物剂量和查找原因、对症治疗，必要时与患者原主管医生取得联系，或在精神专科医师指导下治疗，经初步处理后观察2周，若情况趋于稳定，可维持目前的治疗方案，3个月时随访；若初步处理无效，则建议转诊到专科医院，2周内随访转诊情况。

3. 病情稳定患者 若危险性为0级，且精神症状基本消失，自知力基本恢复，社会功能处于一般或良好，无严重药物不良反应，躯体疾病稳定，无其他异常，继续执行专科医院制订的治疗方案，3个月时随访。

4. 健康教育与指导 每次随访根据患者病情的控制情况，对患者及其家属进行有针对性的健康教育和生活技能训练等方面的康复指导，对家属提供心理支持和帮助。

（四）健康体检

在患者病情许可的情况下，征得监护人与患

者本人同意后，每年进行 1 次健康检查，可与随访相结合。内容包括一般体格检查、血压、体重、血常规（含白细胞分类）、转氨酶、血糖、心电图。

（五）健康教育

精神疾病是可以预防和治疗的。通过预防和治疗减少精神疾病的发生和发展成为重性精神疾病。防治分为三级：一级防治的目的是减少精神疾病的发生；二级防治的目的是降低精神疾病的危害；三级防治的目的是减少精神疾病所致的残疾和社会功能的损害。

一级防治主要是增强精神疾病的保护因素，减少危险因素。可采取的措施包括改善营养状况、增加受教育的机会、减少经济上的不安全感、培养稳定良好的家庭氛围、加强社区支持网络、减少乙醇等成瘾物质的危害、防止暴力攻击行为、开展健康教育、发展个人技能等。

二级防治是通过早发现、早诊断、早治疗，控制疾病发展，降低延误治疗的危害。需要建立以精神卫生专业机构（精神专科医院、综合医院精神科或心理科）为骨干、综合医院为辅助、基层医疗卫生机构（社区卫生服务中心、社区卫生服务站和乡镇卫生院、村卫生室）和精神疾病社区康复机构为依托的精神卫生防治服务网络。

三级防治是对精神疾病患者进行生活自理能力、社会适应能力和职业技能等方面的训练，以减少残疾和社会功能损害、促进康复、防止疾病复发。因此，需要开展"社会化、综合性、开放式"的精神疾病康复工作。总之，引导和培养精神病患者保持乐观、开朗、豁达的生活态度，把目标定在自己能力所及的范围内，调适对社会和他人的期望值，建立良好的人际关系，培养健康的生活习惯、适当的运动和培养兴趣爱好，积极参加文娱活动和社会活动等，均有助于个人促进精神健康。

第三节　常见精神性和非精神性障碍的全科医学处理

全科医疗服务中，首先需甄别疾病人群是罹患单纯性躯体或单纯性精神疾病，或两者兼有，重要的是区分该患者的精神障碍是否达到"精神病性"的程度。若是"急性期精神病"（精神病性障碍），需及时转介到专科医院诊治；若不是急性期精神病，只需给予适当的干预。全科医生医疗服务会面临大量的精神病性和非精神病性

障碍的精神疾病人群，常见的有人格障碍、癔症、精神分裂症、神经症、焦虑障碍、抑郁障碍、睡眠障碍等，识别和处理该类障碍，是全科医疗服务的任务之一。

一、精神病性障碍的识别及处理

（一）人格障碍的识别与处理

1. 人格障碍的识别　要识别人格障碍，首先要了解人格障碍的定义、分类和各种类别的临床表现，才能认识并处理之。

人格障碍又称为病态人格或异常人格，是指明显的偏离正常且固有存在的认知行为模式，伴有对环境适应不良，明显干扰了其职业功能和社会化水平，伤害他人，也伤害自己或引起自身痛苦。病态人格的狭义概念，专指反社会人格。人格障碍有不同的临床表现形式，根据 WHO，ICD-10 分类，典型的人格障碍有以下一些类型。

（1）反社会人格障碍：也称无情型人格障碍，是对社会危害最大的一类。以行为不符合社会规范、违反法纪、冷酷无情为表现。儿童或青少年期就表现为逃学、说谎、打架、欺负小同学、违反校规等。成人后常常冲动控制不良、偷、赌、闹事、不遵守厂规和社会规则；脾气暴躁，感情冷漠，无任何责任感，做事无计划，冲动好斗，具有高度攻击性和反社会行为，给社会和他人造成伤害。他们对自身的人格缺陷浑然不觉，一旦犯罪，常手段残忍，却没有内疚和羞愧感，与严重违法犯罪关系密切。

（2）偏执型人格障碍：较多见于男性。这类人极易猜疑、偏执，敏感多疑，心胸狭窄，总怀疑周围人对自己有敌意，傲慢，嫉妒心强，遇到挫折或失败，易埋怨、怪罪他人，常与他人争辩、对抗，尤多意见，总在争取不属于自己的利益。这类人易发生偏执型精神病。

（3）分裂样人格障碍：这类人情感冷漠，人际关系明显缺陷；对表扬、批评均无动于衷，表达温情、体验的能力有限；观念、行为怪异，常不修边幅、穿戴不整或奇装异服。他们孤僻，不合群，社交回避，活动能力差，沉湎于幻想或有奇异信念，无进取心，无视社会常规及习俗。

（4）回避（焦虑）型人格障碍：特点是懦弱胆怯，自幼表现胆小，易惊恐。有持续和广泛的紧张、忧虑，自卑，对拒绝和批评过分敏感，常回避。

（5）强迫型人格障碍：男性较多见，他们常以高标准要求自己，追求完美，过分的谨小慎微

和内心的不安全感。做事考虑问题过于详细。平时过分追求秩序，拘泥于细节，办事犹豫不果断，缺乏自信，事后爱反复检查；过分刻板和固执，与强迫性神经症的发生有关。

（6）癔症性（表演性）人格障碍：女性较多见。这类人日常行为夸张、做作，自我戏剧化；暗示性和依赖性极强；极其情绪化，待人似乎很热情，但感情肤浅、爱发脾气，很难长久与人保持良好的社会关系。高度自我中心，以过分的感情用事引起他人的注意；外表与行为显示不恰当的挑逗性，使人感觉轻浮。赋予幻想，喜欢寻求刺激。

（7）冲动型人格障碍：特点是有明显的行为冲动和情绪不稳定，高度的冲动性和情感或威胁性行为暴发；做事缺乏计划性和目的性；易激惹，情绪激烈时可有暴力攻击，做出伤人、毁物或自伤的行为。发作间歇期情绪不稳定，可伴有空虚感和厌恶感。

2. 人格障碍的处理　人格障碍的治疗比较困难，幼年时培养健全的人格很重要，药物治疗中氟西汀可能对分裂型和回避型人格有效；心理治疗中行为治疗可以建立良好的行为模式，矫正不良习惯。反社会性人格收容于攻读学校、劳动教养机构对其行为矫正可能有效。

（二）癔症的识别与处理

1. 癔症的识别　要识别癔症，首先要了解癔症的概念、临床表现，才能认识并防治其发生。

癔症（分离转换性障碍）是由精神因素，如生活应急事件、内心冲突、暗示或自我暗示，作用于易感个体引起的一组病症。癔症的主要表现有分离症状（精神性障碍）和转换症状（躯体性障碍）两种。

（1）分离症状的主要表现：①分离性遗忘，遗忘内容广泛，包括周围环境和自我意识，在觉醒状态下始终不能回忆遗忘内容；②分离性漫游，其发生与创伤性或无法抗拒的生活事件有关；③情感暴发，表现为情感发泄，时哭时笑，大吵大闹；④假性痴呆，表现为幼稚行为等；⑤双重和多重人格，表现为忽然间身份改变；⑥分离性木僵，出现较深的意识障碍，在长时间内维持固定的姿势，仰卧或坐着，没有言语和随意动作，对光线、声音和疼痛刺激没有反应，精神创伤之后或为创伤体验所触发。

（2）转换症状的主要表现：①表现为动作减少、增多、异常运动或瘫痪，检查不能发现神经系统损害证据；②肢体震颤、抽动和肌阵挛；全

身僵直、肢体抖动，常于情绪激动或受到暗示时突然发生，缓慢倒地，一般不会摔伤；③抽搐大发作，发作后期肢体不松弛，一般发作可持续数分钟或数小时之久，与癫痫发作不同；④各种奇特的肌张力障碍、肌无力、舞蹈样动作；⑤突然听力丧失，视物不清、管状视野或同心性视野等听、视觉障碍，以及特殊类型的感觉障碍等。

（3）癔症的特殊表现形式

1）流行性癔症：即癔症的集体发作，多发于共同生活且经历、认知基本相似的人群中。起初有一人发病，周围人目睹受到感应，通过暗示，短期内呈暴发性流行，以女性多见。

2）癔症性精神病：在精神刺激后突然起病，主要表现为意识蒙眬、分离性漫游、幼稚与紊乱行为，可有片段的幻听、幻视、妄想。一般突发突止，病程持续时间少于3周，其间可有短暂间歇期。缓解后无后遗症状，但可再发。

2. 癔症的处理　该病预后一般较好，60%～80%的患者可在一年内自行缓解。癔症的症状是功能性的，因此心理治疗占有重要地位。早期充分治疗对防止症状反复发作和疾病的慢性化很重要。心理治疗主要采用个别心理治疗、暗示治疗、催眠治疗、行为治疗、家庭治疗等。

（1）个别心理治疗：首先详细了解患者的个人成长史、个性特征、原生家庭关系、重大生活事件、家庭和社会环境状况，以真诚、认真、负责的态度赢得患者的信任。让患者充分表达、宣泄内心的痛苦、委屈、积怨和愤懑，并给予安慰。医生要耐心、诚恳地倾听，和患者共同选择解决问题的方法。

（2）暗示治疗：是治疗分离转换性障碍的经典方法，特别适用于那些急性发作而暗示性又较高的患者。暗示治疗包括觉醒时暗示和诱导疗法等。

（3）催眠治疗：适用于癔症性遗忘、多重人格、缄默症、木僵状态。

（4）行为治疗：多采用系统脱敏法，循序渐进，逐步强化，对患者进行训练。

（5）家庭治疗：由原生家庭关系原因导致或诱发，或当患者的家庭关系因疾病受到影响，或治疗需要家庭成员配合时需家庭治疗。

（三）神经症的识别与处理

1. 神经症的识别　要对神经症进行识别，首先要了解神经症的概念、分类和各种神经症的临床表现，才能认识并防治之。

神经症，原称为神经官能症，是一组主要表现为焦虑、抑郁、强迫、恐惧、疑病症状或躯体

形式（疼痛）障碍为主的精神障碍。焦虑、抑郁在下一节中介绍，本节主要介绍恐惧、强迫、躯体形式障碍或疑病症。

（1）恐惧症：以过分和不合理地惧怕外界某种客观事物或情境为主要临床表现。明知这种恐惧反应是不合理的，但仍难以控制，反复出现。恐惧发作时常伴有明显的焦虑、提心吊胆和心慌、胸闷、呼吸急促、出汗、面色苍白等自主神经紊乱症状，极力回避导致恐惧的情境。包括广场恐惧症，担心会难以逃避或得不到帮助的情境出现发作，产生回避行为；社交恐惧症（又称社交焦虑），害怕被人注视而脸红，不敢抬头、不敢与人对视，因而回避社交。特定的恐惧症如幽闭恐怖（恐惧封闭的空间）、恐惧动物或恐惧高处。这种担心通常导致患者对那些物体或情境的回避。恐惧程度与实际危险不符，但无法控制。

（2）强迫症：多无诱因缓慢起病，出现难以控制的强迫观念和强迫行为。强迫观念包括强迫怀疑、强迫思维、强迫性穷思竭虑、强迫回忆等。强迫行为包括反复清洗、反复检查或反复计数、仪式动作、强迫性询问等，患者常在强迫与反强迫的强烈冲突中感到焦虑和痛苦，但无法摆脱。常伴有追求完美、做事刻板、缺乏稳定感和安全感的人格特征。

（3）躯体形式障碍或疑病症：是一种以持久地担心或相信各种躯体症状的优势观念为特征的精神障碍。患者存在一种以上躯体症状，有的患者担心或相信自己患有严重的躯体疾病，因这些症状反复就医，各种检查未发现异常或责任病灶，医生的解释不能打消其疑虑或怀疑自己可能患有某种严重疾病。如果这些问题严重或长期存在（半年至两年以上），根据表现不同可诊断为躯体形式障碍或疑病障碍。

2. 神经症的处理 确诊神经症后，治疗有多种方法，采取综合治疗，疗效较好。

（1）健康教育：要重视医患关系，临床医生应提供准确的信息，让患者了解神经症性障碍的本质和所存在的各种神经症发作的情境，以及预后，解除对发作的过度担心与恐惧。

（2）药物治疗：可选用抗焦虑药物，如苯二氮䓬类；选择性5-羟色胺再摄取抑制剂（selective serotonin reuptake inhibitors，SSRIs），如西酞普兰、氟西汀、氟伏沙明、帕罗西汀、舍曲林；5-羟色胺/去甲肾上腺素再摄取抑制剂（serotonin noradrenaline reuptake inhibitor，SNRIs），如文拉法辛、度洛西汀；α2肾上腺素受体阻滞剂米氮平、米安色林等。

（3）心理治疗：认知行为治疗、催眠疗法、结构式问题解决治疗均有良效；支持性心理治疗也非常必要。

（四）精神分裂症的识别与处理

1. 精神分裂症的识别 识别精神分裂症，首先要了解精神分裂症的概念及各种临床表现，才能正确识别并早期防治。

精神分裂症多起病于青壮年，90%的精神分裂症起病于15～55岁之间，发病的高峰年龄段，男性为10～25岁，女性为25～35岁，中年是女性的第二个发病高峰年龄段。

当一个人出现异常的行为方式和态度变化时，表现在情绪、认知、行为、自我感知、意志行为、自知力等方面出现下述症状应高度怀疑，如猜疑、情绪不稳、抑郁、焦虑、易激惹、愤怒、睡眠障碍、食欲障碍、懒散或无所事事、注意力集中困难、感到周围事物发生了变化、思维迟缓、工作和学习能力下降、社交退缩、兴趣减低或者出现异常的信念和行为发生改变等。应及早到专科医院就诊。这些症状并不一定就是精神病，但这些症状提示我们应高度重视，需对患者进一步观察。

急性期的主要表现：有感知、思维、情感、意志力及行为的不协调和脱离现实环境的特点，表现为幻觉（幻听、幻视、幻嗅等）、妄想（表现形式多种多样）和思维混乱，思维迟钝、思维奔逸等思维障碍、怪异行为、紧张性行为；自知力下降，还有意志减退、快感缺乏、情感迟钝、社交退缩、言语贫乏等阴性症状，严重者表现为暴力攻击行为、自伤或自杀等。

部分患者转为慢性化病程，表现为思维贫乏、情感淡漠、意志缺乏和回避社交，最终可成为精神残疾。

2. 精神分裂症的处理 精神分裂症的治疗以抗精神病药物为首选，遵循"安全、早期、适量、全程、有效、个体化"的原则，即早期发现、早期治疗，足量、足疗程的"全病程治疗"，单一用药、个体化用药。防止复发、减少因病所致的残疾是精神分裂症主要的预防和康复目标。

（1）药物治疗：一旦确诊，及早用药。治疗多从低剂量开始、逐渐增加药物剂量达到治疗量，高剂量治疗量时要密切注意不良反应，急性期一般治疗2个月左右，巩固治疗期一般6个月。一般情况不能突然停药。维持治疗可以减少复发。第一次发作维持治疗1～2年。第二次或更多次复发，用药治疗时间应更长，甚至需要终生服药。典型抗精神病药代表药物有氯丙嗪、氟哌啶醇；非典型抗精神病药代表药物有齐哌西酮、氯氮平、莫瑞必利、奥氮平，可以根据患者的情况选用。

（2）心理治疗：疾病缓解期和恢复期，维持应用抗精神病药物是主要的干预措施，同时要辅以各种针对性的心理治疗和综合性的康复措施。

以鼓励、支持、指导督促为主，可采用认知行为治疗技术，加强各项社会技能训练。正确应对应激和不良情绪，改进个体的社会适应能力。如正确决策和问题解决的能力，提高人际交流的技巧、增强人际交往的能力、改善人际关系。教会患者生活自理能力及对环境的觉察能力，尤其针对驱动力下降、行为孤僻的慢性患者，采用以"问题解决"为目标的相关训练，结合正性强化法，鼓励患者主动与人接触，采用"代币法/犒赏法"强化和保持患者取得的进步，减轻患者压力。同时为患者提供多种重返社会的机会。

综合性康复措施中，尤应强调"家庭干预"及"职业康复"的重要性，目标是建立良好的家庭氛围，家庭干预主要指家庭教育，向家庭成员讲解疾病的特征、防治的基本知识、用药观察、药物的副作用、支持和督促患者用药，提高依从性。指导家属正确对待患者的态度及应对应激情况的方法，教会家庭成员如何与患者相处及解决日常生活问题。

二、非精神病性障碍的识别与处理

（一）抑郁障碍的识别与处理

1. 抑郁障碍的识别　抑郁是一种心境障碍，以显著的心境低落、兴趣降低为主要特征，即对平时感到愉快的活动丧失兴趣或愉快感，抑郁心境是人们一种常见的正常体验。

抑郁症可发生于各个年龄段，以显著而持久的心境低落、兴趣减低，伴有睡眠障碍（包括入睡困难、易惊醒、早醒），尤其是早醒，比平时早 2~3 个小时，醒后不能再入睡，这对抑郁症的诊断有特征性意义。食欲障碍，无食欲，嚼之无味；性欲减退；精力下降，无缘无故地感到疲劳，活动减少；注意力集中困难或注意力下降。抑郁发作中至少有 25% 的人有自杀企图或自杀行为。自杀倾向、自杀行为是严重抑郁的一个标志。抑郁心境相对稳定，持续数天，一天中可有较大波动，常以早晨最重，然后逐渐减轻，到晚上最轻。伴有精神运动性迟滞即思维缓慢和身体无缘无故的疲劳、虚弱、体重减轻等特征，常伴

有烦躁不安等焦虑症状和无用、无助、无望感，部分患者可能出现自伤和自杀倾向。抑郁状态下还常出现多种躯体不适、疼痛，常被误认为躯体疾病。上述主要特征持续 2 周以上时，患者应及早就诊。

还有一些非典型症状的抑郁障碍，临床表现有较大的个体差异，常会出现一些非典型的抑郁症状，常见的有：①心境的改变随着好的事情发生而好转或减轻；②还可以出现以下表现，食欲增加或体重明显增加；睡眠增加（比不抑郁时至少增加 2 个多小时），但醒后头脑不清利；③感觉很委屈，想哭；④感到四肢沉重或坠铅样感觉；⑤患者对人际交往中被拒绝敏感，造成社交功能受损。非典型症状常见于抑郁发病年龄较早者，以女性多见。

儿童和老年人的抑郁症状常不典型，儿童患者常表现为学习兴趣减退，学习成绩下降，不愿参加游戏和玩耍等。老年患者除抑郁心境外，常伴有烦躁不安、坐卧不宁、易激惹、敌意、精神运动性迟缓、躯体不定部位的疼痛等较为突出，病程比较长，易慢性化。

由于抑郁障碍的复发率很高，据统计，有过 1 次发作的患者复发的概率是 50%，第 2 次发作的患者复发的概率是 70%，第 3 次发作的患者复发的概率是 100%，预防复发非常重要。影响复发的因素有：①维持治疗的抗抑郁药的剂量不足和维持治疗时间短；②重大生活事件和应激事件；③阳性家族史；④各类慢性躯体疾病；⑤独居，缺乏家庭和社会的支持；⑥社会适应能力差和人际关系不良等。

出现复发的先兆症状，如情绪低落，睡眠障碍（常常是早醒、睡眠过少或过多、入睡困难等），注意力不集中，不愿参加日常的社交活动，记忆力减退，易激惹，精力下降，对工作、学习或平时感兴趣的事及活动失去兴趣等，出现上述症状时，就有复发的可能。

2. 抑郁障碍的处理　抑郁障碍的治疗主要包括躯体治疗和心理治疗。躯体治疗包括精神药物治疗和电抽搐治疗（electric convulsive therapy，ECT）；心理治疗包括认知治疗、行为治疗或人际关系治疗。

（1）早期干预：主要包括①全面的心理状况和躯体状况评定（包括自杀倾向的评定）；②给患者及其家庭以支持性治疗，通过倾听、解释、安慰等帮助患者主动配合治疗；③采用足疗程药物治疗和（或）采用多种心理治疗方法；④预防复发，每月定期复诊，增加治疗的依从性、连续性。

（2）药物治疗：倡导全程治疗、足量、足疗程。包括急性、巩固、维持治疗期。第一次抑郁发作，治疗期为10～12个月；第二次抑郁发作，治疗期为3～5年，第三次抑郁发作要长期维持治疗。

抗抑郁药物包括：①三环、四环类，有阿米替林、氯米帕明、丙米嗪、马普替林等；②选择性5-羟色胺再摄取抑制剂，有西酞普兰、氟西汀、氟伏沙明、帕罗西汀、舍曲林；③可逆性单胺氧化酶抑制剂（mono amine oxidase inhibitor, MAOI），有吗氯贝胺；④5-羟色胺/去甲肾上腺素再摄取抑制剂，有文拉法辛、度洛西汀；⑤α2肾上腺素受体阻滞剂，有米氮平、米安色林；⑥选择性去甲肾上腺素再摄取抑制剂瑞波西汀等。

抗抑郁药是改善抑郁心境的首选治疗。药物治疗的适应证有：①首发抑郁障碍或复发性抑郁障碍；②伴有躯体化障碍或精神症状的抑郁。

（3）电抽搐治疗：是治疗伴有精神病性症状抑郁的最有效治疗方法，对伴有躯体化障碍的抑郁、严重抑郁同样有效。下列情况适合采用电抽搐治疗治疗：①严重抑郁，有强烈自伤、自杀企图及自杀行为者；②伴有精神病性症状和躯体化症状；③复发抑郁之前对电抽搐治疗有效；④经几种药物单药、联合用药治疗无效或药物治疗合并心理治疗无效；⑤有药物禁忌证者；⑥拒食者。

（4）心理治疗：认知治疗、行为治疗及人际关系治疗需由经过训练的有经验的临床心理治疗师进行。

1）认知治疗：出现认知偏差，抑郁患者常常认为他们的问题将永远得不到解决，他们的疾病也没有办法治好，往往会过度夸大不成功经验。当发生不好的事情时，他们会过分夸大事情的不良后果，过分自责；倾向于注重坏的事情扩大化（即灾难性思维），感到绝望，并反复强化。认知治疗的目的就在于帮助患者识别不合理的假设和信念，识别并纠正歪曲的负性想法，教会患者重建对生活的认知思考方式，形成良性思维模式，学会控制事情的发生，这种心理治疗一旦起效，他们将终身获益，从而减少复发。

2）行为治疗：抑郁患者常常不想动，他们常常坐在那儿，反复想他们的问题和灾难性后果。行为治疗旨在识别并改变可能引起抑郁或使抑郁持续的行为，包括：先制订简单的活动计划（如一边晒太阳一边在阳光下运动；增加与他人的交流，从简短交流开始等），进行社交技能训练、指导解决现实问题等。像认知治疗一样，行

为治疗可以使抑郁患者终身受益，也可减少抑郁的复发。

3）人际关系治疗：旨在了解和解决人际方面的困难，包括：角色冲突、社交技能缺乏等。

婚姻家庭治疗是运用心理治疗技术，提高患者家庭和婚姻生活满意度和幸福感，预防和缓解患者的抑郁情绪，调动患者的积极性，提高解决和应对各种生活事件的能力。心理治疗和社会支持治疗对预防复发有非常关键的作用。

（5）健康教育：在所有有效的治疗方法中，对患者、患者家属或照顾患者的人进行恰当的健康教育是非常有益的。如果他们不了解患者的问题及其治疗方案，那么就很难有效地帮助治疗。健康教育提供给患者一些疾病的基础知识，使患者能更好地理解和控制其疾病；反过来又会减轻患者的无助感，增加幸福感，促进健康恢复。

1）对复发危险性较高的患者在治疗结束后的两年内，需要认真而规律地随诊或随访（如1～2个月一次），鼓励患者长期地遵医嘱接受认知行为治疗，不管是药物治疗还是心理治疗，提高其治疗（特别是药物治疗）的依从性，是减少复发的有效方法之一。

2）让患者的照顾者也参与到预防复发中来。鼓励照顾者支持患者一起参与治疗、一起参加户外运动、沐浴阳光、增加亲人之间的交流，对预防复发非常有效。他们也会影响抑郁症患者人际关系的质量及社会支持度，从而影响抑郁恢复的速度，有助于预防复发。

3）有三次以上抑郁发作的患者一般应长期或终身服用抗抑郁药。下列情况也应长期用药：有两次以上重症抑郁发作，并有双相情感障碍或抑郁障碍的阳性家族史者；停用有效的抗抑郁药（连续治疗一个足疗程）后一年内复发者。

4）基于应激性家庭环境、生活事件、慢性躯体疾病都可使患者更易复发，所以学会改变认知偏差和学习一些应对技巧，包括：解决目前生活问题的技巧；人际关系问题明显的话，训练人际沟通、自信的技巧；对身体疾病给予充分的治疗好转，定期随访，必要时随诊。

健康教育的主要内容强调：①抑郁障碍是一种疾病，不是意志力不够、不是一种缺点或性格的缺陷。②抑郁障碍只要按疗程治疗大多能够康复。③综合疗法治疗抑郁障碍好转快、复发率低。④了解治疗的方法、治疗结果、全程治疗的重要意义。⑤抑郁障碍复发率高，发作一次的患者，复发率为50%；发作两次的患

者，复发率为 70%；而发作三次以上者，复发率几乎高达 100%，因此预防复发很重要。⑥患者及家属要学会识别抑郁复发的先兆，从而及早进行治疗。⑦提供相关疾病和治疗信息可大大提高患者的依从性。

在教育过程中要鼓励患者多提问，多交流，督促患者积极参与治疗，从而使患者学会如何有效地控制抑郁，减轻对自身及其家属的影响；并通过对患者家属及照顾者的教育，使其能更好地理解患者，帮助和支持患者，尤其治疗初期的全程陪伴非常重要。

（二）焦虑障碍的识别及处理

1. 焦虑障碍的识别　当前人们处于一个快速发展、变革时代，高压力、高强度的生活节奏，极易导致大量人群失眠、焦虑状态；识别焦虑、调节焦虑情绪、防治焦虑障碍变得更加重要。根据临床表现，焦虑障碍分为惊恐障碍（急性焦虑发作）和广泛性焦虑障碍两类，有的患者在广泛性焦虑障碍的基础上，会出现急性焦虑发作。

（1）惊恐障碍即急性焦虑发作，是一种以突发的、不可预测的、反复出现的、强烈的惊恐体验为特征的急性发作的严重焦虑。这种发作可与特定的情境有关。一般历时 5～20 分钟，很少超过 1 小时。伴有濒死感或失控感。患者常体验到死亡将至或即将疯狂的恐惧结局，伴有自主神经功能紊乱症状。间歇期常有预期焦虑或处于广泛性焦虑状态，部分患者因担心再发失去救助而有回避行为（不敢独自出门或在家）。

（2）广泛性焦虑障碍：是一种以慢性焦虑为主的精神障碍，患者常常有不明原因、莫名其妙的提心吊胆、紧张不安、坐卧不宁，即使有明确原因，但担心紧张的程度过分强烈，并有显著的心慌、出汗、手抖、皮肤潮红或苍白等自主神经功能紊乱的症状，以及肌肉紧张、酸痛，紧张性头痛也很常见。伴有运动性不安及警觉度过高、入睡困难和易惊醒。患者往往认识到这些担忧是过度的，但不能自行控制和调整，难以忍受又无法摆脱因而感到痛苦。

2. 焦虑障碍的处理　焦虑障碍的处理主要包括健康教育、药物治疗和心理治疗。心理治疗包括认知治疗、催眠治疗或结构式问题解决法等。

（1）健康教育：临床医生应提供准确的疾病信息，让患者了解急性焦虑障碍的本质和所存在的急性焦虑发作的情境，以及预后，解除对发作的过度担心与恐惧感。

（2）药物治疗：可选用抗焦虑药物，急性发作时，苯二氮䓬类起效快；另外选择性 5-羟色胺再摄取抑制剂，有西酞普兰、氟西汀、氟伏沙明、帕罗西汀、舍曲林；5-羟色胺／去甲肾上腺素再摄取抑制剂，有文拉法辛、度洛西汀；α2 肾上腺素受体阻滞剂米氮平、米安色林等均可选择，2 周起效。

（3）心理治疗：认知、支持性的心理治疗包括认知行为治疗、催眠治疗、结构式问题解决法等。

1）认知行为治疗：通过认知治疗来纠正一些认知偏差和认知重建：①人们往往会认定是某件事情引起患者的焦虑情绪；②害怕失控、发疯或突然死亡，许多患者在经历焦虑或惊恐引起的躯体症状时害怕他们正在发疯或失控或死亡来临的极度恐惧感。临床医生要重视医患关系，给予适当保证，向患者说明从来没有见过患者在惊恐发作时会发疯、失控，让患者了解焦虑的发作性、间歇性等疾病过程，焦虑发作本身感到的"胸痛"、胸闷、胸憋、心慌、呼吸困难等是自主神经功能紊乱表现，不会导致死亡。如果经检查心脏病不存在，临床医生应告知患者不是心脏病发作引起的，以消除顾虑，平复情绪。

2）催眠治疗：可以明显快速地解除焦虑情绪，达到深度放松的目的，但需要专业的催眠师进行。

3）结构式问题解决法：主要针对广泛性焦虑和各种应激性障碍。在生活中面临困难、应激时，使他们感到有威胁感，许多患者缺乏适当的应对技能。对有高度焦虑和应对生活问题有困难的患者，进行问题解决法的训练可能非常有用，可降低、减少、控制甚至预防日常生活中的紧张和焦虑。呼吸训练、松弛训练对部分患者有效。

（三）睡眠障碍的识别与处理

1. 睡眠障碍的识别　随着生活紧张度的增加，失眠的人越来越多，国际调查机构调查结果显示，①失眠是在世界范围内发生率较高的，影响人类健康的疾患；②成年人在过去 12 个月中，失眠患病率为 57%。而睡眠障碍即我们通常指的"失眠"，是指睡眠量不正常及睡眠中出现异常行为的表现，可由多种因素引起，常与躯体疾病有关。失眠通常指入睡困难或维持睡眠障碍（包括易惊醒、再入睡困难和早醒），导致睡眠时间和质量下降，影响日间正常的生活和工作。

睡眠障碍分为器质性和非器质性两类，通常所说的睡眠障碍是指非器质性睡眠障碍。按照WHO编写的精神与行为障碍分类（ICD-10）对非器质性睡眠障碍的诊断，包括如下几类。

（1）睡眠失调：原发性心因性状态，其中主要紊乱是由于情绪原因导致了睡眠的质或量或时序的变化失调，表现为失眠、嗜睡和睡眠-觉醒节律障碍。

（2）睡眠失常：在睡眠中发生异常的发作性事件，在儿童时期主要与儿童的生长发育有关，在成人则主要是心因性的，如睡行症、睡惊和梦魇。

但在很多情况下，睡眠障碍只是一个疾病的症状，睡眠紊乱可以是另一种精神或躯体障碍的症状之一，如抑郁、焦虑障碍多伴有失眠。有许多精神因素或躯体因素可能与其发生有关。常发生于突发生活事件如精神创伤、失恋、遭遇挫折等。

其他睡眠障碍如睡行症、睡惊和梦魇，发病率相对较低，不再赘述。

2. 睡眠障碍的处理　睡眠障碍的处理包括健康教育、心理治疗和药物治疗等多种调节和治疗方法。

（1）健康教育：睡眠卫生教育，建立良好的睡眠习惯，规律作息时间，适度运动，睡前泡脚、睡前喝一杯牛奶、减少刺激兴奋性饮品。

（2）心理治疗

1）认知行为治疗：改变患者对睡眠和失眠的认知偏差，减轻其预期焦虑（过度担心，恐惧，暗示自己：我肯定睡不着），并通过学会呼吸训练而放松。还可以通过刺激控制疗法训练逐步建立规律睡眠。

2）催眠疗法：可以达到完全放松的目的，通过深度放松调节睡眠，重建新的睡眠模式与睡眠结构。

（3）药物治疗

1）苯二氮䓬类：起效快、诱导入睡、延长睡眠时间、提高睡眠质量。副作用：依赖和耐受。不易长期使用。

2）非苯二氮䓬类：唑吡坦、佐匹克隆等，起效快，副作用少，半衰期短。

3）抗精神病药和抗抑郁药物：以三环类、双重作用类和盐酸曲唑酮效果佳，对伴有精神症状和抑郁、焦虑障碍的患者，早期可与苯二氮䓬类或非苯二氮䓬类合并、短期使用。

（周彦儒）

参 考 文 献

崔树起. 全科医学概论. 2 版. 北京: 人民卫生出版社, 2007.

董卫国. 社区医学. 北京: 人民卫生出版社, 2011.

杜雪平, 王家骥, 席彪. 全科医生基层实践. 北京: 人民卫生出版社, 2012.

梁万年, 郭爱民. 全科医学基础. 北京: 人民卫生出版社, 2008.

梁万年. 全科医学导论. 北京: 中国协和医科大学出版社, 2005.

梁万年. 全科医学概论. 北京: 高等教育出版社, 2004.

梁万年. 卫生事业管理学. 2 版. 北京: 人民卫生出版社, 2007.

吕兆丰, 郭爱民. 全科医学概论. 北京: 高等教育出版社, 2010.

杨秉辉, 祝墡珠. 全科医学导论. 上海: 复旦大学出版社, 2006.

杨秉辉. 全科医学概论. 3 版. 北京: 人民卫生出版社, 2008.

杨文秀, 刘爱民. 社区居民健康档案（试用）. 北京: 北京大学医学出版社, 2008.

祝墡珠. 全科医学导论. 北京: 人民卫生出版社, 2013.